PROF. DR. GREGOR HASLER

Was uns wirklich nährt

arkana

PROF. DR. GREGOR HASLER

WAS UNS WIRKLICH NÄHRT

Durch achtsames Essen
Gesundheit, Wohlbefinden und
innere Verbundenheit erlangen

Neueste Einblicke in die
Ganzheitsmedizin der Ernährung

arkana

MIX
Papier | Fördert gute Waldnutzung
FSC® C083411

Penguin Random House Verlagsgruppe FSC® N001967

1. Auflage
Originalausgabe Oktober 2024

Neumarkter Str. 28, 81673 München
Redaktion: Michael Lenkeit
Umschlag: ki 36 Editorial Design, München, Daniela Hofner
Umschlagmotiv: © creativemarket/Hanna V
Satz: Satzwerk Huber, Germering
Druck und Bindung: CPI books GmbH, Leck
Printed in the EU
SC · CF
ISBN 978-3-442-34315-7

www.arkana-verlag.de

INHALT

EINLEITUNG

Bei Claudia wurde im Alter von 28 Jahren eine seltene Darmerkrankung diagnostiziert, die zu einer gestörten Verdauung und unzureichender Nährstoffaufnahme im Darm führte. Daran änderten auch mehrere chirurgische Eingriffe und diverse medizinische Behandlungen nichts. Die Ärzte des Universitätsspitals Zürich entschieden sich daher dafür, Claudia mit einer Nährstofflösung zu ernähren, die über einen Katheter direkt in ihre Venen gelangte.

Obwohl die Nährlösung alle erforderlichen Vitamine, essenziellen Fette, Spurenelemente, Proteine und Kohlenhydrate enthielt, entwickelte Claudia eine fortschreitende Mangelernährung. Ihre Haut verlor an Farbe, sie fühlte sich erschöpft und geistig träge, die Leberfunktion verschlechterte sich, und in ihrem Körper gerieten Salze und Zucker aus dem Gleichgewicht. Im Alter von 31 Jahren verstarb Claudia an einem Herzstillstand, der auf eine Überladung ihres Körpers mit Zucker zurückzuführen war, obwohl die Nährlösung genau die richtige Menge davon enthielt.

Von Claudias tragischem Schicksal erfuhr ich als Medizinstudent in einem Kurs der Inneren Medizin. Ihre Geschichte berührte mich tief. Zum einen, weil eine so junge Frau an einem

Ernährungsproblem sterben musste, aber auch, weil ich als junger Erwachsener selbst an Magen-Darm-Problemen litt und gelegentlich an der Funktionsfähigkeit meines Darms zweifelte. Claudias Tod veranschaulichte auf eindrückliche Weise, wie wichtig die Nahrung in ihrer Ganzheit ist. Auch wissenschaftlich beschäftigt mich Claudias Tod bis heute. Selbst die modernsten Ernährungslehren können ihren Tod nicht erklären, weil sie immer noch davon ausgehen, dass Ernährung im Grunde nichts anderes ist als die Aufnahme von Nährstoffen durch das Blut. Ob diese Nährstoffe aus einer Kapsel, einem Katheter oder aus einem Apfel stammen, ist gemäß dieser Lehre gleichgültig. Und obwohl diese Lehre im Medizinstudium unterrichtet wird, machte ich in der Klinik immer wieder die Beobachtung, dass Ärztinnen und Ärzte im medizinischen Alltag intuitiv davon abwichen. Denn auch wenn die Sondennahrung die perfekte Ausgewogenheit an Nährstoffen enthält, weiß jede erfahrene Klinikerin, dass Patienten, die kleine Portionen Semmeln, Joghurt und Apfelschnitze essen, eine bessere Lebensqualität und ein längeres Leben haben als solche, die künstlich ernährt werden.

Das Geheimnis des langen und guten Lebens

Die große Bedeutung des regelmäßigen Essens unbehandelter, ganzer Lebensmittel belegen auch Menschen, die sehr alt geworden sind. Typischerweise lieben diese Menschen die traditionelle Ernährung und leben in Regionen, in denen die Esskultur hochgehalten wird, etwa in Frankreich, Italien und Japan. Die Japanerin Kane Takana starb im April 2022 im Alter von 119 Jahren als damals älteste Frau der Welt. Kane stellte die Ernährung mit all ihren Bezügen stets ins Zentrum ihres Lebens.

Als 1937 der Krieg mit China ausbrach, ging Kane mit Mann und Sohn an die Front und kochte Nudeln für die Menschen in Not. Nach dem Krieg traten sie und ihr Mann zum Christentum über und bauten eine Kirche. Die christliche Kultur zog sie seit ihrer Kindheit an, weil sie das Essen ins Zentrum ihrer Spiritualität stellt. Im Jahr 1993 starb ihr Mann, im Alter von 90 Jahren erkrankte sie an Grauem Star und mit 103 wurde sie wegen Dickdarmkrebs operiert, woraufhin sie in ein Pflegeheim ziehen musste. Trotz dieser Schicksalsschläge behielt sie ihren Lebensmut. Im September 2021 sagte sie in einem Interview lächelnd: »Ich werde nicht sterben, ich habe nie daran gedacht.«[1] Sie strahlte über den Blumenstrauß, den sie zum Geburtstag bekommen hatte, und aß täglich achtsam und regelmäßig drei Mahlzeiten mit Reis, Fisch und Gemüse. Danach spazierte sie eine Viertelstunde, nahm einmal pro Woche an einem Quiz teil und verfügte bis zum letzten Tag über einen guten Geschmackssinn. Teezeremonien und Übungen in Kalligrafie halfen ihr, ihren Geist zu schärfen und ihr Bewusstsein mit einer höheren Wirklichkeit zu verbinden.

Anfang 2023 berichteten Zeitungen auf der ganzen Welt über Schwester André, die im Alter von 118 Jahren im Schlaf verstarb. Sie lebte in Südfrankreich und überstand zwei Weltkriege, die Spanische Grippe und eine Coronainfektion. Obwohl sie nicht religiös erzogen worden war, trat sie auf eignen Wunsch einer Ordensgemeinschaft bei, um Not leidenden Menschen zu helfen. Lange pflegte sie Senioren, die deutlich jünger waren als sie selbst. Sie sagte einmal, dass sie zwei große Ziele im Leben gehabt habe: ihre Liebe zu teilen und keine Kompromisse bei ihren eigenen Bedürfnissen einzugehen. Diese Kompromisslosigkeit offenbarte sich wohl am deutlichsten beim Essen. Bereits zum Frühstück aß sie etwas Schokolade und gönnte sich jeden Tag ein Glas Rotwein zum Mittagessen. Dass sie bis ins hohe Alter eine Feinschmeckerin mit hochdifferenzierter Aroma-Wahrnehmung war, zeigte sich etwa darin, dass sie eine Vorliebe für Hummer hatte. Ihren 117. Geburtstag feierte sie mit Gänseleber, gebratenem Kapaun und Käse. Überraschungssoufflé, eine Eistorte mit flambiertem Baiser, war ihr Lieblingsdessert, davon aß sie gern kleine Portionen. Die Überraschung besteht darin, dass unter der heißen Oberfläche ein kühlendes Speiseeis versteckt ist.

Das Bemerkenswerte ist: Schwester André ist nicht allein. In Frankreich gibt es viele Menschen, die regelmäßig fettiges Fleisch, Fettleber, verschimmelten Käse und süße Desserts essen und dazu Wein trinken. Franzosen lassen sich viel weniger von der chemischen Ernährungswissenschaft beeinflussen und vertrauen bei ihrer Speisewahl ihren Nasen, Zungen, Augen und Ohren, welche in mediterranen Kulturen besonders stark geschult und entwickelt werden. Trotzdem leben diese Genussmenschen überdurchschnittlich lange und leiden vergleichsweise selten an Herzkrankheiten und Krebs. Diesen verblüffenden Befund nennt man in der Ernährungslehre das französische Paradox, weil in Frankreich Genuss – inklusive gesättigter Fettsäuren, Cholesterin sowie Alkohol – und Gesundheit auf besonders erstaunliche Weise zusammenfallen.

Ein mit dem französischen Paradox verwandtes Konzept sind die Blauen Zonen. Damit bezeichnet man diejenigen Regionen auf der Welt, in denen Menschen besonders alt werden, ohne überdurchschnittlich viel für das Gesundheitswesen auszugeben. Dazu gehören Sardinien, die griechische Insel Ikaria, die japanische Insel Okinawa und die Nicoya-Halbinsel in Costa Rica. Die Gemeinsamkeit der Einwohner dieser Zonen besteht darin, dass sie intuitive Genussesser sind und viel Tee und Kaffee trinken. Ihr Genuss ist jedoch nicht zügellos, sondern eingebunden in Traditionen und spirituelle Überzeugungen. Das Pflegen von Ritualen hilft dabei, die Nahrungsaufnahme zu koordinieren, und sorgt dafür, dass man nicht mehr isst als notwendig. Den Bewohnern der Blauen Zonen sind bewusstes Hungern und Kalorienzählen fremd. Im Gegenteil, hier werden Kalorien nicht einfach nur gegessen, sondern stets im Einklang mit Mythen und einer tieferen Bedeutung genossen.

Ich wollte mehr erfahren über Menschen, die sehr alt geworden sind, über ihre besonderen Einsichten, Gefühle und Geheimnisse. Schwester André schien mir ein Schlüssel dazu zu sein, weil es Dutzende Videos gibt, in denen sie über ihre Überzeugungen, Erfahrungen und Lebensweisheiten berichtet. Ich erfuhr, dass sie in Bezug auf Ernährung immer auf ihren Geruchs- und Geschmackssinn sowie auf ihre Intuition vertraute. Für sie war Essen ein Ritual mit höherer Bedeutung. Selbst in ihrem letzten Lebensjahr, als sie blind und an den Rollstuhl gefesselt war, wurde sie nicht müde, wieder und wieder den hohen Wert des Lebens zu betonen, und wie wichtig es sei, die Güter und Speisen der Welt zu teilen.

Doch obwohl diese Videos viele wichtige Information enthielten, stillten sie meine Neugier nicht, vielmehr stachelten sie sie nur noch mehr an. Wann genau ging sie ins Bett, wann stand sie auf? Was hielt sie von Snacks zwischen den Mahlzeiten, was von Rosenkohl? Hatte sie regelmäßigen Stuhlgang?

In dieser Zeit meiner neugierigen Trauer um Schwester André besuchte mich eine Journalistin aus Frankreich in meiner Klinik, um mit mir ein Interview über meine neuen Therapieansätze zu führen und die Räumlichkeiten zu besichtigen. Nach dem Interview fragte ich sie, ob sie schon mal von Schwester André gehört habe. Das war der Fall, und ich durfte mit Freude vernehmen, dass sie meine Begeisterung für die »Doyenne de l'humanité«, wie man sie in Frankreich nennt, teilte. Als ich ihr meine detaillierten Fragen zur Diät der »Ältesten der Menschheit« stellte, winkte sie jedoch grob ab: »Ihre Einstellung zu Rosenkohl? Solche Fragen ergeben keinen Sinn. Sie werden Schwester Andrés Geheimnis dadurch nicht näherkommen. Man muss das im Zusammenhang sehen.«

Diese Kritik traf mich besonders, weil ich ja selbst einen ganzheitlichen Ansatz vertrete. Als die Journalistin meine Enttäuschung und Verärgerung sah, erzählte sie mir von ihrer Großmutter Anna, die in Deutschland gelebt habe, immerhin auch 103 Jahre alt geworden und bis ins hohe Alter topfit gewesen sei. Für die Journalistin war ihre Oma ein wichtiger Mensch, unter anderem, weil ihr Vater die Familie früh verließ und es ihrer Mutter an Halt im Leben fehlte. Anna war immer sehr positiv eingestellt, eine Optimistin, nichts konnte sie aus der Ruhe bringen. Und ähnlich wie bei Kane Takana und Schwester André spielte das Essen und damit verbundene Rituale eine zentrale Rolle in ihrem Leben. Sie hatte in ihrer Kindheit Hunger erlebt und wusste dadurch aus eigener Erfahrung, dass Nahrung keine Selbstverständlichkeit, sondern ein Geschenk ist.

Ihr Geschmackssinn war hervorragend und sie konsumierte alles achtsam und in Maßen, am liebsten frische Zutaten, die sie auf dem Markt kaufte. Aufgrund einer Allergie trank sie keinen Alkohol. Körperlich war sie immer aktiv, ohne viel Sport zu treiben. Ihr besonderes kulinarisches Interesse galt stillem Mineralwasser. Sie hatte viele verschiedene Sorten im Haus, weil für sie jede anders schmeckte und sie die Vielfalt liebte. Bis ins hohe Alter kannte sie alle Telefonnummern der Wasserlieferanten auswendig. Sie nahm nie Nahrungsergänzungsmittel ein, nicht eine einzige Vitamintablette, die ihr ein Arzt verschrieben hatte, denn sie bestand darauf, alles, was sie zu sich nahm, geschmacklich auf ihrer Zunge zu erfahren. Sie war bescheiden in allem, auch beim Essen, freute sich aber sehr, wenn Ärzte ihren Körper lobten, der mit 100 Jahren noch sehr gesund aussah. Gern erzählte sie von einem Klinikaufenthalt, bei dem die Ärzte und das Pflegepersonal um ihr Bett standen, um ihre makellosen Beine zu bewundern, oder von einer Kardiologin, die kaum glauben konnte, wie jung und kräftig ihr Herz war.

Die Journalistin betonte, dass ihre Mutter und ihre Oma im gleichen Haushalt lebten und ihnen im Prinzip die gleichen Speisen zur Verfügung standen. Doch ihre Persönlichkeiten unterschieden sich deutlich. Ihre Mutter hatte nicht Annas Bescheidenheit und innere Haltung geerbt, sie gehörte einer anderen Generation mit anderen Erfahrungen an. Sie hatte sehr hohe Ansprüche ans Leben, was immer wieder zu Konflikten führte. Über Annas Mineralwasserleidenschaft machte sie sich lustig, denn Wasser war für sie einfach nur Wasser, Limonade schmeckte ihr viel besser. Sie fand, dass sie das Recht hatte, zu jeder Tageszeit Süßigkeiten zu essen, und Schokohasen oder Weihnachtsgebäck, die sie geschenkt bekam, verschlang sie im Nu. So etwas wäre Anna nie in den Sinn gekommen. Vielmehr stellte sie so etwas als Dekoration auf und warf es später weg, weil sie ihr Leben und ihre Nahrung selbst bestimmen und sich nicht von Geschenken und Werbung verführen lassen wollte. Der Mutter hingegen konnte man ein volles Glas Wein oder ein großes Stück Kuchen hinstellen und durfte sicher sein, dass sie diese Angebote ohne Zögern annahm. Diese Offenheit machte sie sympathisch, brachte aber auch viel Chaos, Leid und Gesundheitsprobleme in ihr Leben. Anna war da ganz anders: Für sie gehörte alles zu einer höheren Ordnung, ihre Herkunft, die Speisen, ihr strikter Essrhythmus, ihre spirituellen Überzeugungen, das alles kam von innen und ergab ein Ganzes.

Das schwerwiegende Versagen der chemischen Nährstofftheorie

In ursprünglichen Gesellschaften war fast alles, was mit Essen zu tun hatte, in symbolische Bedeutungen, magische Praktiken, Zeremonien und Tabus eingebettet. In etwas geringerem Maße gilt dies auch für traditionelle Gesellschaften unserer Zeit. Dies kann man gut an der französischen Esskultur ablesen. Im Französischen meint das Wort »Menü« nicht die Auswahl an Speisen, sondern eine rituelle Anweisung, wie eine Mahlzeit verlaufen soll.

Mit dem Aufkommen von Fast Food, der Mikrowelle und dem zunehmenden Zeitdruck am Arbeitsplatz verschwand das Bedürfnis und die Ruhe, jede Mahlzeit im Rahmen eines gemeinsamen Rituals einzunehmen. Gleichzeitig machte sich die Irrlehre breit, dass Essen nichts anderes sei als die Aufnahme chemischer Nährstoffe, um industrielle Nahrung wissenschaftlich zu rechtfertigen. Dazu kommt, dass Fast Food im Grunde so gut wie ungenießbar ist, wenn man unserem Mund nicht durch die Zugabe von großen Mengen Zucker und Salz vorgaukelt, in etwas Gutes zu beißen. In neuester Zeit fördern das Fernsehen, Computer und Smartphones das unbewusste Essen, bei dem Kalorien freud- und achtlos verschlungen werden. Die Folgen dieses Rückfalls der kulinarischen Kultur ins Reptilienzeitalter sind bekannt: Die Häufigkeit von Diabetes hat sich seit 1980 vervierfacht, das Problem des Übergewichts hat sich verdoppelt und Darmkrebs nimmt bei jungen Menschen deutlich zu.[2] Jeder zehnte Mensch leidet seit dem durchschlagenden Erfolg von Fast Food an einer Autoimmunkrankheit, am meisten an Entzündungen von Gelenken, dem Darm und der Haut, etwa Arthritis, Zöliakie und allergischen Hautkrankheiten.[3]

Nährstoffe wie Vitamine und Fettsäuren sind erstaunlich wenig gesund oder sogar ungesund, wenn man sie isoliert mittels einer Kapsel einnimmt. Erst im *Zusammenhang* mit einem ganzen Nahrungsmittel, eingebettet in eine Lebensmittelstruktur und als Teil einer Lebensmittelmatrix, entwickeln sie ihre günstigen Wirkungen. Selbst ganze Lebensmittel wirken nicht allein, sondern immer in einer körperlichen und sozialen Umgebung. Eine Speise wie Schwester Andrés Überraschungssoufflé ist auf nüchternen Magen viel ungesünder als nach einer vollen Mahlzeit, weil der Körper nicht darauf vorbereitet ist und die Grundlage aus Salat und Gemüse fehlt, um die Zuckerflut zu verlangsamen. Das heißt, ganze Lebensmittel müssen in Mahlzeiten und Tagesabläufe eingebunden sein, um ihre positive Wirkung zu entfalten. Neueste Forschung weist darauf hin, dass sogar die Atmung und der Schlaf die Aufnahme von Nährstoffen und die Regeneration des Körpers nach dem Essen beeinflusst. In den Blauen Zonen wirkt sich zudem die soziale Umgebung, das Teilen und die spirituelle Bedeutung des Essens auf die Gesundheit von Mahlzeiten aus, wie eine Reihe von Studien belegt.[4] Das bestätigt auch die moderne Sinnesphysiologie, die zeigt, dass Essen die komplexeste und intensivste Sinneswahrnehmung überhaupt ist, für die große Teile des Gehirns verantwortlich sind. Essen ist also immer auch eine Hirnaktivität und hat das Potenzial zur Bewusstseinserweiterung. Achtsame Esser leben daher gesünder als unachtsame, selbst wenn sie die exakt gleichen Nährstoffe zu sich nehmen, weil Achtsamkeit dem Körper die Möglichkeit gibt, sich auf die Verdauung vorzubereiten, und Entspannung das Ansetzen unnötiger Fettdepots verhindert.[5]

Die große und verständliche Versuchung der modernen Medizin ist, komplexe gesundheitliche Phänomene auf banale chemische Prozesse zurückzuführen, obwohl es immer offensichtlicher wird, dass diese Strategie oftmals ungenügend ist, um komplexe Systeme zu verstehen, die stets mehr als ihre Einzelteile sind. Claudias Tod ist ein eindrücklicher Beleg dafür.

Dazu kommt, dass die Nahrungsmittelindustrie Komplexität scheut wie der Teufel das Weihwasser, weil industrielle Methoden darauf ausgerichtet sind, einzelne, gut haltbare Nährstoffe in großen Mengen billig herzustellen. Der Aufbau komplexer Lebensmittelstrukturen wäre viel zu aufwendig. Die medizinische, biologische und geisteswissenschaftliche Forschung ist sich hingegen zunehmend der Notwendigkeit bewusst, Nahrung in ihrer ganzheitlichen Komplexität zu untersuchen.

Damit steht sie in einer langen Tradition. Die Beziehung, die wir zu Essen und Nahrungsmitteln haben, ist das zentrale Thema aller spirituellen Lehren der letzten Jahrtausende. Unser Körper und alle seine Organe beteiligen sich am Essen. Die Augen sehen die Nahrung. Arme und Hände führen sie zum Mund. Über die Speiseröhre und den Magen gelangt sie in den Darm. Dort wird sie mithilfe von Säften der Bauchspeicheldrüse und der Galle verdaut. Die Leber entgiftet das Aufgenommene, sodass über das Blut die Nährstoffe im ganzen Körper verteilt werden können. Sie werden ins Hirn und in die Sinnesorgane befördert, in Herz und Lunge, Haut und Haare, in die Bauchhöhle, die Geschlechtsorgane, Knochen und Muskeln sowie ins Fettgewebe. Eine Reihe von Hormonen bestimmt, wie und wo die Stoffe verwandelt und genutzt werden. Die Darmbakterien und das Immunsystem sind zuständig für die Erkennung und Entsorgung schädlicher Stoffe. Die Nieren filtern Überschüssiges aus dem Blut und entfernen es über die Blase. Der Enddarm leitet Unverdauliches als Stuhl aus. Darüber hinaus verlassen Nährstoffe den Körper über die Lymphe und die Haut. Es ist wie ein Lebensstrom, der durch unseren ganzen Körper fließt. Prana nannten die indischen Gelehrten diesen Strom, der den Atem, die Nahrung und die höheren Welten miteinander verbindet. Die moderne Biologie bestätigt, dass unser Körper Tausende von Detektoren im Hirn und in allen anderen Organen besitzt, um den Nährstoffstrom zu erfassen, was die vielfältigen Einflüsse der Nahrung auf unsere Psyche, unsere soziale Ausstrahlung und unser Bewusstsein wissenschaftlich erklärt. Praktisch bedeutet dies, dass wir es beim Essen und Kochen selbst in der Hand haben, diesen Strom zu spüren, zu steuern, zu fördern oder zu unterbrechen.

Die neue Wissenschaft der ganzheitlichen Ernährung

Dieses Buch soll aufzeigen, was wirklich nährt. Jedes Kapitel enthält praktische Hinweise auf dem Weg zur ganzheitlichen Ernährung. Das erste Kapitel spürt der Beobachtung nach, dass sehr alt gewordene Menschen einen ausgesprochen guten Geschmacks- und Geruchssinn haben, den sie durch achtsames Essen laufend trainieren. Was können wir von ihnen lernen? Das zweite Kapitel nimmt die abnehmenden Pausen zwischen Mahlzeiten und Snacks in den Blick und zeigt auf, warum das problematisch ist und was wir dagegen tun können. Stichwort: Fasten. Im dritten Kapitel geht es um gesunde Lebensmittel und darum, warum ein ganzer Apfel deutlich gesünder ist als Apfelsaft, obwohl beide aus den gleichen chemischen Molekülen bestehen. Im vierten Kapitel ergründe ich das Geheimnis der Essgemeinschaft und von Essritualen, die in allen Kulturen genutzt werden, um soziale Netze zu knüpfen und aufrechtzuerhalten. Das fünfte Kapitel ist dem Fluss der Nährenergien gewidmet und vermittelt einfache mentale Techniken, die dabei helfen, Kalorien in psychische, soziale und spirituelle Kraft zu verwandeln. Um gesund zu bleiben, muss der Körper sich von Nahrungsresten befreien, die keiner Verwandlung zugänglich sind. Wie wir diese Reinigung bewusst stärken und steuern können, bildet den Inhalt des sechsten und letzten Kapitels.

Die ganzheitliche Ernährungswissenschaft erweitert die chemische Vorstellung von Nahrung und bezieht auch psychische, soziale, ökologische und spirituelle Aspekte mit ein. Wobei die Frage, was uns wirklich nährt, natürlich immer bei der konkreten Nahrung beginnt. Neueste Forschung zeigt, dass ganze Lebensmittel, die möglichst wenig zerkleinert und industriell verarbeitet werden, uns am besten nähren. Wenn solche Nahrungsmittel in Kombination gegessen werden, etwa ganze Äpfel, Birnen und Nüsse zusammen, ist die nährende Wirkung noch größer. Die Forschung über das Essverhalten von Menschen, die sehr alt geworden sind, weist zudem darauf hin, dass die gesunde Ernährung eine positive Einstellung zur Nahrung einschließt. Durch achtsames Essen, aber auch durch Fasten, geraten wir in einen intensiven und direkten Bezug zur Nahrung, sodass aus den bloßen Nährwerten ein psychisches Erleben wird. Die Tischgemeinschaft ist eine gute Gelegenheit, dieses Erleben in einen größeren sozialen und spirituellen Kontext einzubinden. Der Energiekreislauf beginnt im Darm, der durch metabolische Prozesse die Nährstoffe dem Körper aneignet. Dies ist ein kreativer Prozess, in dem neue Stoffe und Zusammenhänge entstehen, etwa durch die Enzyme der Darmbakterien. Anschließend muss sich die Nährenergie, die durch das Feuer der Verdauung gegangen ist, in andere, subtilere Energien verwandeln, etwa in Willenskraft, Herzensgüte und mentale Beweglichkeit. Richtige Ernährung beinhaltet deshalb immer auch eine ausgiebige Energiearbeit, deren biologische und psychische Dimensionen ich im Detail erklären werde. Zu guter Letzt müssen die unverbaubaren Bestandteile der Nahrung ausgeschieden und der Körper gereinigt werden, weil die unverdauten Nahrungsreste eine Reihe von Krankheiten verursachen können, darunter Diabetes, Herzkrankheiten, Krebs und Demenz. Was wirklich nährt, ist also nicht die einzelne, nackte Kalorie, sondern vielmehr die Ganzheit der Nahrung, unsere Einstellung zur Ernährung und die Verwandlung und Reinigung der Nährenergie. Diesen Ansatz nenne ich spirituell, weil er die Verbundenheit ins Zentrum stellt und nicht nur Fachwissen anhäuft, sondern eine Praxis beinhaltet und einen Weg in ein erfülltes Leben weist.

ACHTSAMES ESSEN

Achtsames Essen ist die Voraussetzung, die Ganzheit der Nahrung wahrzunehmen. Zunehmend essen Kinder und Erwachsene jedoch vor dem Fernseher oder dem Computer. Die Nahrungsaufnahme verläuft dabei so schnell und unaufmerksam, dass kein Bewusstsein für die Nahrung und die Verdauung entstehen kann. Der Zucker, der uns überschwemmt, oder das Salz, das unseren Blutdruck in die Höhe treibt, bleiben dabei unbewusst. Im Gegensatz dazu haben Kane Takana, Schwester André und Oma Anna langsam, konzentriert und in vollem Bewusstsein gegessen, um genau zu spüren, was bei der Ernährung mit ihrem Körper geschieht. Ein wichtiger Vorteil des achtsamen Essens zeigt sich etwa darin, dass Geschmacks- und Geruchssinn, die im Alter eher abnehmen, erhalten bleiben. Gemäß jüngster Forschung sind genau diese Sinne für ein langes Leben maßgebend. Eine Studie untersuchte die Aroma-Wahrnehmung von 3000 Menschen im Alter von 57 bis 85 Jahren mit Rosen-, Leder-, Fisch-, Orangen- und Pfefferminzdüften.[6] Die untersuchten Personen, die Mühe hatten, diese Düfte zu erkennen, starben in den folgenden fünf Jahren viermal so häufig wie jene, welche die Düfte korrekt erkannten. Das heißt, die Unfähigkeit, die Nahrung richtig wahrzunehmen, verkürzte die Lebensdauer mehr als schwere Krankheiten wie Herzinfarkt, Hirnschlag und Krebs. Auch andere Studien belegen den ausgesprochen guten Geschmackssinn von Menschen, die älter als 100 Jahre alt werden.[7] Dass Frauen im Durchschnitt länger leben, sich gesünder ernähren und mehr soziale Kontakte im Alter haben als Männer, geht zu einem wichtigen Teil auf ihre bessere Aroma-Wahrnehmung zurück. Oma Annas Behauptung, sie könne verschiedene Mineralwasser geschmacklich voneinander unterscheiden, war also vermutlich kein Bluff, sondern der Schlüssel zu ihrem langen Leben.

Warum ist die Wahrnehmung von Aromen so wichtig? Sie hilft uns, sowohl zwischen verschmutzter und guter Luft als auch zwischen gesunden und ungesunden Nahrungsmitteln zu unterscheiden und Krankheitserreger aufzuspüren. Zudem motiviert sie uns, nährstoffreiche Nahrung zu essen, aber auch versteckte Kalorien und verstecktes Salz zu erkennen und diese Nährstoffe nicht unbewusst zu uns zu nehmen. Außer für die Wahl der Umgebung und der Nahrung ist die Aroma-Wahrnehmung auch psychisch von großer Bedeutung. Angenehme Aromen heben die Stimmung und vermitteln ein Gefühl der Verbundenheit. Zudem ist die Aroma-Wahrnehmung bedeutsam für das Zusammenleben und die spirituelle Verankerung in einem größeren Lebenskontext, wie ich im vierten Kapitel über die Essgemeinschaft aufzeigen werde.

Umgekehrt gesagt: Menschen mit einer schwachen Aroma-Wahrnehmung essen eher ungesund, wenig vielfältig, genießen seltener die Natur und haben weniger Kontakte und ein geringeres Interesse an Spiritualität. Menschen mit Hirnkrankheiten wie Parkinson ernähren sich in der Regel schlecht und leiden an einer niedrigen Lebensqualität, weil ihr Aroma-Sinn durch die Krankheit eingeschränkt ist. Menschen, die Zucker nicht wahrnehmen, essen deutlich mehr davon, um zumindest etwas Süße zu erleben, laufen dadurch aber Gefahr, an Diabetes zu erkranken. Zum Glück können wir den Aroma-Sinn wie einen Muskel trainieren. Das sieht man schon daran, dass fast alle älteren Menschen Kaffee am Geruch erkennen, eine Rose aber nicht. Dies hat nichts mit Genetik oder Hirnalterung zu tun, sondern mit dem Umstand, dass man praktisch täglich die Gelegenheit hat, Kaffee zu riechen, was auf Rosen leider weniger zutrifft. Regelmäßiges Schnuppern an Rosenblüten ist daher ein wirksames Mittel, Rosenaromen bis ins hohe Alter wahrnehmen zu können. Das Training jedoch, das für ein genussvolles, langes Leben wirklich bedeutsam ist, ist das achtsame Essen.

Entwicklung von Ess-Achtsamkeit

Wir sollten jeden Tag so planen, dass es genügend Zeit für achtsames Essen gibt. Viel Aufwand bedarf es dazu nicht. Eine gewisse Entspannung und eine Unterbrechung der Arbeit schafft gute Voraussetzungen für Achtsamkeit beim Essen. 20 Minuten genügen, aber auch schon zehn Minuten sind viel besser, als am Telefon, am Computer oder im Gehen zu essen. Die Tragödie der Ablenkung besteht in dem Irrglauben, dass sich die interessanten Dinge außerhalb von uns vollziehen. Dabei geschieht das Spannendste in uns selbst.

Ein guter Anfang ist, das Essen zunächst für einige Momente in Ruhe zu betrachten und zu riechen. So gerät es ins Zentrum unserer Aufmerksamkeit und gewinnt an Präsenz. Gelegentlich denke ich an die Mineralien, den Boden, den Regen, die Pflanzen und die Arbeit vieler Menschen, die notwendig waren, damit diese Nahrung nun vor mir auf dem Teller liegt. Um Achtsamkeit beim Essen zu entwickeln, sollten wir ganz normal essen, jedoch mit dem Wissen, dass wir essen. Wenn ich ein Sandwich achtsam esse, denke ich: »Ich esse jetzt ein Sandwich.« Das ist ungewöhnlich, denn normalerweise denke ich beim Essen nicht ans Essen, sondern an meine To-do-Liste, oder ich verspüre eine leichte Unruhe, weil mir einfällt, dass ich eine E-Mail noch nicht beantwortet habe. Meine persönliche Motivation, beim Essen bewusst ans Essen zu denken, ist nicht primär meine Gesundheit, die ich damit fördere, sondern der Genuss, den es bereithält. Das Essen, selbst wenn es fade ist, beinhaltet zudem immer eine direkte und intensive Körpererfahrung. Das ist es, was es symbolisch so reich und bedeutungsvoll macht. Deshalb wiegt das unbewusste Essen so schwer. Es beraubt uns des intensivsten Kontakts mit der Welt. Zwischen den Bissen lenke ich die Aufmerksamkeit immer wieder auf meine Atmung. Das hilft, einen Rhythmus zu finden. Der Rhythmus ist ein Mittelweg zwischen totaler Kontrolle und Zügellosigkeit. Wenn ich mit anderen Menschen unterwegs bin, versuche ich, meine Aufmerksamkeit zwischen dem Essen und meinen Begleitern zu teilen, und nehme die Gelegenheit wahr, über das Essen zu sprechen, um die Achtsamkeit zu vertiefen.

Achtsames Essen kann fast jede ungesunde Speise in eine gesunde verwandeln, weil die Menge und die Geschwindigkeit der Aufnahme wesentlich die Gesundheit einer Nahrung ausmachen. Selbst reiner Zucker in ganz kleinen Mengen, sehr langsam und entspannt eingenommen, verliert seine krank machende Potenz, da der Körper durchaus in der Lage ist, diese Portion aufzunehmen und zu verdauen, ohne dass ein Zuckeranstieg im Blut und eine Insulinreaktion mit all ihren nachteiligen Folgen eintreten.

Das Gegenteil von achtsamem Essen ist unbewusstes Essen, Stress-Essen und emotionales Essen. Bei ihnen steht nicht die Nahrungsaufnahme im Zentrum des wachen Interesses, sondern eine Ablenkung, Stress oder ein starkes Gefühl, das stört. So fehlt die Kontrolle über das Essen und damit über die Auswahl, die Menge und die Essgeschwindigkeit. Fast immer führt dies zu einer übermäßig großen und genusslosen Kalorieneinnahme und einer Missachtung von Sättigungsreizen. Noch schwerwiegender ist aber der Teufelskreis, der daraus entsteht: Emotionales und unbewusstes Essen führt zu spürbaren oder unterschwelligen Scham- und Schuldgefühlen, die wiederum das emotionale und unbewusste Essen fördern.

Genussesser sind im Vorteil

Als ich als junger Erwachsener ein paar Jahre in den USA lebte und arbeitete, begann ich, mich ungesund zu ernähren. Dass die USA keine Blaue Zone sind, in der über Jahrhunderte entwickelte Esstraditionen und Essrituale die Menschen vor Krankheiten schützen, erlebte ich dadurch am eigenen Leib. Im zweiten Jahr meines Aufenthalts ließen meine europäischen Essrituale nach und ich trank bereits am Morgen zuckerige Limonaden, aß Sandwiches mit einem Pfund Erdnussbutter und ultrasüßer Traubenkonfitüre und am Nachmittag, wenn ich mich etwas müde fühlte, einen Donut. Wegen dieser industriellen Ernährung schämte ich mich – was hätte wohl meine Mutter dazu gesagt? – und das führte dazu, dass ich immer mehr Angst vor natürlichen Lebensmitteln hatte, sodass ich unorganisch rechteckige Fischstäbchen einem ganzen Fisch vorzog. Dadurch geriet ich in einen Teufelskreis, in dem ich meine Scham und meine Angst vor ganzen Lebensmitteln mit dem wahllosen und übermäßigen Verschlingen von Kalorien betäubte. Meine Haut wurde schlecht und ich nahm über zehn Kilo zu.

Zurück in der Schweiz, wo Bekannten und Freunden mein schlechter körperlicher Zustand auffiel, fand ich die Motivation, dieses ungesunde Verhältnis zum Essen zu stoppen. Am meisten half mir dabei das langsame, achtsame Essen. So kaufte ich mir beispielsweise einen Donut, nahm ein kleines Stück davon in den Mund und spürte, wie viel Zucker und Fett sich zuerst auf meiner Zunge und dann in meinem ganzen Körper ausbreitete. Ich machte die Beobachtung, dass ich den Donut nicht ganz essen musste, um mich gut zu fühlen, denn durch die wiederholte Achtsamkeitsübung wurden selbst kleinste Donut-Stücke so aufregend und erfüllend, dass ich mich viel schneller gesättigt fühlte.

Das kurzfristige Veränderungsziel des achtsamen Essens ist also, dass wir langsamer und mit mehr Genuss essen und dass wir weniger Kalorien, Fleisch und Fast Food brauchen, um erfüllt und gesättigt zu sein. Achtsamkeit beinhaltet aber noch viel mehr. Sie kann psychische Prozesse wie Anhaftungen, Abneigungen und Illusionen als Quelle von Leid und Krankheiten erkennen, auflösen und heilsame Geistesqualitäten wie Dankbarkeit, Bescheidenheit und Güte kultivieren. In meinem Fall merkte ich, dass ich in den USA der Illusion verfiel, am Nachmittag einen Donut, ein Sandwich oder gleich beides zu brauchen, um genug Energie für den Rest des Tages zu haben. Bei meinen Achtsamkeitsübungen spürte ich dann, dass die mentale Verknüpfung zwischen Süßigkeit und Energie keine heilsame war, sondern eher einer Anhaftung und Abhängigkeit entsprach, die ich auflösen musste, um mich freier zu fühlen. Schrittweise gelang mir das auch, sodass ich heute am Nachmittag nichts esse, sondern stattdessen einen Spaziergang oder kleine Turnübungen mache, um Energie zu tanken.

Die Entwicklung der Ess-Intuition

Unachtsames Essen ist eine relativ neue Erscheinung, auf die unser Körper nicht vorbereitet ist. Urmenschen mussten bei der Nahrungssuche und beim Essen immer sehr achtsam sein, allein schon weil die meisten natürlich vorkommenden Pflanzen in irgendeiner Form giftig sind oder keinen Nährwert für uns haben. Wir sind Allesesser und verfügen deshalb über eine große Nahrungsintelligenz, einen ausgeprägten Geschmacks- und Geruchssinn und ein gutes Gedächtnis. Doch diese Intelligenz und Wahrnehmung muss wie jede höhere Fähigkeit dauernd trainiert werden. Deshalb sind Nahrungsumstellungen so aufwendig. Kinder und Jugendliche, die mit Fast Food aufwachsen, das vorwiegend aus Mais, Soja, Weizen und Fleisch besteht und mit verstecktem Zucker und Salz angereichert ist, was die sauren und bitteren Aromen abschwächt und übertönt, haben keine Gelegenheit, diese Intelligenz zu entwickeln. Sie müssen das gesunde und achtsame Essen wie eine Zweitsprache lernen. Die Digitalisierung hat das Potenzial, die Nahrungsintelligenz zusätzlich zu zerstören, weil das ständige Konsumieren von Medien den Seh- und den Hörsinn bevorzugt behandelt – auf Kosten von Schmecken, Riechen und Tasten. Beim Essen vor dem Bildschirm ist die Ess-Achtsamkeit fast unmöglich, da die Ablenkung, die jegliches Gewahrsein zu untergraben droht, massiv unterstützt und gesteigert wird. Die Folgen dieser Entwicklung sind enorm. Unbewusstes Essen hat seit 1980 stark zugenommen und damit eine Epidemie von Übergewicht, Diabetes und Autoimmunkrankheiten ausgelöst. Ernährungsstudien belegen, dass gegen das zunehmend unbewusste Essen vor allem eines hilft: Achtsamkeit. Diäten, die nur erklären, was man essen soll, aber nicht wie, haben nur kurzfristigen Erfolg. Eine Erweiterung davon ist das intuitive Essen, bei dem es darum geht, auf die Signale des Körpers zu hören, wie zum Beispiel Hunger, Sättigung und Geschmacksvorlieben, und sich selbst zu erlauben, auf natürliche Weise zu essen, ohne durch äußere Regeln gesteuert zu werden. Achtsamkeit beinhaltet schließlich sowohl Regeln und Rituale wie auch Intuition, ergänzt diese beiden Elemente aber durch einen umfassenderen Prozess des Bewusstwerdens. In diesem befreien wir uns von der Anhaftung an bestimmte Nahrungsmittel und von Illusionen über sie. Für die Nachhaltigkeit von Diäten ist dieser zusätzliche Aspekt von immenser Bedeutung.[8]

In Asien etwa nehmen Probleme wie Überessen und Übergewicht viel weniger schnell zu, weil Achtsamkeit mehr als bei uns zur allgemeinen Kultur gehört und die traditionellen Sitten gewisse Hürden für unbewusstes Essen darstellen. Konfuzius beispielsweise galten Messer bei Tisch als barbarisch. Welche Rolle sollte ein Messer in der achtsamen Beziehung mit der Nahrung schon spielen? Stäbchen hingegen ermöglichen einen ganz anderen, sanfteren Zugang zur Nahrung. Mit ihnen kann man die Nahrung einklemmen, solange man behutsam mit ihr umgeht. Die Stäbchen dienen auch dazu, die Nahrung achtsam zu trennen, ohne sie zu zerschneiden, zu zerreißen, aufzustechen oder zu spalten. Die Stäbchen zerstören die Nahrung nicht, sondern heben im Gegenteil ihre Bestandteile und Strukturen hervor. Und am Ende führen sie die Nahrung nicht als Zange, sondern als Stütze in den Mund. Dank der Stäbchen ist die Nahrung keine Beute, auf die man sich achtlos und gewaltsam stürzt, sondern eine verwandelte, kultivierte Substanz, die zur körperlichen Harmonie und Beruhigung beiträgt. Ein absoluter Schutz gegen unbewusstes Essen sind freilich auch asiatische Tischsitten nicht. Gesundes Essverhalten basiert immer auf der persönlichen Motivation und einer förderlichen Haltung.

Achtsames Essen hat auch eine ökologische Seite. Indem wir langsam und bewusst essen, haben wir die Gelegenheit, die Herkunft und die Herstellung von Lebensmitteln zu überdenken. Dies kann helfen, mehr biologisch angebaute Produkte zu kaufen. Und indem wir weniger essen, können wir uns auch teurere und ökologisch wertvollere leisten. Achtsame Esser brauchen zudem weniger Fleisch, weil sie die Nahrungsmittel viel intensiver wahrnehmen, wodurch kleinere Portionen genügen. Achtsames Essen kann darüber hinaus zu einer stärkeren und intensiveren Verbindung zur Natur führen, was wiederum das Bewusstsein für Umweltthemen stärken und zu einem umweltfreundlicheren Lebensstil inspirieren kann.

Spirituelle Lehrer haben eindrückliche Methoden eingesetzt, um ihre Anhänger vom achtsamen Essen zu überzeugen. Jesus, ein freudiger Esser und Weintrinker, der am liebsten am Tisch predigte, brach bei seinem Abschied das Brot und bot es seinen Jüngern an: »Nehmt und esst davon, denn das ist mein Leib, der für Euch gegeben wird.« Das ist natürlich ein extrem dramatischer Aufruf zu achtsamem Essen: Was ich euch vorsetze, ist nicht nur aus den besten Ähren und mit Liebe gebacken und deshalb sehr wertvoll, nein, es ist das Heiligste überhaupt, nämlich Gott! Etwas subtiler, und deshalb noch wirksamer, hat der Buddha seine Mönche ans achtsame Essen herangeführt. Er verbot ihnen, Geld zu verdienen und Nahrung zu kaufen. Damit waren sie vollständig auf Essgeschenke angewiesen. Ob dann das Essen, das sie von unbekannten und oft armen Menschen erhielten, verkocht, vergammelt, verseucht oder genießbar war, mussten sie erst durch Achtsamkeit mit Augen, Ohren, Fingern, Mund und Nase herausfinden.

Essen als ganzheitliche Körpererfahrung

Achtsames Essen ist aber nicht nur eine gesundheitliche und moralische Notwendigkeit, es ist auch immer ein Abenteuer. Vor allem die erste Berührung der Zungenspitze und wie die Nahrung dann langsam in Kontakt mit dem ganzen Mundraum tritt. Ist dieses direkte Zusammentreffen mit der Außenwelt nicht eine Reflexion wert? Es geht hier um Empfindungen, um eine zärtliche Lust, die nicht nur die Haut betrifft, sondern viel tiefere, weichere und ursprünglichere Zonen des Körpers: den Darm und seine Drüsen. Die Nahrung dehnt sich auf dem riesigen Teppich unserer Schleimhäute aus, was das Körperbewusstsein von innen moduliert und zu einer ganzheitlichen Veränderung des Körperempfindens und damit des Bewusstseins führt. Im besten Fall ist dies ein Wohlbefinden, das aus allen Teilen des Körpers strömt. Nicht nur der Mund, auch der Darm ist durchsetzt mit Geschmacksknospen und jede Nervenzelle hat Sensoren, um die Aromen der Nahrung wahrzunehmen. Es lohnt sich, diesem Ganzkörpergeschehen zugleich genüsslich wie auch kritisch zu lauschen.

Achtsames Essen ist zudem eine wunderbare Gelegenheit, all unsere Sinne zu erleben. Neben den fünf klassischen Sinnen verfügen wir über einen Schmerzsinn, einen Temperatursinn, einen Körpersinn, einen Appetitsinn, einen Gleichgewichtssinn, einen Sinn für Beschleunigung und Verlangsamung, einen Sinn dafür, wo wir uns im Raum befinden (die sogenannte Propriozeption), und einen Sinn für das Vergehen der Zeit. Sie alle lassen uns wissen, wo und mit wem wir sind, was wir essen und wie es uns dabei geht.

Beim Essen ist es wichtig, die einfachste und fundamentalste Form von Bewusstsein zu aktivieren, nämlich das Körperbewusstsein, das sich auf das Bewusstsein und auf die Wahrnehmung unseres Körpers, einschließlich seiner Bewegungen, Positionen und Empfindungen, auswirkt. Dazu brauchen wir die zahlreichen inneren Sinne, die nicht zu den klassischen fünf, nach außen gerichteten Sinnen gehören. Neben der Wahrnehmung geht es auch darum, wie wir unseren Körper als Ganzes spüren, Körpervorgänge deuten und darauf reagieren.

Erst durch das Zusammenführen von inneren und äußeren Reizen und inneren Beurteilungen kann Körperbewusstsein überhaupt entstehen.[9] Bewusstsein heißt Offenheit, die es erlaubt, die Fülle innerer und äußerer Informationen wahrzunehmen und optimal zu nutzen. Stellen Sie sich vor, Sie beißen in eine Erdbeere. Achtsam registrieren Sie die Signale, die sich auf die Wärme und die Weichheit der Erdbeere beziehen. Zusätzlich haben Sie einen optischen Eindruck der Erdbeere, Sie verspüren das leichte Knacken, wenn Sie auf sie beißen, ihren Geschmack und ihren Geruch, aber auch die Stellung und Positionsveränderungen Ihres Körpers während des Essens, die Bewegungen des Kiefergelenks und alle Sinneseindrücke, die aus dem Raum außerhalb Ihres Körpers stammen. Dies alles nennt man äußere oder exterozeptive Reize, wobei für das Hirn der Mund teilweise noch zur Außenwelt gehört. Diese Reize werden in der Inselrinde, einer Hirnregion an den Seiten der beiden Hirnhälften, mit den viszeralen Signalen, die aus dem Körperinneren stammen, zusammengeführt. Die inneren Signale kommen aus dem Magen, der die zerkaute Erdbeere bearbeitet, vom Darm, der die Erdbeere verdaut, dem Herzen, das etwas schneller schlägt, dem Atem, der während des Essens unregelmäßiger wird, und von der Körpertemperatur, die leicht ansteigt. Sie gelangen hauptsächlich über den Hirnstamm zum Hirn und haben direkten Zugang zum limbischen System, das für Gefühle, Emotionen, Motivation und die Stressreaktion zuständig ist. Die Bewertung der Sinneseindrücke findet dann in verschiedenen limbischen Regionen statt: Der Mandelkern, ein Helfer der Inselrinde, beurteilt, wie sehr die Erdbeere den eigenen Vorlieben entspricht, und der Hippocampus vergleicht die Erdbeer-Erfahrung mit früheren, ähnlichen Esserfahrungen. Weil dies alles unbewusst ablaufen kann, kommt es nicht selten vor, dass unser Körper die Sättigung, die Abneigung gegenüber einer Speise oder des unguten Einflusses einer Tischgemeinschaft zum Ausdruck bringt, bevor wir dieses Unwohlsein bemerken, weshalb wir es versäumen, unser Ess- und Sozialverhalten rechtzeitig entsprechend anzupassen.

Das Körperbewusstsein hat auch eine bedeutende Beziehung zum Selbst und zu unserer Selbstwahrnehmung, weil unser ursprüngliches Selbst als Fötus und Säugling ein Körperselbst war, also ein Gefühl des eigenen, aktiven Körpers im Verhältnis zum Körper der Mutter, zu Nahrungsmitteln und zu Gegenständen und Personen in der Umgebung.[10] Ein positives Körperbewusstsein, das mittels achtsamen Essens gefördert wird, kann zu einem positiven Selbstbild und Selbstwertgefühl führen, während unbewusstes Verschlingen von Kalorien ein negatives Körperbild stärkt, was zu Unsicherheiten und zu einem niedrigen Selbstwertgefühl beiträgt. Des Weiteren hilft achtsames Essen, unseren Appetit, die Lust am Essen und die Verdauung zu akzeptieren und zu schätzen, unabhängig von gesellschaftlichen Normen oder Idealen. Achtsames Essen bietet somit eine wertvolle Möglichkeit, ein authentisches Körpergefühl zu entwickeln. Dabei lernt man, zwischen der Freude am Essen, die den Speisen selbst und echtem Appetit entspringt, und den sozialen Zwängen zu unterscheiden. Dies ermöglicht eine tiefere Verbindung, Akzeptanz und Liebe zum eigenen Körper und seinen wunderbaren Fähigkeiten. Achtsames Essen vermittelt auch ein Gefühl der Selbstregulation, womit gemeint ist, bewusst und bedacht auf Hunger- und Sättigungssignale zu hören, körperliche Grenzen zu erkennen und Stress in Bezug auf Appetit, Essen und Magen-Darm-Beschwerden positiv zu beeinflussen. Achtsames Essen trägt darüber hinaus dazu bei, die allgemeine emotionale Resonanz zu verbessern, was die Voraussetzung dafür ist, mit sich und seiner Umgebung in Kontakt zu sein und sich sicher und kompetent in unterschiedlichen sozialen Situationen zu fühlen, ohne sich abkapseln zu müssen.

Achtsames, bewusstes Essen birgt also die Chance auf Autonomie und Entwicklung. Achtsamkeit ist wie ein Raum zwischen Reiz und Reaktion, etwa zwischen dem Sehen einer Praline und ihrem Konsum. Zunächst erfasst unsere Netzhaut Farbe, Form und Glanz der Praline. Dies löst fast immer Emotionen aus, etwa Neugier oder Vorfreude, möglicherweise aber auch Scham und Schuldgefühle. Erinnerungen an frühere Erfahrungen mit Pralinen kommen hoch. Aufgrund der Emotionen und Erinnerungen findet dann eine Bewertung statt und es bildet sich eine mentale Vorstellung, was es sensorisch und emotional bedeuten würde, die Praline zu essen. Durch die erhöhte Wahrnehmung beim achtsamen Essen entsteht ein Raum, der uns die Macht gibt, zwischen Verzehr und Verzicht bewusst zu wählen. Macht mich eine bestimmte Nahrung süchtig? Stoße ich andere ab? Warum tue ich das? Sind die Speisen, meine Art des Essens und meine Achtsamkeit dabei heilsam oder gibt es schädliche Aspekte? In dieser Verzögerung der Reaktion liegt unsere Freiheit und unsere Fähigkeit, uns zu verändern.

Achtsames Essen aktiviert den Vagus-Nerv

Aus all den genannten Gründen ist es wichtig, sich beim Essen Zeit zu lassen. Das beginnt schon vor dem Essen, weil das Hirn Zeit benötigt, um den Körper und das Bewusstsein für die Nahrungsaufnahme zu wappnen. So löst etwa der Hypothalamus, das Energiezentrum, vor dem Essen eine Kaskade von Hormonen aus, die uns auf die Nahrungsaufnahme vorbereiten. Aber nicht nur weil die Nahrungsaufnahme biologisch anspruchsvoll ist, sondern auch wegen des Wohlbefindens lohnt es sich, während aller Ess-Phasen achtsam zu sein. Jeder einzelne Schritt kann eine Quelle positiver Gefühle sein: das Empfinden der Gerüche mit der hinteren Nase, das Schmecken und Kauen, und auch der Darm, ja der ganze Körper ist voller Geschmacksrezeptoren, die sich an der Nahrung erfreuen. Im Hirn gibt es mit dem Dopamin zudem einen besonderen Botenstoff, der für Belohnungen zuständig ist. Dieser wird in allen Phasen des Essens ausgeschüttet und erzeugt immer wieder eine neue Vorfreude. Der gesamte Körper ist also dafür gerüstet, noch den kleinsten Bissen zu genießen – wenn man ihm nur Zeit lässt.

Parallel dazu wird der Vagus-Nerv aktiviert, der das Hirn direkt mit dem Darm verbindet, es über den Darminhalt informiert und als großer Erholungsnerv des Körpers dafür sorgt, dass wir entspannt bleiben, damit aus der Lust keine Gier wird. Am Ende senden der Darm und die Darmbakterien Sättigungssignale aus, die wichtig sind, um die Esslust abzuschließen. Schnellessern fehlen all diese verschiedenen Feedbackloops, diese anregenden Gespräche zwischen Hirn und Darm – sie essen quasi im Autopilotmodus. Dazu kommt, dass unsere Verdauungssäfte, Enzyme und Gallensäuren nicht auf ein hohes Tempo eingestellt sind. Schnelles Essen führt deshalb zu einer Fehlverdauung, was Übergewicht, Fettleber und Diabetes zur Folge haben kann.

Seine Aufmerksamkeit immer wieder auf den Atem zu richten, ist eine der einfachsten Techniken, um den Vagus-Nerv zu aktivieren und die Achtsamkeit zu steigern. Bevor ich den ersten Bissen nehme, versuche ich, ruhig zu werden, auf meinen Atem zu achten und mit meinem Körper in Kontakt zu treten. Dabei frage ich mich, was meine Bedürfnisse in diesem Moment sind und wie groß mein Hunger wirklich ist. Das gelingt natürlich nicht jedes Mal und aufgrund von Ablenkung, Unachtsamkeit und Stress vergesse ich diese Übung auch des Öfteren. Doch es lohnt sich, sich immer wieder daran zu erinnern. Denn um die Nährstoffe verdauen zu können, brauchen wir Sauerstoff. Atmung und Ernährung gehören also eng zusammen.

Das Gegenteil von lustvollem, achtsamem Essen ist der Essanfall, bei dem ein bestimmter Reiz eine Kette von suchtgetriebenen, automatischen Handlungen auslöst. Dabei geht das körperliche Selbst für einige Zeit verloren: Es gibt keinen freien Willen mehr, keine Urheberschaft, keine Person, die das alles steuert, keinen kritischen Abstand zwischen Impuls und Tun. Es gibt nur noch einen Ort des Geschehens. Langfristig zerstören solche Attacken das Selbstwertgefühl. Doch auch ein zwar kontrolliertes, aber beliebiges Essverhalten, etwa das blinde Kopieren einer trendigen Diät irgendeines YouTube-Gurus, kann uns von uns selbst entfremden, weshalb ich es nicht für eine gute Idee halte, eine Diät unkritisch zu übernehmen.

Für Menschen, die Schwierigkeiten mit dem achtsamen Essen haben, kann es eine Hilfestellung sein, ein Esstagebuch zu führen. Oft handelt es sich dabei um Menschen, die durch traumatische Intim- oder Esserfahrungen an Essstörungen und Köperunzufriedenheit leiden oder starke Schamgefühle gegenüber dem Essen haben. Beim Schreiben eines solchen Tagebuchs merkt man, wie wenig man über die Art, die Menge, die Farbe und die Beschaffenheit der aufgenommenen Nahrung weiß, weil man meist unbewusst und ohne jede Anschauung isst. Oder man isst so schnell, dass das Hirn die überstürzte Nahrungsaufnahme nicht verarbeiten kann. Umgekehrt ist es ein gutes Zeichen, wenn es einem gelingt, eine Mahlzeit anschaulich zu beschreiben, inklusive der Umgebung und den Gefühlen, die man dabei hatte. Denn Genuss braucht Ruhe und Anschauung. Die deutsche Sprache kennt das wunderbare Wort »lauschig«. Es bezeichnet ein gemütliches Wahrnehmen. Esstagebücher können uns dazu verhelfen, lauschige Esser zu werden.

Hilfreich kann auch eine Meditation über die Nahrungsaufnahme sein. Warum habe ich gegessen? War es eine bewusste Absicht? Hat es meinem Zeitplan entsprochen oder war es spontan? War es aufgrund von körperlichem Hunger oder zur Beeinflussung anderer Gefühle? Wie habe ich die Nahrung ausgewählt? Hatte ich überhaupt eine Wahl? Wie achtsam und liebevoll habe ich mich auf das Essen vorbereitet? Habe ich allein oder mit anderen gegessen? Habe ich das Essen genossen oder unbewusst Kalorien verschlungen? Wie entwickelte sich das Hungergefühl vor und nach dem Essen? Warum habe ich aufgehört zu essen? War es eine bewusste Entscheidung oder hat »Es« einfach gegessen?

Eine zusätzliche Möglichkeit besteht darin, eine kleine Speise bewusst sehr achtsam zu essen. Dies ist auch eine Methode, bei der Stressreduktion durch Achtsamkeit eingesetzt wird. Der vietnamesische Mönch Thich Nhat Hanh lehrt, ein Stück Brot in der Hand zu halten und dieses tief achtsam zu betrachten und dabei zu spüren, dass in diesem Stück Brot der ganze Kosmos ist. Die Erde, der Sonnenschein, die Bauern, die Bäcker, alle Menschen sind in diesem Brot. Dann empfiehlt er, den Brotgeruch einzuatmen, um zu erleben, dass das Stück Brot nichts weniger als ein Wunder ist. Erst wenn man das erkannt hat und entsprechend beglückt schmunzelt, sollte man das Brot in den Mund nehmen. Beim Kauen des Brotes müsse man dann nichts anderes tun, als Brot zu kauen. Gedanken und Sorgen sollten nicht mitgekaut werden. Er empfiehlt dieses langsame Ritual, weil die Achtsamkeit dadurch erleichtert wird. Achtsamkeit mag am Anfang anstrengend sein – doch es wird immer einfacher. Hirn und Vagus-Nerv kann man trainieren. Ferner führt achtsames Essen zu einer günstigen Veränderung des Mikrobioms, das eine vielfältigere Sprache entwickelt, um uns immer besser über die Verdauung und die Bedürfnisse des Darms zu informieren.

Allesesser leben gefährlich und müssen deshalb sensibel sein

Unsere Urahnen waren allesessende Nomaden, die immer wieder neue Savannen, Wälder, Küsten und Gewässer erkundeten und deshalb andauernd vor der Aufgabe standen, unbekannte Speisen zu beurteilen. Aus der Sicht der Evolution ist es plausibel, dass sich unsere Fähigkeit zur Achtsamkeit und Bewusstheit aus dieser Aufgabe heraus entwickelte. So wie sich das Hirn bei sehr primitiven Lebewesen zuerst aus Nervenzellen der Lippen und des Munds bildete, so könnte es sein, dass sich bei höheren Tieren das Selbstbewusstsein aus den Empfindungen des Munds entwickelte, weil dieser genau an der Schnittstelle von innen und außen liegt. Ihm fällt die Aufgabe zu, mechanisch und chemisch festzustellen, ob wir uns etwas einverleiben oder es ausspucken sollen. Er hat sich deshalb zu einem ausgeklügelten Labor entwickelt, um den Gehalt von Giften und Nährstoffen in Sekundenschnelle zu bestimmen. Tiere, die immer das Gleiche essen, schmecken und riechen nicht. Vampirfledermäuse, die sich ausschließlich von Blut ernähren, haben weder einen Sinn für Süße noch für Bitterkeit, weil Blut fast immer von bester Qualität ist. Auch Fleischfresser wie Katzen und Delfine schmecken ihre Nahrung nicht, weil Fleisch immer proteinreich und nahrhaft ist. Es ist also die Offenheit gegenüber der Welt, die sich im großen Nahrungsspektrum des Menschen zeigt, die das Bewusstsein erst notwendig macht.

Als Allesesser brauchen wir eine Zunge, die besonders empfindlich ist, um schleimige oder ungewöhnliche Oberflächen zu spüren und zu verhindern, dass wir den Wurm schlucken, der in der Erdbeere lebt, die wir uns gerade achtsam in den Mund gelegt haben. Wenn wir auf die Erdbeere beißen, bedeutet ein feines Knacken, dass die Erdbeere frisch ist. Gibt es keinen Ton und keinen Widerstand, ist das ein Zeichen, dass die Erdbeere zu weich und vielleicht faul ist und deshalb ausgespuckt werden sollte. Sobald der erste Biss gelungen ist und keinen Alarm ausgelöst hat, werden Sensoren aktiv, die den Geschmack der Erdbeere abschätzen und intensivieren. Dabei spielen unsere Erwartungen, etwa eine sehr leckere Erdbeere zu essen, eine große Rolle. Der Speichel hilft, die Erdbeere schon etwas aufzulösen und zu verdauen, sodass noch mehr Aromen freigesetzt werden, welche die Aroma-Wahrnehmung fortlaufend verstärken. Schmeckt die Erdbeere unerwartet bitter, führt dies zum Ausspucken, weil die Bitterkeit auf Giftstoffe hinweist. Schlangen etwa haben eine lange Zunge, weil sie all diese Abklärungen treffen wollen, bevor sie den Bissen schlucken, was in Bezug auf Vergiftungen ein durchaus vernünftiges Vorgehen ist. Wenn also Kinder Speisen mit herausgestreckter Zunge erkunden, sollte man dafür Verständnis haben.

Der Geschmackssinn stellt im Mund die in Flüssigkeit gelösten Aromen fest. Dabei reduziert er die Millionen möglicher Aromen auf ein paar wenige Grundqualitäten: süß, salzig, bitter, sauer und umami. Zusätzlich hat der Mund Sensoren, welche die Wässrigkeit, den Fettgehalt, die wärmende oder kühlende Wirkung und die Schärfe wahrnehmen. Diese kann man auch zum Geschmackssinn zählen, der in erster Linie die Aufgabe hat, die Sicherheit und den Nährstoffgehalt eines Bissens zu prüfen.

Der Geruchssinn wiederum nimmt Aromen in Flüssigkeiten und in der Luft wahr. Ihm stehen Hunderte verschiedene Sensoren zur Verfügung, die der großen Vielfalt möglicher Aroma-Stoffe gerecht werden. Der Geruchssinn stellt aber nicht nur das Vorliegen einzelner Aromen fest, sondern auch deren Kombinationen, die für Menschen, Tiere und Pflanzen typisch sind. Er ist nicht nur beim Essen wichtig, sondern hilft auch, das

Stresslevel eines Menschen abzuschätzen, Krankheiten zu erkennen und sich in einer vertrauten Wohnung wohlzufühlen. Menschen mit einem schlechten Geruchssinn haben im Durchschnitt weniger enge Freunde, weniger Sex und weniger Lebenslust.[11] Diese sozialen Auswirkungen hat die Coronapandemie, während der Anosmie vorübergehend als Symptom aufgetreten ist, bestätigt. Ferner ist eine fehlerhafte Aroma-Wahrnehmung auch ein Grund für Unfälle, Infektionen, Lebensmittelvergiftungen und Brände, weil der ekelerregende Geruch von Rauch, verseuchten Lebensmitteln, gefährlichen Bitterstoffen und Erregern nicht mehr registriert wird.

Geruchs- und Geschmackssinn arbeiten eng zusammen, was recht bemerkenswert ist, weil die Geschmacksinformationen über den Hirnstamm »von unten« ins Hirn gelangen und die Geruchsinformationen direkt über den Riechkolben über der Nase »von oben« in die Großhirnrinde und ins limbische Emotionszentrum fließen. Das Ergebnis dieser erstaunlich komplexen Informationsflüsse, die das gesamte Hirn in Anspruch nehmen, nennt man die Aroma-Wahrnehmung. Diese Wahrnehmung ist aber nicht auf das Hirn beschränkt. Laufend werden weitere Aroma-Rezeptoren im ganzen Körper entdeckt, etwa entlang des Darms, in der Bauchspeicheldrüse und in den Geschlechtsorganen. Auch das Hirn selbst bezieht die Aroma-Informationen nicht nur über Nase und Mund, sondern jede einzelne Nervenzelle im Gehirn verfügt zusätzlich über Sensoren, um Aroma-Stoffe direkt im Blut zu schmecken. Sogar unsere Darmbakterien haben neben einem Geschmackssinn für Chemikalien auch einen Geruchssinn für Aromen in der Luft. Ein solches Aroma ist Ammoniak, das im Stuhl vorkommt und für die Nase »stinkt«. Die Geschmackssensoren im Darm dagegen schreckt es nicht ab, es zieht sie vielmehr an. Tief in unseren Därmen gibt es also etwas, dessen Appetit durch

WC-Gerüche angeregt wird, weil sie dafür sprechen, dass jemand viel und gut gegessen hat.[12]

Die große Verwirrung: Industrielle Nahrung

Industrielle Nahrung ist eine relativ neue und schwerwiegende Herausforderung für den Aroma-Sinn und neben Smartphone, Fernseher, Computer und Radio eine zusätzliche Gefahr für das achtsame Essen. Die Industrie spickt ihre Speisen mit billigen Superreizen, die eine kurze, intensive und suchtfördernde Aroma-Erfahrung vermitteln, die zu den Milliardengewinnen und dem zunehmenden Einfluss der Nahrungsproduzenten maßgebend beiträgt, von den Konsumenten aber mit der langfristigen Abnahme von Genuss und Gesundheit bezahlt wird. Zu diesen Superreizen gehören Zucker, Salz, Glutamat und billiges Fett in großen Mengen. Zudem zerstört die industrielle Überverarbeitung die Lebensmittelmatrix, etwa Zellwände und Muskelfasern, was die Aroma-Wahrnehmung verkürzt, den Appetit steigert, den Aroma-Sinn abstumpft, die Nährstoffaufnahme beschleunigt, die Sättigung hemmt und die Fähigkeit, vielfältige und gute von eintöniger und schlechter Nahrung zu unterscheiden, massiv einschränkt. Faserstoffe werden dermaßen zertrümmert, dass die Alterung der Nahrung (die sich normalerweise in den Brüchen der Faserstoffe zeigt) optisch nicht mehr zu erkennen ist. Dies alles führt dazu, dass Makronährstoffe wie Kohlenhydrate und Fette in Massen eingenommen werden, was zur Fettleibigkeit beiträgt. Ferner sterilisiert die Industrie die Nahrung und setzt anstatt auf lange auf kurze Moleküle, die schnell verdaut werden können. Mit einer derart überverarbeiteten Nahrung ernähren wir nur noch den oberen Teil unseres Darms, wodurch im unteren Teil und im

Dickdarm die Schleimhaut und das Mikrobiom auf der Strecke bleiben.

Eine Flut von Studien zeigt, dass der Zusatz von essenziellen Nährstoffen, welche die Industrie in großen Mengen billig herstellen kann (etwa Vitamine und Omega-3-Fettsäuren), dieses Problem *nicht* löst, sondern eher noch verstärkt, weil moderne Nahrung ohnehin schon zu viel davon enthält.[13] Doch leider ist es der Industrie gelungen, ihre »chemische« Lebensmittellehre, die exakt auf ihre Bedürfnisse zugeschnitten ist, in Gesetzen, Lehrgängen und Büchern zu verankern, sodass nun sogar Apothekerinnen und Drogisten behaupten, Vitaminpräparate und Omega-3-Fettsäuren könnten unser Ernährungsproblem lösen, obwohl dies der neuesten Forschung und den neuesten internationalen Richtlinien eindeutig widerspricht. (Im dritten Kapitel über ganze Lebensmittel werde ich im Detail auf diese Pseudolehren eingehen.) In Wahrheit fehlen der industriellen Nahrung gerade die Vielfalt der Nährstoffe, eine intakte Lebensmittelmatrix, Tausende von Mikronährstoffen und Probiotika, die in Pflanzen und Pilzen natürlich vorkommen. Und da die Evolution unseren Geschmack auf eine Weise geformt hat, dass wir energiereiche Lebensmittel suchen und essen, die von Natur aus genügend Mikronährstoffe, Struktur- und Faserstoffe enthalten, können wir uns bei industrieller Nahrung nicht mehr auf unsere Wahrnehmung verlassen. Vielmehr müssen wir die Nahrung bewusst auswählen und unseren Aroma-Sinn neu schulen, um dieser neuen Herausforderung die Stirn bieten zu können.

Himmel und Hölle der Süßigkeit

Milch und Honig sind die beiden Produkte, welche die Natur aus dem einzigen Grund herstellt, um Lebewesen zu nähren.

Interessanterweise sind diese natürlichen Speisen ziemlich süß. Und unsere Schwäche für Süßigkeiten ist so groß, dass selbst ursprünglich lebende Menschen wie die Hadza ein paar Löffel Honig einem großen Stück Fleisch vorziehen, obwohl Fleischproteine viel wesentlicher sind für den Aufbau des Körpers.

Süßigkeiten wirken auf uns wie ein Allheilmittel. Sie können Schmerzen und alle Arten von unangenehmen Empfindungen und Erinnerungen unterdrücken.[14] Ferner vermitteln sie ein Gefühl der Sicherheit und der Entspannung, der Zusammengehörigkeit und sogar der Liebe. Davon zeugen die herzförmigen Leckereien am Valentinstag, die Torten zu Hochzeiten und Geburtstagen, Lebkuchen und das Süßgebäck an Weihnachten. Bezeichnenderweise führt eine Störung des Aroma-Sinns, etwa nach einer Chemotherapie, fast immer zu einer Vorliebe für sehr süße Speisen, weil süße Aromen in der Aroma-Verwirrung Sicherheit vermitteln.[15]

Das ist vermutlich der Grund, weshalb in allen Religionen und spirituellen Traditionen Gottheiten, Ahnen oder die höhere Welt mit Süß-Aromen in Verbindung gebracht werden. Im Islam wird das Fasten mit süßen Datteln gebrochen. In der Bibel verspricht Gott seinem Volk ein Land, in dem süße Milch und Honig fließen. In der Wüste rettet Gott es mit süßem Manna. Jesus schenkt der Menschheit seinen brotsüßen Leib. In den Psalmen wird die Wahrnehmung von Süße sogar als direkte Erfahrung Gottes verstanden. So heißt es etwa: »Schmecket und sehet, wie süß der Herr ist. Wohl dem, der auf ihn vertraut.« Im Mittelalter haben Mystikerinnen dieses Gottesverständnis ausgeweitet. Die spirituelle Erotik der deutschen Mystikerin Mechthild von Magdeburg ist besonders eindrücklich: »Ich bin heiser in der Kehle meiner Keuschheit, aber der Zucker deiner süßen Milde hat meine Kehle wieder zum Klingen gebracht, sodass ich singen kann: Herr, dein Blut und das meine sind eins, unbefleckt. Deine

Liebe und meine sind eins, untrennbar. Dein Gewand und meins sind eins, unbefleckt. Dein Mund und der meine sind eins, ungeküsst, von keinem Menschen außer dir allein.«[16]

In Freuds Psychoanalyse ist die milde Süße, die die Mutterbrust bereitstellt, die Brücke zum Urvertrauen in die Mutter und in die Welt. Der Milchzucker ist im Vergleich zu Tafel- und Fruchtzucker wenig süß, vermutlich um die Abhängigkeit zur Mutter nicht unnötig groß werden zu lassen. Im Bild Gottes oder der Mutter als Süßigkeit war es nicht vorgesehen, dass jeder Schluck und jeder Biss Natur intensiv süß schmeckt, weil ihnen industrieller Zucker zugefügt wurde. In der Bibel war der Gott noch versteckt hinter Wolken, erschien überraschend im Manna und wie dieses verschwand er ohne offensichtlichen Grund, um etwas später auf einem Berg oder in einem Regenbogen wieder zu erscheinen. So war es auch mit dem Zucker, der im Fund einer reifen Frucht oder von Honig oder beim Abendmahl plötzlich mit seiner Süße das menschliche Bewusstsein entzückte. Am Anfang der Neuzeit trat dann ein anderes Gottesbild in den Vordergrund, nämlich das eines immer anwesenden, alles sehenden und alles bestimmenden Wesens. Im Gleichschritt wurde Zucker dank Sklavenarbeit auf riesigen Plantagen in Amerika und auf den karibischen Inseln in immer größeren Mengen hergestellt und wurde bald zum immer anwesenden und alles bestimmenden Nährstoff, wie wir ihn heute im Übermaß von jeder Salatsoße, jedem Ketchup, jeder Mayonnaise, jeder Tomatensoße, jedem Brotaufstrich, jeder Gewürzgurke, jedem Rollmops, jeder Wurst, jedem Rotkraut, jedem Joghurt, jedem Müsli, jedem Kraftriegel, jedem Eistee, jeder Limonade und jedem Bitterschnaps kennen. Um das Vertrauen in die künstliche Nahrung aufrechtzuerhalten, müssen die angstlösenden und beruhigenden Zuckermoleküle bei jedem Bissen sagen: Sorge dich nicht, das, was du isst, ist vertrauenswürdig und gut.

Doch leider ist dies eine Fehlmeldung. Zucker ist zwar der grundlegende Treibstoff für unseren Körper, doch der Konsum von Zucker, wie er in der Natur selten vorkommt, erzeugt oxidativen Stress. Dieser Stress schädigt Zellen und kann zu verschiedenen Krankheiten wie Herzproblemen, Krebs, Parkinson und Demenz führen.[17] Ein weiteres Risiko ist die Glykierung, bei der Zucker mit den Wänden der Blutgefäße reagiert und diese versteift. Glykierung entspricht in etwa dem chemischen Vorgang, den man beim Toasten einer Scheibe Brot beobachten kann: Der Brotzucker verbindet sich mit Brotproteinen, wodurch eine harte, dunkle Kruste entsteht. Was wir beim Toast lieben, ist für die Blutgefäße jedoch ein gefährlicher Alterungsprozess: Sie werden hart und starr, was einen Anstieg des Blutdrucks und eine Überbelastung des Herzens zur Folge hat. Schließlich verursacht Zucker eine übermäßige Ausschüttung des Hormons Insulin, was man auch Insulinspitze nennt. Insulin steigert den Hunger, macht müde und gibt dem Körper das Signal, Fettpolster anzusetzen. Aus all diesen Gründen wird klar, dass es für unseren Körper von höchster Wichtigkeit ist, dass unser Blut wenig Zucker enthält, nämlich nie mehr als ein Gramm pro Liter. Diese Menge ist so gering, dass wir Blut bei Nasenbluten oder bei einer Verletzung der Mundschleimhaut nicht als süß, sondern als salzig, bitter und metallisch wahrnehmen.

All diese medizinischen Fakten mögen auf den ersten Blick deprimierend wirken, doch beinhalten sie auch eine optimistische Seite: Allein durch das Vermeiden von Zuckerspitzen dank achtsamem Essen, zuckerarmer Nahrung und Fasten ist es möglich, den erwähnten Krankheiten, einschließlich Depression, Migräne, Herzproblemen und Krebs, vorzubeugen, ihren Verlauf zu mildern oder sie sogar zu heilen. Das achtsame, langsame Essen ist eine der wirksamsten Sofortmaßnahmen, da unser Körper ja durchaus fähig ist, Nahrungszucker zu einem gewissen Maß auf gesunde Weise zu verarbeiten – und dieses Maß ist bestimmt durch die Menge pro Minute. Je langsamer und weniger wir essen, desto gesünder ist die Nahrung, selbst wenn es sich um Fast Food und Schokoladentorte handelt. Ein weiterer optimistischer Aspekt ist, dass man durch Gesetze, die den Zuckergehalt in industrieller Nahrung beschränken, Milliarden an Gesundheitskosten sparen und viel Leid vermeiden könnte, ohne den Essgenuss einzuschränken, weil unsere bewusste Zuckerwahrnehmung erstaunlich unzuverlässig ist. Eine Fanta in England hat zum Beispiel circa 20 Gramm Zucker, in Deutschland circa 30 Gramm und in Indien, Vietnam und Ecuador circa 40 Gramm. Trotzdem ist nicht bekannt, dass Touristen, die nach England reisen, sich über die schlechte Qualität der britischen Fanta beschweren.

Der Schlüssel im Widerstand gegen den aggressiven und dominanten Zuckergott ist also das achtsame Essen, das uns hilft, die feinere, mildere und natürliche Süße der viel älteren und ursprünglicheren Süßgöttin neu zu entdecken. Der industrielle Zucker ist schließlich nur eine Süßquelle unter vielen. In den Blauen Zonen, wo Genussesser uralt werden, beginnt das Kochen mit dem Hacken von Zwiebeln und Sellerie, die unter leichtem Anbraten eine wunderbare Süße entwickeln, die man riechen kann und die den Speisen Halt und Vertrauenswürdigkeit einflößen, ohne zu viel schädlichen Zucker zu enthalten. Ganz allgemein gilt, dass traditionelle und selbst gekochte Speisen deutlich weniger Zucker enthalten als Fertigprodukte und modernes Restaurantessen.

Für die achtsame Wiederentdeckung der natürlichen Süße sind zum Beispiel Früchtetees geeignet, die ohne viele Zuckermoleküle beim achtsamen Trinken einen überraschend intensiven Süßgeschmack vermitteln. Zu ihrer Herstellung werden Früchte in kleine Stücke geschnitten und getrocknet, was man auch problemlos selbst machen kann. Mischungen aus Hibiskusblüten und Hagebuttenschalen sind in Deutschland besonders beliebt. Zimt eignet sich, um den Tee auf natürliche Weise zu süßen. Auch Rooibostee gelingt es, mit einer kleinen Zuckermenge, die unser Körper problemlos verdauen kann, auf unserem Gaumen eine sanfte Süße mit leichtem Nussgeschmack zu erzeugen. Bei längerer Ziehzeit ist der rote Tee besonders vollmundig und reichhaltig, und es genügt allein schon, seine warme und holzige Note zu riechen, um sich etwas Gutes zu tun. Rooibostee soll darüber hinaus gut für die Leber und deren Entgiftung nach Zuckerschocks sein. Oolongtee ist eine Mischung aus schwarzem und grünem Tee, der sich eignet, den Genuss von dezenter Süßigkeit zu üben. Tee eignet sich allgemein auch als Flüssigkeitszufuhr während des Essens. Eine geringe Menge kann vor dem Essen getrunken werden, um den Mund zu reinigen und den Geschmackssinn zu schärfen. Weil Flüssigkeit die Verdauungssäfte verdünnt, sollten größere Mengen jedoch erst beim oder nach dem Essen eingenommen werden. Dies hilft dem Körper, die Nährstoffe zu verwandeln und aufzunehmen.

Man braucht aber gar kein Teeliebhaber zu werden, um der sanften Süßgöttin zu begegnen. Die meisten Lebensmittel, allen voran Brot, Teigwaren, Kartoffeln und Reis, enthalten Kohlenhydrate in großen Mengen. Wenn man diese gut kaut und langsam und achtsam isst, werden sie derart süß, dass es keinen zusätzlichen Zucker in Form von Soßen oder Ketchup braucht. Wer die Süße des Früchtetees allerdings überhaupt nicht schmeckt, könnte an einer schwerwiegenderen Abstumpfung des Geschmackssinns leiden, was die Gefahr deutlich erhöht, an Übergewicht und Diabetes zu erkranken. In diesem Fall ist es höchste Zeit, andere Strategien gegen die Verzuckerung der Lebensmittel zu finden. Künstliche Zucker können dabei eine wichtige

Unterstützung sein. Sie sind wie Engel, die nicht die göttliche und herzergreifende Wirkung von reinem Zucker haben, zumindest aber auf diesen gefährlichen Gott hinweisen und ihn vertreten können, ohne die Blutgefäße zu toasten. Um die künstlichen Zucker besser kennenzulernen, empfehle ich ein kleines Experiment, bei dem Sie die verschiedenen Zucker miteinander vergleichen. Bei der Blindverkostung, die ich selbst durchgeführt habe, konnte ich problemlos echten Zucker von den künstlichen unterscheiden. Xylit, das aus Birkenholz gewonnen wird, kommt dem Zucker mit seiner Fülle und Herzerwärmung am nächsten, gefolgt von Erythrit, das in Honig und Melonen in geringen Mengen natürlich vorkommt, allerdings weniger Fülle bietet und weniger süß ist, dafür aber auch weniger Kalorien enthält. Stevia, der angeblich gesündeste Süßstoff, gewonnen aus der tropischen Stevia-Pflanze und fast frei von Kalorien, zeichnet sich durch Lakritz-Aromen und einen leicht bitteren Nachgeschmack aus. Was leider auch der Grund ist, warum er sich als Süßstoff in Limonaden und Fast Food nicht durchgesetzt hat. Zero-Lebensmittel beinhalten in der Regel eine Mischung unterschiedlicher Süßstoffe. Die grüne Cola war eine Ausnahme, enthielt Stevia und war vermutlich die gesündeste Cola, die es je gab. Leider waren die Absatzzahlen enttäuschend und das Getränk wurde in den meisten Ländern vom Markt genommen. Weitere Alternativen sind Cyclamat und Saccharin sowie deren Kombination Assugrin. Sie sind billig, beliebt und können in Reinform einen metallisch-bitteren Nachgeschmack haben. All diese Süßstoffe sind nicht besonders gesund, aber immer noch deutlich gesünder als Zucker. Daran ändern auch gelegentliche Nachrichten nichts, dass etwa Saccharin in großen Mengen Krebs erzeugen und das Mikrobiom verändern kann, denn die dafür nötigen Portionen nehmen wir schlicht nicht zu uns. Auch fördert Zucker neben Krebs und Dysbiose (Ungleichgewicht der Darmbakterien) noch zahlreiche andere Krankheiten, und das viel stärker. Außerdem muss man berücksichtigen, dass die Industrie ein gewisses Interesse an schlechten Nachrichten über künstliche Süßstoffe hat, weil diese Alternativen eine Gefahr für sie darstellen. Es ist wie bei Nikotinpflastern, -sprays und -tabletten, die eine geringere Abhängigkeit als Zigaretten hervorrufen. Diese Produkte haben der Tabakindustrie zwar nicht gerade das Genick, aber doch den Rücken gebrochen. Das Gleiche gilt für die künstlichen Süßstoffe, die bitterer sind und weniger abhängig machen und damit eine geringere Produkt-Bindung erzeugen als normaler Zucker. Das heißt auch: Der Weg vom künstlich gesüßten Tee zum Früchtetee ist kürzer als jener vom gezuckerten Tee zum Früchtetee. Auch wenn künstliche Süßstoffe geschmacklich und gesundheitlich also keineswegs perfekt sind, stellen sie eine wichtige Hilfe dar, um vom Tafelzucker loszukommen.

Noch ein Wort zum Zucker-Kick, der spezifisch ist für den echten Zucker und der den Eindruck erweckt, dass wir im Nu mehr psychische Energie zur Verfügung hätten. Dem ist leider nicht so. Der Kick entspricht einer Wirkung am Dopaminsystem, wo auch Kokain ansetzt. Dadurch wird die Konzentration und die Willenskraft ganz kurz gesteigert. Dies hat aber mit der Nährenergie des Zuckers nichts zu tun. Der Kick tritt bereits nach wenigen Minuten ein, die metabolische Wirkung erst nach einer halben Stunde. Und wie wir jetzt wissen, löst Zucker eine Insulinspitze aus, die hungrig und müde macht – also das Gegenteil dessen, was wir uns von einem Kick erhoffen. Ferner erleben etwa Konsumenten von Energydrinks schon nach Sekunden eine Wirkung, und keine Substanz gelangt in diesem Tempo vom Mund ins Hirn, was darauf hindeutet, dass es sich um einen reinen Erwartungs- oder Placeboeffekt handelt. Studien belegen vielmehr, dass Energydrinks gerade das Gegenteil dessen tun, was sie so lautstark versprechen: Sie erzeugen Müdigkeit und eine Abnahme der Aufmerksamkeit.[18] Dies alles spricht dafür, den Zucker-Kick und die einschlägige Werbung kritisch zu betrachten.

Zusammengefasst kann man sagen, dass uns ein feiner, achtsamer Sinn für Süße helfen kann, Nahrungsmittel mit viel Zucker zu meiden und Zucker langsamer zu genießen. Langfristig müssen wir Wege finden, durch achtsames Essen und Trinken nicht nur die Süßgöttin, sondern die göttliche Kraft und Liebe in allem zu entdecken – auch im Umami, in der Bitterkeit, der Säure und im Salz. Darum soll es in den nächsten Abschnitten gehen.

Der Umami-Zauber

Wie bereits erwähnt, genießen die Menschen in den Blauen Zonen das Essen in vollen Zügen, ohne sich zu überzuckern, und das schon lange vor der Entdeckung der künstlichen Zucker. Neben dem achtsamen und rituellen Essen hat sich ein ganz bestimmter Faktor als wichtig erwiesen, um dieses Rätsel zu lösen. Der japanische Forscher Kikunae Ikeda hat im Jahr 1909 einen fünften Geschmackssinn entdeckt, den er »umami« nannte. Das japanische Wort »umai« bedeutet wohlschmeckend oder würzig, »mi« bedeutet Geschmack. Auf Deutsch wird »umami« mit herzhaft, köstlich, würzig, erdig und fleischig übersetzt, wobei ich gleich einwenden muss, dass der Umami-Sinn mit Fleisch wenig zu tun hat und fleischfressende Tiere gerade keinen Umami-Sinn haben. Vielmehr entwickelten Pflanzenfresser den Umami-Sinn, um Proteine in Pflanzen zu erkennen.[19] Schon aus dieser Evolutionsgeschichte darf man schließen, dass bei der Ausrichtung der Ernährung auf pflanzliche Produkte, was gesundheitlichen wie ökologischen Nutzen mit sich bringt, dem Umami-Sinn eine Schlüsselrolle zufällt. In Bezug auf das achtsame Essen ist wichtig, dass die Umami-Wahrnehmung lange anhält – ganz im Gegensatz zur Wahrnehmung von industriellem Zucker. Diese Dauer ist für das achtsame und langsame Essen und für die Kalorienreduktion ein entscheidender Vorteil. Wenn wir also Suppe essen, die einen hohen Umami-Gehalt hat, dann werden wir aufgrund des intensiven köstlichen Geschmacks weniger und langsamer essen, was wiederum unserer Gesundheit zugutekommt.

Der Umami-Geschmack wird durch gewisse Bestandteile von Proteinen stimuliert, unter anderem durch die Aminosäure Glutamat. Kombinationen aus Tomaten, Pilzen, Käse – vor allem Parmesan –, Sardellen, Salami, luftgetrocknetem Schinken und Speck, die alle viel Protein enthalten, stimulieren den Umami-Sinn maximal. Neben den natürlichen gibt es auch industrielle Umami-Aromen. Am häufigsten werden in Fast Food und Streuwürzen große Mengen reines Glutamat verwendet, etwa in Form von Mononatriumglutamat (MNG, auf Englisch MSG). Reines Glutamat ist aber weder besonders angenehm noch interessant, sondern eher fade und etwas seifig. Deshalb braucht es sehr viel Glutamat, um eine Speise umami zu würzen, was wiederum ungesund ist. In traditionellen Lebensmitteln genügt dagegen wenig Glutamat, um den Geschmack zu verstärken, weil andere Protein-Bestandteile, etwa Ribonukleotide, die Umami-Intensität des Glutamats verzehnfachen. Spaghetti mit Tomatensoße und Parmesan oder eine Pizza mit Tomaten, Käse und Salami enthalten natürliches Glutamat in der perfekten Proteinmischung. Deshalb ist es kein Zufall, dass diese weltweit beliebten Gerichte regelrechte Umami-Bomben sind.

Ursprünglich entwickelten buddhistische Mönche Suppen mit viel Umami-Aroma, um die vegetarische Küche attraktiver zu machen. In diesem Zuge fanden sie heraus, dass getrocknete Pilze und Tomaten mehr zu umami beitragen als frische Pilze und Tomaten. Ferner stellten sie fest: Je dunkler der Pilz, desto mehr umami, weshalb sich Shiitake, Morcheln und Steinpilze besonders gut zur Geschmacksveredelung eignen. Es ist aber gar nicht nötig, diese Zutaten zu verwenden, denn im Grunde ist jedes Suppenrezept eine Anleitung, Umami-Aromen herzustellen, weil beim Kochen die Umami-Aromen aus den pflanzlichen Proteinen freigesetzt werden. Außerdem eignet sich sanftes Schmoren oder Garen von Fleisch über einen längeren Zeitraum, um Umami-Aromen aus tierischem Protein herzustellen. So wird der Kochtopf beim stundenlangen Schmoren von Ochsenschwänzen oder eines Ossobuco aus Rinderhaxen, Gemüse und Tomaten quasi zu einer Umami-Fabrik. Das französische Wort »ragoûter« meint »den Gaumen reizen«, was nach langem Kochen über den Umami-Sinn zustande kommt. Umami verwandelt jedoch nicht nur den Geschmack, die Suppe oder Soße fühlt sich dadurch auch dickflüssiger und nahrhafter auf der Zunge an. Man glaubt, dank umami mehr Nährstoffe und Kalorien im Mund zu haben, als es tatsächlich der Fall ist, was es zu einer guten Methode zur Gewichtskontrolle macht, solange man achtsam isst und sich der Veränderungen des Sättigungsgrades bewusst bleibt.

Ein weiterer Vorteil von Umami-Aromen ist, dass sie erlauben, unangenehm schmeckende Speisen essen zu können. Schon kleine Portionen Leber von Kalb, Huhn und Fisch enthalten viele wichtige Nährstoffe in großen Mengen, einschließlich Folsäure, Riboflavin, Vitamin B12 und Tausende mehr, die wir noch gar nicht kennen. Deshalb wäre es eine gute Idee, jeden Monat etwas Leber zu essen. Leider mögen viele Menschen diese Innerei nicht, weil sie bitter schmeckt. Doch indem man die Leber in Wasser oder Milch einweicht, kann man ihr einen

Teil des bitteren Geschmacks nehmen. Die Zugabe von Tomaten, Pilzen oder Sardellen schwächen die Bitterkeit dank ihrer Umami-Stoffe weiter ab. Das Gleiche gilt auch für bitteres Gemüse, die vor allem Kinder nicht mögen. Im Alter und bei Hirnkrankheiten kann umami zudem dabei helfen, die Lust an proteinreicher Nahrung zu steigern.

Alles in allem hat die Umami-Zauberkraft also ein enormes Potenzial für uns, unsere Gesundheit und unsere Umwelt, indem sie es erleichtert, weniger Kalorien und weniger Fleisch zu essen, ohne auf den Genuss zu verzichten.

Verbunden mit dem Ursprung durch Salz

Wenn das Kind an der Mutterbrust saugt, erlebt es nicht nur die Zucker- und Umami-Magie der Muttermilch, sondern schmeckt die Mutter selbst, ihren Schweiß und damit die Substanz, die allem Leben zugrunde liegt: das Salz. Menschen und Tiere bestehen zu einem großen Teil aus Salzwasser, und jede Flüssigkeit, die wir ausscheiden, ist salzig. Salz reguliert den Wassergehalt in den Geweben, ermöglicht den Transport von Informationen in den Nervenzellen sowie das Zusammenziehen der Muskeln und hilft dabei, starke Säuren unschädlich zu machen. Die große physiologische Bedeutung des Salzes hat mit unserer Herkunft aus dem Meer zu tun, wo sich das Leben in Salzwasser entwickelte. Dies erklärt, warum wir zwar auf Zucker und Umami-Geschmacksverstärker komplett verzichten könnten, nicht aber auf die regelmäßige Einnahme von Salz.

Wegen dieser Notwendigkeit, uns durch Salzkonsum immer wieder an unseren Ursprung im Meer zu erinnern, hat Salz in allen Kulturen eine spirituelle Bedeutung. Die großen Weisen der indischen Tradition verwendeten das Bild des Meeres, wenn sie ihren Schülern veranschaulichten, dass Atman, das Selbst, und Brahman, der Kosmos, identisch sind. Sie erklärten, dass wir den Salzgeschmack unserer Haut, unseres Schweißes und unserer Sexualsekrete von der Salzigkeit des Meeres nicht unterscheiden können, was die pantheistische Lehre, dass Gott in allem ist, zum Erlebnis macht. Das Gefühl der Allverbundenheit nannten die indischen Lehrer daher treffend »ozeanisch«. Wenn der Buddha betonte, dass seine Lehre nur einen einzigen Geschmack habe, nämlich den von Salz, wollte er das Einfache und Elementare seiner Lehre unterstreichen. Er griff dabei aber auch den noch viel älteren indischen Faden des ozeanischen Gefühls wieder auf: die Gleichheit von Innen und Außen, von Makrokosmos und Mikrokosmos, die ein Fundament seiner Lehre ist. Auch der amerikanische Psychologe William James benutzte das Bild des Meeres, um die Verwandtschaft und Verbundenheit unserer Seelen auszudrücken: »Wir sind wie Inseln im Meer, an der Oberfläche getrennt, aber in der Tiefe verbunden.«[20]

Doch obwohl die Salzeinnahme lebenswichtig ist, kann eine Salzzufuhr von mehr als zwei Gramm täglich zu einer Steigerung des Blutdrucks führen, was neben der Glykierung, die der Zucker bewirkt, die zweite große Ursache für die Verhärtung der Blutgefäße ist. Seit der Einführung industrieller Nahrung hat der Salzkonsum stark zugenommen und beträgt aktuell 3,5 Gramm pro Tag, also fast das Doppelte der empfohlenen Menge. Dies erklärt, warum die Reduktion von Nahrungssalz auf 0,5 Gramm täglich den Blutdruck so günstig beeinflusst wie ein blutdrucksenkendes Medikament.[21] Das achtsame Schmecken von Salz erlaubt es, weniger Salz zu verwenden, was langfristig maßgeblich dazu beiträgt, die Blutgefäße geschmeidig und flexibel zu halten.

Ungeachtet dieser Erkenntnisse beginnt fast jeder professionelle Kochunterricht mit dem Ausruf »Mehr Salz!«, weil das

Untersalzen der häufigste Grund missratener Gerichte ist. Dies steht im Gegensatz zur Lehre meines Großvaters, der mir sagte: »Pass auf mit dem Salz, reingeben kannst du immer, aber rausnehmen nicht mehr!« Tatsächlich hat Salz die magische Fähigkeit, Lebensmittel mundgerecht zu machen, etwa Gurken zu erweichen, Auberginen die Bitterkeit zu nehmen und Gin ozeanische Herzhaftigkeit zu verleihen. Um Salz zu sparen, sollte es früh im Kochvorgang und aus der Höhe mit Schwung dazugegeben werden, sodass es sich gut löst und verteilt. Beim Nachsalzen am Tisch braucht man deutlich größere Mengen, um den gleichen Salzgeschmack zu erreichen.

Im Gegensatz zu einem guten Koch, der mit wenig Salz große Wirkung entfaltet, versucht die Lebensmittelindustrie mit chemischen Tricks, etwa durch die Zugabe bestimmter Fette und industriellen Zuckers, Salz in ungesunden Mengen möglichst unbemerkt in die Speisen zu schmuggeln. Der Zweck des Tricks ist es, Frische und Nährkraft vorzugaukeln. Dieses Konzept ist so erfolgreich, dass Salz nach Zucker der zweithäufigste Zusatzstoff in industrieller Nahrung ist. Erbsen in Dosen enthalten beispielsweise hundertmal mehr Salz als Erbsen aus dem Garten. Marketingstrategen haben es zudem geschafft, medizinisches Lehrbuchwissen ins Gegenteil zu verdrehen, etwa mit der Idee, dass wir für eine optimale Fitness isotonische oder mit Mineralien angereicherte Getränke benötigen, die dem Salzgehalt unseres Körpers entsprechen. Diese Strategie hat sich auch deshalb durchgesetzt, weil der salzbedingte Blutdruckanstieg ein vorübergehendes Gefühl von Stärke und Kraft vermittelt. Doch das täuscht: Isotonische und mit Salz angereicherte Flüssigkeiten bedeuten Stress für Nieren und Blutgefäße, was die körperliche Fitness langfristig senkt und das Leben verkürzt.

Die Säure der Verwandlung

Wie erwähnt, besteht eine wichtige Funktion des Salzes in unseren Körperflüssigkeiten darin, Säure unschädlich zu machen. So wie wir die Liebe zum Salz unserer Herkunft aus dem Meer verdanken, ist unsere Abneigung gegenüber Säuren und sauren Lebensmitteln ein Erbe unserer langen Vorgeschichte in den Tiefen der Ozeane, wo Säure die Atmung und die Aufnahme von Sauerstoff beeinträchtigt. Im Gegensatz zu süß, salzig und umami, die uns Sicherheit vermitteln, zeigen saure und bittere Aromen Gefahr an. Doch ist dies ein veraltetes Bewertungssystem. Zucker und Salz sind im Industriezeitalter zu den größten Gefahren geworden, während saure und bittere Speisen, etwa Früchte, Gemüse und Fermentiertes, zu den gesündesten gehören. Säure ist zudem ein Zeichen für die Präsenz gesunder, lebender Bakterien (Probiotika). Ferner sind pflanzliche Lebensmittel eher bitter und sauer, und die Zunahme des Anteils an pflanzlicher Nahrung, die zu unserer Gesundheit, zum ökologischen Gleichgewicht und zum Tierwohl beiträgt, ist nur dann möglich, wenn wir lernen, Säuren und Bitterstoffen ohne Angst und Vorbehalte zu begegnen. Meines Erachtens kommen wir nicht umhin, unsere instinkthafte Bewertung mittels achtsamen Essens zu überdenken und den aktuellen Umständen anzupassen. Die folgenden Abschnitte über die Säure sollen helfen, diesen Prozess anzuregen und zu fördern.

Zuerst etwas zur Chemie von Säuren. Diese sind Stoffe, welche die Fähigkeit haben, Wasserstoffionen, auch Protonen genannt, auf andere Stoffe zu übertragen. Das Gegenteil davon sind Basen, auch Laugen genannt, welche die Fähigkeit haben, Wasserstoffionen aufzunehmen. Seinen Wasserstoffionenhaushalt muss der Körper sehr genau einstellen, da sie einen erheblichen Einfluss auf alle biologischen Vorgänge haben, einschließlich

Zellwachstum, Zellaufbau, Stoffwechsel, Muskelbewegungen, Nervenleitungen und Hirnfunktionen. Diese Einstellung nennt man auch das Säure-Basen-Gleichgewicht, das die Menge der freien Wasserstoffionen konstant halten soll. Man kann es sich vorstellen wie ein Spiel mit einer genau berechneten Anzahl an Bällen. Wenn zu viele oder zu wenige Bälle im Umlauf sind, ist das Spiel unmöglich. Der pH-Wert gibt den Säure-Überschuss an, die Skala reicht von 0 bis 14. Verwirrenderweise bedeutet eine tiefe Zahl, dass eine Lösung sauer ist, also eher viele Bälle im Spiel sind, während ein hoher Wert dem Überhang von Basen entspricht, also einem Ballmangel. Ein Wert von 7 gibt an, dass Säuren und Basen im Gleichgewicht sind. Wobei jedes Gewebe unseres Körpers seinen eigenen idealen pH-Wert hat: Blut und Hirn sind neutral; Haut, Magen und Vagina sind sauer; Leber und Darm sind basisch; und der Urin passt sich als großer Ausgleicher den Bedürfnissen des Stoffwechsels an.[22]

In unserem Stoffwechsel bilden sich andauernd große Mengen an Säuren und Basen. Man denke nur an die Magensäure, die mit einem pH-Wert von 1 zehnmal mehr Säuren enthält als Essig mit einem pH-Wert von 2. Diese extreme Säure wird vom Körper permanent gebildet und wieder entsorgt. Er verfügt deshalb über eine Reihe von biologischen Systemen, die den geringsten Mangel oder Überschuss an Säuren in jedem Gewebe feststellen und sofort ausgleichen. Diesen extrem schnellen chemischen Ausgleich nennt man Pufferung. Das Blut und viele Körpergewebe dienen als Säurepuffer, zudem können die Lungen vermehrt Kohlensäure abatmen und so innerhalb von Minuten Bälle loswerden. Auf lange Sicht muss der Säure-Überschuss, der im Stoffwechsel und durch die Ernährung entsteht, jedoch über den Urin ausgeschieden werden.

Die Vorstellung, dass unser Körper fortwährend darum kämpfen muss, eine drohende Übersäuerung zu verhindern, kann einem tatsächlich Angst machen, zumal sich ja gerade gesunde Speisen durch einen Überschuss an Säure auszeichnen, also viele Bälle enthalten, die irgendjemand auffangen muss. Zitronensaft und Essig gehören mit einem pH-Wert von 2 zum Sauersten, was wir in unseren Küchen finden, gefolgt von Orangensaft mit einem pH-Wert von 3 und fermentierten Speisen und Getränken wie Joghurt, Kaffee, Wein und Bier mit einem pH-Wert von 4. Selbst Honig und Milch, die beiden Nahrungsmittel, die uns die Natur bereitstellt, sind mit pH-Werten von 4 beziehungsweise 6,5 sauer. Auch die menschliche Muttermilch ist eher sauer. Tatsächlich essen wir so gut wie nie basische Speisen. Zu den Ausnahmen zählen Eiweiß und Backpulver, beide haben einen pH-Wert von 8.

Wobei hier angefügt werden muss, dass die pH-Werte, die wir im Mund als sauer wahrnehmen, nicht exakt der eigentlichen Säure-Belastung des Körpers entsprechen, da bei der Verdauung Basen entstehen, welche die Säure ausgleichen. Allgemein gilt, dass die Säuremenge, die wir zu uns nehmen, verschwindend klein ist im Vergleich zur Säureproduktion unseres Stoffwechsels. So wie eine Fliege, die sich auf unsere Schulter setzt, keine Rückenschmerzen verursacht, stellen Lebensmittelsäuren keine echte Herausforderung für unseren Säure-Basen-Haushalt dar.[23] Selbst den Konsum eines Liters Essig kann unser Körper im Nu neutralisieren.

Nun aber zum achtsamen Wahrnehmen von Säure. Es ist ja schon erstaunlich, dass wir auf unserer Zunge ein natürliches pH-Messgerät haben, das Wasserstoffionen laufend misst und den Wert an das Hirn weiterleitet, das die chemische Säure wiederum in ein Gefühl der Säure und gelegentlich in eine Bewusstseinsveränderung verwandelt. Wie gesagt, ist das Ziel dieses Kapitels, zu vermitteln, dass wir dieses Gefühl angstfrei genießen können. Und hier kommt die Fermentierung ins Spiel. Fermentierung ist ein natürlicher Prozess, bei dem Mikroorganismen (wie Bakterien, Hefen oder Schimmelpilze) Zucker und Stärke in Lebensmitteln in Säuren verwandeln. Dieser Prozess erhöht die Haltbarkeit des Lebensmittels, fördert eine gesunde Verdauung, steigert den verfügbaren Nährstoffgehalt und macht das Lebensmittel knackig und frisch.

Nicht erst Menschen haben herausgefunden, dass die Fermentierung von Lebensmitteln bedeutsame Vorteile bringt. Eichhörnchen vergraben Eicheln, um sie zu säuern, und manche Vogelarten verfügen über einen Kropf, in dem sie Samen gären lassen, weil sie so einfacher zu verdauen sind. Im Vergleich zu den meisten anderen Tieren sind Menschen eher säureliebend. Es ist uns also bereits ein Stück weit gelungen, die ursprüngliche Säure-Angst zu überwinden und Fermentierung als eine der wichtigsten Methoden des kalten Kochens zu etablieren. Man denke etwa nur an die überragende kulturelle und gesundheitliche Bedeutung von Sauerteig und Sauerkraut oder auch an Wein und Bier. Bei der Säureliebe hilft uns das Dopamin im Hirnbelohnungssystem, das für den Verzehr saurer Lebensmittel eine Prämie auszahlt, die wir als Säure-Kick erleben. Und das, obwohl fast alle Kinder eine Säure-Abneigung haben, was zur Folge hat, dass die Säure-Aromen in fermentierten Speisen wie einem Kinderjoghurt mit massiven Mengen ungesunden Zuckers übertönt werden.

Das Beißen in den sauren Apfel stellt daher für Menschen, die keinen großen Säure-Kick verspüren, eine Herausforderung dar, und sie muss nicht nur ein Mal, sondern bei jeder Mahlzeit gemeistert werden, allein schon, weil ein Drittel unserer Speisen fermentiert ist. Man geht davon aus, dass die Völker des Nahen Ostens vor etwa 5000 Jahren entdeckten, dass die Milch unter dem Einfluss der Sonne und warmer Temperaturen sauer wird und gerinnt. Vermutlich löste das erst einmal keine große Begeisterung aus, genauso wenig, wie wenn man Milch in den

Kaffee oder über das Müsli gießt und merkt, dass sie flockig und sauer geworden ist. Doch glücklicherweise fand irgendein kluger Kopf schließlich heraus, dass man die geronnene Milch nicht enttäuscht oder gar wütend wegschütten muss, sondern dass sie gesalzen ein schmackhaftes und weniger verderbliches Lebensmittel ist, etwa Kefir oder Joghurt. Salz und Säure arbeiten auch bei der Gärung von Speisen eng zusammen. Für die Fermentierung von Sauerkraut ist die Salzmenge entscheidend, damit die guten säurebildenden Laktobazillen optimal gedeihen und sich gegen die anderen Bakterien durchsetzen können. Die Salzmenge steuert zudem die Geschwindigkeit der Gärung und beeinflusst damit den Geschmack und die Knackigkeit des Endprodukts.

Zwischen Salz und Säure gibt es also eine tiefe Verwandtschaft, die sich schon daran zeigt, dass die Salze in unserem Körper Säure neutralisieren. Diese Verwandtschaft hat auch geschmackliche Folgen, die für das gesunde und achtsame Essen von Belang sind. Salz und Säure in geringen Mengen verstärken sich gegenseitig, so kann zum Beispiel ein wenig Salz in einem Gin, der mit einem pH-Wert von 4 recht sauer ist, die Aromen intensivieren und ihn herzhafter machen. Wenn man jedoch Salz als Vorbereitung im Mund hat, um einen Tequila mit einem pH-Wert von 3 zu genießen, schwächt das Salz die Säure eher ab.[24] Umgekehrt bedeutet das allerdings auch, dass wir in sauren Speisen, etwa in einer Kiwi, Salz weniger wahrnehmen. Es ist deshalb wichtig, saure Speisen nur geringfügig zu salzen, weil wir das Salz nicht schmecken und die natürliche Salzsättigung nicht eintritt.

Auch zwischen Zucker und Säure gibt es einen engen Zusammenhang. Während Säure eher unsere Angst verstärkt, ist Zucker ein gutes Beruhigungsmittel (nur leider eines mit vielen Nebenwirkungen). Schon Pflanzen haben herausgefunden, dass

Tiere an einer übertriebenen Säure-Angst leiden, weshalb sie ihre sauren Früchte mit reichlich Zucker versetzen, damit die Tiere sie entspannt fressen und als Gegenleistung den Pflanzensamen verbreiten. Die Industrie ahmt die Natur nach und fügt Limonaden, essigsaurem Ketchup und Salatsoßen Unmengen von Zucker bei, um den sauer-frischen Geschmack abzuschwächen. Was schade ist, weil die Säure während einer Mahlzeit die Insulin-Ausschüttung senkt und Zuckerspitzen glättet – eine Wohltat für die Blutgefäße. Dieser Effekt wird bei diesen gezuckerten Produkten ins Gegenteil verkehrt: Sie regen das Insulinsystem an, weil die beruhigende Säure-Wirkung gegen den Zucker-Tsunami chancenlos ist.

Sich für natürlich fermentierte Nahrung öffnen

Achtsames Essen hilft uns, die Säure schätzen zu lernen und in der Folge weniger Zucker zu essen. Die Therapie zur Überwindung der Säure-Angst besteht in der sogenannten Exposition, bei der man sich einem Reiz aussetzt, bis man sich an ihn gewöhnt. Bei der Säure funktioniert das recht gut, weil unsere genetische Programmierung schon irgendwie weiß, dass die ozeanische Angst vor Säure, die wir noch in uns haben, übertrieben ist, sonst hätte sie ja nicht den belohnenden Säure-Kick erfunden. Die Exposition geht ganz einfach: Man hole in der Natur oder auf dem Markt natürlich saure Lebensmittel, etwa frischen Waldklee, Rhabarber, Sauerampfer oder Apfelessig, und begebe sich jeden Tag auf eine kleine achtsame Reise durch das Land der Säure. Statt ein zuckerhaltiges Dressing im Supermarkt zu kaufen, rühre man sich die Salatsoße aus Öl, Essig, Salz und Pfeffer selbst an. Auch Naturjoghurt ist für die Reise gut geeignet. Falls er einem immer noch zu sauer ist, kann man ihn mit ein wenig Konfitüre süßen und wird dann merken, wie der Zucker den Säure-Geschmack abmildert. Letzteres hat den großen Vorteil, dass man die Zuckermenge selbst bestimmen und mit zunehmender Säure-Liebe die eingerührte Konfitüre nach und nach reduzieren kann.

Besonders geeignet, um die Säure-Angst zu behandeln, ist aber das Fermentieren, weil die Säure, die man selbst herstellt, weniger Angst erregt als die Säuren unbekannter Herkunft. Ein guter Einstieg, um die Fermentierung zu erleben und in einen vertrauensvollen Kontakt mit der Säure zu kommen, ist die Zubereitung von Sauerkraut. Es ist ganz einfach. Als ich kürzlich meinen Kindern die Wunder der Milchsäure-Gärung präsentieren wollte, zerschnitt ich einen Kohl in Streifen und gab sie in eine Schüssel. Der Kohl wog genau ein Kilo, sodass ich 15 Gramm Salz dazugab, das ich zehn Minuten lang in den Kohl knetete. Danach gab ich die dabei entstandene Flüssigkeit und die Kohlstreifen in ein Fermentierungsglas, stampfte ihn und beschwerte ihn mit Keramiksteinen, sodass er vollständig von der Flüssigkeit bedeckt war (falls das Kohlwasser nicht reicht, kann man etwas Leitungswasser dazugeben). Danach ließ ich den Kohl im Schatten bei Raumtemperatur einen Monat lang gären, rührte ihn täglich um, stampfte ihn etwas und sorgte dafür, dass er immer mit Flüssigkeit bedeckt war. Dieser Vorgang erlaubte es, den Gärungsprozess zu hören, zu riechen und zu sehen und die Verwandlungskraft der Milchsäurebakterien hautnah zu erleben. Zunächst fanden meine Kinder den Gärungsgeruch schrecklich und verglichen ihn mit einem nicht enden wollenden Furz. Doch es beruhigte sie zu erfahren, dass das normal ist und der Geruch von Enterokokken stammte, Darmbakterien, die im Verlauf des Gärprozesses durch die appetitlichen Milchsäurebakterien ersetzt werden. Nach vier Tagen stellte ich das Glas in den Keller, dessen Kühle gut für die Milchsäurebakterien ist, und nach vier Wochen bestätigten meine Kinder, dass der Furzgeruch restlos verschwunden und der Kohl schön knackig und sauer geworden war. Sie mochten ihn leider trotzdem nicht, aber immerhin konnte ich so über Wochen täglich einen kleinen kulinarischen Ausflug ins Sauerland machen. In diese Ausflüge war eine Therapie mit gesunden Bakterien vom Feinsten inbegriffen. Jedes Sauerkrautgramm enthält zwischen zehn Millionen und bis zu einer Milliarde lebender Probiotika. Im Gegensatz zu vielen Probiotika-Produkten aus Apotheken und Drogerien, die viel weniger enthalten, ist die Menge in selbst gemachtem Sauerkraut groß genug, dass ein bedeutsamer Teil das Säurebad des Magens überlebt und tatsächlich im Dickdarm ankommt. Auch handelsübliches Sauerkraut hat diese Wirkung nicht, weil es wie fast alle gegorenen Produkte pasteurisiert wird, wodurch die Probiotika restlos vernichtet werden. Ferner setzt die Industrie Bakterienkulturen ein, welche die Gärung beschleunigen, aber kaum Probiotika aufweisen. Eine der wenigen Ausnahmen ist der bereits erwähnte Naturjoghurt. Fruchtjoghurt enthält schon viel weniger, weil das Übermaß an Zucker die Probiotika abtötet.

Die Steigerung meiner Achtsamkeitsreise ins Sauerkrautland war ein weiteres Experiment, dieses Mal mit koreanischem Kimchi, bei dem die Säure mit Bitter- und Scharf-Aromen verstärkt wird. Mein erstes Kimchi, das ich in einem Supermarkt kaufte, war eine fade Enttäuschung. Es herrschte eine eintönige Säure vor, und der Kohl war völlig ohne Biss. Zum Glück gab ich nicht auf und versuchte es ein zweites Mal – mit Kimchi, das eine Koreanerin nach dem Rezept ihrer Mutter selbst zubereitet hatte und auf dem lokalen Bauernmarkt zum Verkauf anbot. Der Preis war relativ hoch, doch die Investition lohnte sich. Der Kohl war knackig, und seine spannende Säure hatte geheimnisvolle Frucht- und Bitternoten. Er hinterließ ein erfrischendes Gefühl in Gaumen und Hals, das eine ganze Stunde angenehm nachklang. Meine Säure-Liebe wurde dadurch gefestigt und belebt.

Ein weiteres fermentiertes Produkt ist Kefir. Im Nahen Osten, wo die Fermentierung erfunden wurde, ist er sehr beliebt. Selbst der Prophet Mohammed, der in jungen Jahren als Schafhirte arbeitete, soll ihn genossen und empfohlen haben. Die Herstellung von Kefir ist denkbar einfach. Kefirkörner kann man online oder im Geschäft kaufen. Sie bestehen aus verschiedenen Bakterien und Hefe. Wenn man sie in einen Liter Vollmilch rührt, in einem warmen Raum 36 Stunden stehen lässt und dann im Kühlschrank zwölf Stunden abkühlt, entsteht Kefir. Der Kefir, den ich zur Vorbereitung dieses Abschnitts selbst herstellte, war so sauer, dass er einen Kick und eine leichte Bewusstseinsverwandlung auslöste. Es zog mich ganz in die Gegenwart, meine Gedanken gaben für einen Moment Ruhe, mein Kopf wurde leicht und tiefe Freude rieselte über meinen Körper. Diese Wirkung war transformierend und anhaltend. Auch Stunden danach und selbst jetzt, wo ich dies schreibe, hallt die tiefe Erfrischung nach. Als ich am Tag danach einen Bio-Kefir aus dem Supermarkt für mein Mittagessen in der Klinik kaufte, war die Enttäuschung daher »bitter«. Er war kaum sauer, eher etwas süßlich – und stinklangweilig. Diese Erfahrung führte mir abermals vor Augen, wie wichtig die Erwartungen sind, die wir an eine Speise richten. Wenn wir eine süße Milch erwarten und dann eine flockige Säure im Mund schmecken, ist das ärgerlich. Wenn man erfrischende Kefirsäure ersehnt und nichts als triviale Supermarkt-Süße erfährt, ist das enttäuschend. Um das zu vermeiden, besitze ich inzwischen ein besonderes Gefäß zur Herstellung von Kefir und Joghurt, einen Joghurt-Maker, der die Wärme wie eine Isolierkanne hält, was es erlaubt, mit der gezielten Einwirkung von Hitze und Kälte die Fermentierung zu steuern.

Für alle, die Milchprodukte meiden, ist der Wasserkefir, der mit Kombucha verwandt ist, eine einfache Möglichkeit, Probiotika in großen Mengen herzustellen. Dazu gibt man Kefirkörner, Zucker, Zitronenscheiben, getrocknete Feigen und Wasser in ein Gärungsglas und wartet ab. Wenn man vier Tage lang jeden Tag einen Teil der Flüssigkeit entnimmt und in einem geschlossenen Glas im Kühlschrank kühlt, kann man den Fortschritt der Gärung in seinem Mund erleben. Je weiter die Gärung fortschreitet, desto mehr nimmt die Süße ab und die erfrischende Säure zu. Meine wiederholte Achtsamkeitserfahrung während der Herstellung von Wasserkefir ist folgende: Zucker ist ein netter Kumpel mit oberflächlichem Charme, der einen auf Dauer aber zur Trägheit verleitet, weil er eben nur nett ist und einem keine Anregungen und Impulse gibt. Säure ist dagegen eher eine etwas sonderbare Person, die auf den ersten Blick verkniffen wirkt, sich aber auf Dauer als beste Freundin und große Hilfe in allen Lebenslagen erweist.

Wenn Sie aber so gar keine Lust auf Fermentiertes haben, gibt es noch viel einfachere Säure-Übungen. Dazu schneiden Sie Zitronen oder Limetten zu Beginn der Woche in Scheiben und bewahren diese in einem luftdichten Behälter im Kühlschrank auf, damit Sie immer wieder an die Säure erinnert werden, indem Sie ein wenig davon essen. Überhaupt ist es nie zu spät, sich mit der Säure anzufreunden. Keinem Geringeren als Jesus gelang es erst im letzten Augenblick seines irdischen Lebens, sich der Säure vollständig anzuvertrauen. Als er bereits ans Kreuz genagelt war, klagte er über Durst. Ein Römer tauchte daraufhin einen Schwamm in Essig und hob ihn mit einem Stab an Jesu Lippen. Nachdem Jesus davon getrunken hatte und mit der Säure der doppelten Verwandlung in Berührung gekommen war, flüsterte er seine letzten Worte: »Es ist vollbracht.« Wie rätselhaft das alles auch sein mag, unbestreitbar bleibt, dass Jesus einen sauren Geschmack im Mund hatte, als er endend auferstand.

Bitterkeit als Sprache der Pflanzen

Als Nächstes soll es darum gehen, durch achtsames Essen das Vertrauen in bittere Speisen zu gewinnen. Dies ist eine besondere Herausforderung, weil Bitterkeit sowohl auf gesunde Antioxidantien wie auch auf Giftstoffe hinweisen kann. Mit diesem Dilemma setzen wir Menschen uns schon seit Jahrtausenden auseinander, mit dem Ergebnis, dass Schokolade, Kaffee und Bier, die voll von Bitterstoffen sind, beliebte Speisen und Getränken geworden sind. Damit haben wir ein Schutzmittel der Pflanzenwelt überwunden, die Hunderttausende von bitteren Substanzen erfunden hat, um nicht von Tieren gefressen zu werden. Viele dieser Substanzen waren einmal giftig, doch pflanzenfressende Tiere haben Enzyme in der Leber entwickelt und Bakterien im Darm kultiviert, die die Gifte unschädlich machen. Wir Menschen haben diese Entgiftungsmethoden geerbt. Doch unsere Methoden sind nicht perfekt, weshalb wir weiterhin einen feinen Geschmackssinn für Bitterkeit haben, der den Gehalt an Giftstoffen vor der Verdauung der Nahrung abschätzt, sodass diese im Notfall ausgespuckt und in Zukunft vermieden werden kann.

Den engen Zusammenhang zwischen Bittersinn und Schutz vor Vergiftungen erkennt man beim Blick in die Tierwelt. Insektenfressende Frösche haben den schärfsten und raffiniertesten Sinn für Bitterkeit, weil jedes Insekt, das sie fressen, Unmengen an Giften enthalten kann. Da die Giftigkeit nichts mit der Größe oder Form des Beutetiers zu tun hat, sondern mit seiner Ernährung und seinem Darminhalt, muss der Frosch das Insekt beim achtsamen Umschlingen mit seiner Zunge auf seine Bitterkeit hin prüfen. Am anderen Ende des Spektrums stehen Tiere, die gar keine Bitterwahrnehmung haben, etwa Pinguine und Wale, die keine Pflanzen fressen und ihre Beutetiere eher verschlucken als kauen, also gar keine Zeit für die achtsame Geschmackswahrnehmung haben. Sie können sich dieses gefühllose Verschlingen erlauben, weil die Krustentiere, Tintenfische und Schwarmfische, die sie fressen, keine Gifte enthalten.

In der Evolution der höheren Tiere und des Menschen sieht man eine seltsame Veränderung des Bittersinns, obwohl der sich zuvor über Millionen von Jahren gut bewährt hatte: Je größer das Hirn eines Tieres, desto geringer seine Angst vor Bitterkeit. Bei Affen und Menschen zeigte sich zudem die Tendenz, dass Sesshaftigkeit die Bitter-Liebe förderte. Dies alles spricht dafür, dass höhere Tiere mit Intelligenz, Erfahrung und Austausch von Informationen die Giftigkeit auch ohne Bittersinn feststellen konnten und dabei herausfanden, dass es bittere Pflanzen gibt, die nicht giftig sind. Die wirklich bahnbrechende Entdeckung, die ich das Bitter-Paradox nenne, machten schließlich Affen. Sie erkannten, dass bittere Pflanzen Heilmittel sein können. Gut belegt ist dies im Fall von afrikanischen Schimpansen, die Bitterblatt, eine sehr bittere Pflanze, bewusst essen, um damit lästige Darmparasiten abzutöten. Das Bitter-Paradox besagt also, dass gewisse bittere Pflanzen nicht nur verträglich sind, sondern sogar einen großen gesundheitlichen Vorteil bieten, der weit über den Nährwert hinausgeht. In gewisser Weise müssen die Schimpansen folglich als Begründer der Pflanzenheilkunde geehrt und gewürdigt werden.

Zu den pflanzlichen Bitterstoffen, die in der modernen Medizin eine bedeutsame Rolle spielen, gehört zum Beispiel Salicin, das in der Weide zu finden ist und der Wirkstoff von Aspirin ist, einem der wichtigsten Medikamente überhaupt, weil es zugleich

Schmerzen stillt, Fiber senkt, Entzündungen hemmt und das Blut flüssig hält. Andere Beispiele sind der Bitterstoff Papaverin des Schlafmohns, der bei Koliken und Spasmen Gefäße und glatte Muskeln entspannt, oder das Malariamittel Chinin, das aus Chinabaumrinde gewonnen und in geringen Mengen als Bitterstoff Getränken wie Bitter Lemon und Tonic Water beigemischt wird.

Neugeborene wissen noch nichts vom medizinischen Potenzial von Bitterstoffen und mögen Süßigkeiten, die sie aus der Muttermilch kennen, deshalb lehnen sie bittere Speisen kategorisch ab. Im Verlauf des Lebens müssen wir lernen, die Bitterkeit zu schätzen. Je stärker die Angst vor Bitterkeit ist, desto schwieriger ist das Abstillen. Manche Hebammen raten sogar, bei Kindern, die unerbittlich nach der Brust verlangen, diese mit Senf oder Bittermandelaroma unattraktiv und abschreckend zu machen. Denn eine Abneigung gegenüber Bitterem führt nach dem Abstillen zu einer verzögerten Ausweitung des Nahrungsspektrums, was zu Fehlernährung und Essstörungen beiträgt. Darunter leiden dann beispielsweise Zitrusfrüchte, die nicht nur sauer, sondern auch bitter sind und zu den besonders gesunden Lebensmitteln gehören. Dies gilt auch für Gemüse, vor allem Spinat und Rosenkohl, die gesund sind, aber von Kindern oft gemieden werden. Eine Methode, um Kinder sanft in die Welt der gesunden Bitterkeit einzuführen, sind leicht angeröstete Pinienkerne und Nüsse.

Neben der gesunden Bitterkeit gibt es aber natürlich auch Bitterstoffe, die tatsächlich giftig sind. Unser Geschmackssinn warnt uns etwa zu Recht vor dem bitteren Nikotin. Es gibt keine andere Substanz, die so schnell und so tiefgreifend süchtig macht wie die Bitterkeit des Tabaks. Ein anderes Beispiel sind grüne Bohnen, die wegen ihrer giftigen Blausäure bitter schmecken. Starke Bohnen-Bitterkeit spricht dafür, dass sie zu kurz gekocht wurden. Oder der Maniok, der über ein hochgiftiges Abwehrsystem gegen Pflanzenfresser verfügt. Wenn die Maniokknolle richtig gewaschen und geschält wird, ist sie hingegen ein wertvolles Grundnahrungsmittel, von dem sich eine halbe Milliarde Menschen in den Tropen ernähren. Dabei hilft ihnen die Bitterkeit, die Qualität der Zubereitung zu prüfen. In der Antike wurden Bittergifte verwendet, um Menschen umzubringen. Sokrates, der berühmte antike Philosoph, akzeptierte sein Todesurteil und starb für seine Gerechtigkeitsideale, indem er einen Becher giftigen Schierlings trank. Die Bitterstoffe dieses schönen, harmlos aussehenden Doldenblütlers, der auch in Deutschland gedeiht, führen zu einem langsam eintretenden Atemstillstand. So unklar die Hintergründe von Sokrates' Tod bis heute geblieben sind, fest steht, dass er bei vollem Bewusstsein starb und mit einem bitteren Geschmack im Mund.

Zugespitzt könnte man also sagen, dass Bitterkeit ein existenzieller Geschmack ist. Sie führt uns auf die Suche nach dem richtigen Maß, auf eine Gratwanderung zwischen gutem Leben und Verderben, zwischen Heilmittel und Gift. Wegen dieses zwiespältigen Aspekts gibt es auch vielfältige Zusammenhänge zwischen der Bitterliebe und der Persönlichkeit. Bitterstoffe sind anregend, deshalb erstaunt es nicht, dass Menschen, die offen für Anregungen, neugierig und kontaktfreudig sind, besonders gern Bitterstoffe mögen. Menschen mit übermäßiger Bitterliebe, für die ein Bier oder eine Schokolade nie bitter genug sein kann, neigen hingegen dazu, auch im Leben verbittert zu sein, was sich an feindseligen, narzisstischen und aggressiven Persönlichkeitszügen zeigt.[25] Am anderen Ende des Spektrums stehen Personen, die jegliche Bitterkeit mit Süßstoffen bekämpfen. Ihr Vorteil ist, dass sie viel Verständnis für Menschen haben, die empfindlich sind und keine Lust auf Bitter-Stress haben. Der Begriff »süßes Nichtstun« spielt hier wohl auf den Zusammenhang zwischen Zuckerliebe und dem Wunsch nach einem stress- und bitterfreien Leben an.

Die Wohltaten der Bitterstoffe sind vielfältig und bei Weitem sind noch nicht alle bekannt. Ein altes deutsches Sprichwort etwa besagt: »Bitter im Mund, Magen gesund.« Und tatsächlich fördern Bitterstoffe die Darmtätigkeit und das Ausscheiden von Verdauungssäften. In Darm und Leber aktivieren sie Programme, welche die Aufnahme giftiger Stoffe verringern und das Entgiftungssystem der Leber in Gang setzen. Ferner haben bestimmte Bitterstoffe entzündungshemmende, antimikrobielle und antioxidative Effekte. Dies scheint unter anderem die günstige Wirkung von Olivenöl zu erklären. Die Menschen in den Blauen Zonen Italiens verzehren circa einen halben Liter Olivenöl pro Woche und leben länger als Nordeuropäer oder Amerikaner, die weniger Olivenöl zu sich nehmen. Gemäß der groß angelegten PREDIMED-Studie erwies sich Olivenöl neben Walnüssen als einziges Superfood, das, obwohl fast reines Fett, einen günstigen Einfluss auf die Blutfette hat und hilft, Herzinfarkten vorzubeugen. Leider ist die Qualität der Olivenöle sehr unterschiedlich. Doch achtsames Essen und Trinken kann uns helfen, das richtige Öl zu wählen. Ein pfeffrig-bitterer Nachgeschmack im Rachen, der ein leichtes Husten auslöst, spricht dafür, dass es genügend gute Bitterstoffe enthält. Weitere spannende Bitterstoffe sind die Katechine im Grüntee, die laut neuester Forschung nicht Antioxidantien, sondern vielmehr Prooxidantien sind und ähnlich wie eine Impfung die Abwehrfähigkeit des Organismus durch eine Herausforderung verbessern. Frei nach dem Motto: »Was mich nicht umbringt, macht mich stärker.« Wie immer ist auch hier die richtige Dosis entscheidend, daher sollte man nicht zu viel Grüntee trinken und auf Grüntee- Extrakte oder -Konzentrate verzichten. Denn hoch dosierte Katechine hemmen die Energiekraftwerke der Zellen, die Mitochondrien, so stark, dass dies zum Zelltod führen kann, insbesondere in der Leber.[26] Bitterkeit scheint uns also zweierlei zu lehren: dass die Welt zwar voller Gefahren ist, es sich aber trotzdem lohnt, sich – achtsam – auf sie einzulassen. Nicht zuletzt, weil so manche Gefahr auch eine Chance birgt.

In Deutschland hat eine Frau den gefährlich-heilsamen Weg in die Bitterkeit erkundet und beschrieben: Hildegard von Bingen, die im 12. Jahrhundert durch ihre mystischen Schriften und ihre Pflanzenheilkunde den Deutschen und dem Abendland die Bitterkeit nähergebracht hat. Einige Details ihrer heilkundlichen Schriften leuchten zwar aus heutiger Sicht nicht mehr ein, zum Beispiel ihre Meinung, dass Pfirsich, Erdbeeren und Feigen unnütz oder schwer bekömmlich seien. Dennoch sind ihre Texte voller Anregungen und Überraschungen. Insgesamt ist es weniger das Medizinische als der Geist, der durch ihre Texte weht, der einen in den Bann zieht, etwa ihr nie versiegendes Engagement für die Hilfesuchenden die sich ihr anvertrauten, selbst in schwierigsten Situationen. Als Psychiater überzeugt mich ihre Selbstverständlichkeit und Unbefangenheit, emotionale Probleme (wie sexuelle Lustlosigkeit) und psychische Störungen (wie Tobsucht, Wahnsinn und Trunksucht) mit derselben Hingabe zu behandeln wie körperliche Krankheiten. Es machte für sie keinen Unterschied, ob jemand Mann, Frau, Kind, Christ oder Jude war, selbst Tieren schenkte sie ihre volle Aufmerksamkeit und Fürsorge. Moralische Be- oder Verurteilungen von leidenden Kreaturen waren ihr gänzlich fremd. So überkam mich, während ich ihre Schrift *Physica* studierte, das berührende Gefühl, nicht in einem mittelalterlichen Buch zu lesen, sondern eine Stimme aus der Zukunft zu vernehmen.

Im Mittelalter war die Vier-Säfte-Lehre die Basis jeder Medizin. Sie geht auf den griechischen Arzt Hippokrates zurück und besagt, dass Krankheiten aus einer fehlerhaften Zusammensetzung von Schleim, Blut, schwarzer und gelber Galle entstehen. Melancholiker haben gemäß dieser Lehre ein Übermaß an kalter schwarzer Galle, Choleriker leiden an einem Zuviel an heißer gelber Galle, Phlegmatiker sind übermäßig »feucht«, da sie mit weißem Schleim verstopft sind, und Sanguiniker sind übermäßig »trocken«, weil ihr Blut kocht. Auch Hildegard griff darauf zurück und betätigte sich vor allem als Diät-Beraterin. Der Choleriker sollte etwa auf »heiße« Gewürze verzichten, dem Phlegmatiker wurden trockene Speisen verschrieben, warme, würzige Küche gab es für den Melancholiker und einen kalten, feuchten Fisch für den Sanguiniker. Doch Hildegard hatte zudem den Mut und die geniale Inspiration, diesen vier Säften einen fünften, grünen Saft hinzuzufügen, der es ihr erlaubte, der Pflanzenmedizin eine theoretische Grundlage zu geben. Dieser Grünkraft gab sie den Namen Viriditas, vom Lateinischen »viridis« für grün. Darüber hinaus spielte der Begriff auf Virilität an, also auf die Männlichkeit, die der grünen Bitterkraft innewohnt, oder auf die Virginität, also die Jungfräulichkeit, um die Erneuerungs- und Verjüngungskraft ihrer Pflanzenheilkunde zu betonen. Zu guter Letzt benutzte sie Viriditas auch im Sinne des Lateinischen »vis« als Lebens- und Zeugungskraft, um die Einheit von Mensch und Natur und ihre gegenseitige Abhängigkeit hervorzuheben. Aus heutiger Sicht, da grüne Politikerinnen und Politiker mittels erneuerbarer Energien versuchen, das Gleichgewicht zwischen Mensch und Natur so weit wie möglich wiederherzustellen, erscheint Hildegards Begriff der Grünkraft, der Pflanzen, Mensch und Kosmos verbindet, also geradezu prophetisch.

Hildegard wusste auch, dass pflanzliche Bitterkeit das Potenzial hat, Speisen und Getränke haltbar zu machen. Ihr Konzept der Grünkraft war somit eine Werbung für Nachhaltigkeit und ein Mittel zur Verhinderung von Nahrungsverschwendung. Das ursprünglich ungehopfte Bier, das Menschen über Jahrtausende tranken, verdirbt schnell durch das Wachstum von Bakterien und wilden Hefen. Nicht lange vor Hildegards Geburt begannen deutsche Brauer, dem Bier Hopfen zuzufügen, um es länger lagerfähig zu machen. Hopfen ähnelt einem Tannenzapfen und ist die weibliche Blüte der Hopfenrebe. Seine Öle hemmen das mikrobielle Wachstum und verleihen dem Getränk einen einzigartigen Geschmack mit Geranien-, Pinien- und Zitrusnoten sowie einer kräftigen Bitterkeit. Hildegard war so begeistert vom haltbaren, hopfigen Bier, dass sie es zum Heiltrunk aufwertete. Die kluge Frau erkannte allerdings auch, dass sich Bier nicht für alle eignete, und warnte insbesondere melancholische Patientinnen davor, mit Bier ihre Stimmung anheben zu wollen. Das bitterste Bier ist übrigens das englische India Pale Ale (IPA). Es enthält so viel Hopfen, um es auf dem langen Weg von England nach Indien zu konservieren. Ich habe eine Bitterbombe namens Avery India Pale Ale gekostet, und die kieferartige, scharfe Bitterkeit war so stark, dass mein Mund vor Schock austrocknete.

Hildegards Praxis, mit Bitterkräutern die Verdauung und die Verdauungssäfte anzuregen, wurde ein paar Hundert Jahre später etwas nördlich von ihrer Abtei von der Familie Underberg in Rheinberg weiterentwickelt, die bis heute einen sehr gefragten Magenbitter herstellt. Das Getränk mutet dem Trinker die volle Grünkraft der Natur zu, weil es auf besänftigendes Salz und den Umami-Zauber weitgehend verzichtet und im Gegensatz zu anderen Bitterlikören wie Fernet Branca und Unicum gar keinen industriellen Zucker enthält. Das Rezept ist streng geheim, weltweit gibt es nur fünf Personen, die es kennen. Ein achtsames Trinken verrät jedoch, dass die Basis des Getränks wohl ein Getreidealkohol ist, der mit verschiedensten Kräutern veredelt wird. Die Kräuter sollen angeblich aus 43 Ländern stammen. Darunter sind Fenchel und Anis, auch etwas Ingwer und Lakritz würde ich vermuten, und vielleicht sogar etwas Brennnessel, die Hildegard für die Magenreinigung empfahl. Man kann direkt erfahren, wie durch den Verzicht auf industriellen Zucker als Bitterbremse die Grünkraft richtig einschlägt, vom Mund ins Gesicht ausstrahlt und schließlich die Schädeldecke erreicht – was mir auf einen Schlag klarmachte, warum Hildegard davon überzeugt war, dass Bitterkeit (etwa die des Rettichs) das Hirn reinigt.

Der Ayurveda bestätigt, dass Vata-Typen wie ich gern ein bisschen anregende Bitterkeit haben, doch warnt er vor dem Übertreiben. In die gleiche Kerbe schlägt auch Hildegard, die der Meinung war, die Bitterkeit der Medizin müsse der Empfindsamkeit des zu behandelnden Menschen angepasst werden. Trotz dieses weisen Rats lasse ich es mir nicht nehmen, jeden Tag einen Ausflug in die Welt der milden Bitterkeit des Tees zu machen. Ich trinke ihn seit Jahrzehnten aus derselben grünen Tasse und glaube, dass sich die Bitteraromen darin über die Jahre aufgebaut und verfeinert haben. Fast immer beginnt mein Tag mit der erdig-fruchtigen Bitterkeit des English-Breakfast-Tees. Seine warmen Malz-Aromen hüllen die Bitterstoffe ein und geben mir Schutz für die Bitterkeit des Lebens. Alternativ nehme ich einen japanischen Grüntee, etwa einen Sencha Yamato, dessen früh geerntete Blätter ich nur 20 Sekunden lang ziehen lasse. Dieser Tee verleiht Leichtigkeit und Frische, und seine Gras-Aromen haben zudem das Potenzial, Kindheitserinnerungen und Gefühle der Geborgenheit zu wecken, was den Selbstkontakt und die Anschauungskraft stärkt. Am späteren Vormittag genieße ich dann die noble Bitterkeit des Earl Greys, der mit den Zitrus-Aromen der Bergamotte parfümiert ist. Die östlich-spirituelle Bitterkeit von Darjeeling, dem Champagner der Teewelt, spare ich mir für den Nachmittag auf. Mit Freude beobachte ich, wie seine leichten, fruchtigen Aromen die dunklen, moschusartigen verfeinern. Vor dem Schlafengehen greife ich schließlich gelegentlich zu einem Eisenkrauttee, dessen sanfte Bitterkeit, die an Zitronen, Minze und Mandarinen erinnert, ich sehr schätze. Der Name stammt übrigens aus der Ritterzeit, in der Eisenkraut zur Behandlung von Verletzungen durch Eisenwaffen eingesetzt wurde. Daher ist er bestens dafür geeignet, sich von den Verletzungen und Kränkungen des Tages zu reinigen.

Je weniger fermentiert ein Tee ist, desto mehr Umami-Aromen enthält er, was die Bitterkeit dämpft. Der weiße Tee ist am wenigsten fermentiert und deshalb auch am wenigsten bitter, gefolgt von Grüntee, blauem Oolong und schwarzem Tee, der je nach Sorte eine erdige Bitterkeit ausstrahlt. Mit der Ziehdauer kann man die Bitterkeit zusätzlich dosieren: je kürzer, desto weniger bitter. Alle genannten Teesorten sind in Bezug auf ihre entzündungshemmende und antioxidative Wirkung vergleichbar. Der Grüntee enthält darüber hinaus Prooxidantien, der Schwarztee dafür mehr Koffein. Im Gegensatz zu diesen Tees, die alle aus der Teepflanze gewonnen werden, sind unsere Kräutertees viel variantenreicher. Kamillentee ist zum Beispiel kaum bitter, wenn man ihn nur kurz ziehen lässt. Er eignet sich zur Pflege von Reizzuständen im Mund und in den Atemwegen. Wermut ist der bitterste Kräutertee, den ich kenne; bei Appetitlosigkeit, Verdauungsproblemen und Mundgeruch kann er wahre Wunder bewirken.

Um die lokale Grünkraft besser kennenzulernen, unternahm ich mit meinem ehemaligen Schulkameraden Marc Germann eine Exkursion zu den Reichenbachfällen im Berner Oberland. Der Ort ist nicht nur als Heimat heilsamer Pflanzen und Kräuter bekannt, sondern dank Arthur Conan Doyles Detektivgeschichte *Das letzte Problem* auch ein beliebtes Reiseziel. Doyle beschreibt den erbitterten Kampf zwischen Sherlock Holmes und seinem Erzfeind Professor Moriarty, der damit endet, dass beide den Reichenbach-Wasserfall hinabstürzen. Es ist also ein Ort des archetypischen Kampfs zwischen heilsamen und schädlichen Kräften und daher, so schien mir, geeignet, gute von schlechter Bitterkeit unterscheiden zu lernen. Marc, der nicht nur Geografie studiert, sondern auch eine Bauernlehre absolviert hat, führte mich auf wilde Bergwiesen, wo wir eine erstaunliche Pflanzen- und Kräutervielfalt bewundern konnten: Salbei, Thymian, Pfefferminze, Spitzwegerich, blühender Holunder, duftende Moose und vieles mehr. Ich war entschlossen, die Pflanzen direkt auszuprobieren, was Marc zwar nicht ratsam fand, er hielt mich aber auch nicht davon ab, im Vertrauen darauf, dass ich schon merken würde, was mir gut bekam und was weniger. Schließlich spielt der Geschmack bei der Einteilung von Pflanzen eine wichtige Rolle, etwa beim *Bitter*klee, dem *Sauer*ampfer und der *Süß*dolde. Ich war also nicht der Erste, der mit dem Mund statt nur mit Nase und Augen die Pflanzenwelt erkundete. Ich biss in saftig-bittere Baldrianwurzeln, in bittere Johanniskrautblätter, genoss die Säure von jungem Klee und die feinen Geschmacksnoten des milden Mauerpfeffers. Und ich erkannte, dass fast alle Pflanzen bitter waren, doch jede auf ihre eigene und besondere Weise. Hildegards Grünkraft war, wie ich erleben durfte, tatsächlich eine Bitterkraft.

Mein Experiment endete allerdings abrupt, als ich ein kleines Stückchen eines unauffälligen, eiförmigen Blattes kaute. Plötzlich fluteten Wellen der Bitterkeit über mich dahin, mir wurde schwindlig und übel und mein ganzer Körper zog sich zusammen. Obwohl ich das Blatt sofort wieder ausspuckte, schien mein Mund sich in eine einzige große, pulsierende Bitterkeit zu verwandeln. Als hätte ich psychoaktive Pilze gegessen, löste sich mein Ich für kurze Zeit auf, doch war dies nicht mit Entspannung, sondern mit Angst und Magenkrämpfen verbunden. Mithilfe einer Pflanzenbestimmungs-App fand Marc schließlich heraus, dass es sich um Giftlattich handelte. Ein Name, der nicht gerade geeignet war, mich zu beruhigen. Zum Glück hieß es, dass nur große Mengen davon für Menschen gefährlich seien. Damit hatte ich die schädlich-giftige Schattenseite der Bitterkeit also am eigenen Leib erlitten. Trotzdem fand ich diese Erfahrung, die unsere nomadischen Vorfahren vermutlich recht häufig machten, äußerst interessant: nämlich, dass das Erleben von Bitterkeit eine große Bandbreite kennt und nicht nur der Geschmack, sondern auch die Dauer und die Gefühle, die es auslöst, Hinweise auf die jeweilige Giftigkeit geben.

Die Lust auf Schärfe

Psychologisch verwandt mit der Liebe zur Bitterkeit ist die Lust auf Schärfe. Es sind wieder die neugierigen, risikofreudigen und gelegentlich unangepassten Menschen, die diese Lust besonders stark empfinden. Nicht zufällig spricht man von »scharfen Zungen« und »scharfer Kritik«. Biologisch gehört die Wahrnehmung der Schärfe aber in eine ganz andere Welt. Gewürze nehmen wir nicht mit dem Geschmackssinn, sondern mit dem Schmerz- und Temperatursinn wahr, mit denen nicht nur unsere Haut, sondern auch unsere Zunge und unser Mund ausgerüstet sind. Diese Empfindungen laufen über den Trigeminus-Nerv zum Gehirn. Der Begriff »Trigeminus« bezieht sich auf seine drei Äste. Der oberste führt zu den Augen, der mittlere zum Oberkiefer, der unterste zum Unterkiefer. Im Gegensatz zum Geschmackssinn, der die Aromen passiv erfährt und weiterleitet, löst eine Reizung des Trigeminus Schmerz aus. Die Alarmzentrale dieser Reaktion ist die Zunge, die besorgt wie die Oberkellnerin eines Restaurants von Tisch zu Tisch geht, um zu prüfen, ob alles in Ordnung ist. Wenn sie einen würzig-wütenden oder scharf-kritisierenden Gast antrifft, schlägt sie Alarm, weil sie weiß, dass solche Gäste das ganze Restaurant, in diesem Fall die Mundschleimhaut und die Verdauung, nachhaltig schädigen können. Die Sofortmaßnahme ist eine massive Zunahme der mentalen Aufmerksamkeit und die Reinigung des Munds mit Spucke und Schweiß, ferner können auch Durchfall und Erbrechen auftreten, um den gesamten Magen-Darm-Trakt zu reinigen. Da der Trigeminus-Nerv auch für die Augen zuständig ist, beginnen auch diese, wässrig zu werden. Unangenehme Gefühle durch scharfe Speisen können selbst im Anus und in der Vagina erlebt werden, weil diese Körperteile ebenfalls Schärfe-Sensoren haben.

Sobald der Mund von den scharfen Gästen gereinigt ist, tritt eine seltsame und für die Medizin wichtige zweite Reaktion auf: Die Zunge wird an den Stellen, die mit der Schärfe in Berührung kamen, taub. Der Grund dafür ist vermutlich, dass wir dadurch die Chance erhalten, mit höheren Hirnzentren bewusst zu bestimmen, ob die Zunge übermäßig reagiert hat, um gegebenenfalls mit einer betäubten Zunge mehr von der scharfen Speise zu essen. Dies erlaubt es uns, viele Pflanzen zu essen, die Tiere nicht mögen. Der Nachteil dieser Lösung ist, dass man dank der Zungenbetäubung Gift in großen Mengen zu sich nehmen kann. Eine Gefahr, die in Zeiten des allgegenwärtigen Supermarkts jedoch überschaubar ist, da die dort angebotenen schmerzhaft-scharfen Lebensmittel uns keinen Schaden zufügen.

Besonders interessant ist der Schmerz beim Essen von Chilischoten, der je nach Schärfegrad einem Fehlalarm entspricht. Doch wie konnte sich ein solcher Fehler in unser Alarmsystem einschleichen? Pflanzen sind unglaublich schlaue Wesen. Da sie an einem Ort fest verwurzelt sind, kommunizieren sie mittels chemischer Stoffe, um Tiere anzulocken, abzustoßen oder zu vergiften. Die Pflanzenchemie ist so gerissen, dass sie Stoffe hervorbringt, die das Nervensystem von Tieren und Menschen austrickst. Einer ihrer größten Erfolge ist eine Chemikalie namens Capsaicin, die Schärfe in Chilischoten, Wasabi und Ingwer. Sie triggert das Mundalarmsystem, ohne tatsächlich giftig zu sein. Irgendwann einmal haben risikofreudige Menschen mit »scharfem« Verstand dann aber herausgefunden, dass Chilischoten und Wasabi zwar das Schmerzsystem aktivieren, man sich an das dadurch ausgelöste Brennen jedoch gewöhnen kann und danach mit der Ausschüttung von Endorphinen belohnt wird. Das sind körpereigene Schmerzmittel, weil das Hirn davon ausgeht, dass im Mund ein großer Schaden entstanden ist, den der Betroffene überstehen muss. Endorphine sind allerdings nicht nur schmerzlindernd, sondern lösen auch ein warmes Gefühl des Vertrauens und der Verbundenheit aus. Das ist die positive Seite der Schärfe.

Im Chinesischen wird diese betäubend-würzige Wirkung als »mala« bezeichnet. Sie wird in der Provinz Szechuan bewusst eingesetzt, um eine besondere Geschmackserfahrung zu erzeugen. Szechuanpfeffer hat den Zweck, den Mund zu betäuben, damit man andere scharfe Aromen eines Gerichts mit mehr Nuancen und Differenzierungen genießen kann, was das achtsame und lustvolle Essen fördert. Szechuanpfeffer hat übrigens nichts mit unserem schwarzen Pfeffer zu tun, sondern besteht aus den scharfen, abwehrenden Samenschalen einer asiatischen Zitrusfrucht. In einem Selbstexperiment mit Szechuanpfeffer durfte ich erfahren, dass die Schmerzwahrnehmung mit einem Abgang narkotisierender Wärme belohnt wird, die den ganzen Körper erfüllt. Insofern kann ich nachvollziehen, dass die amerikanischen Behörden diesen Pfeffer von 1968 bis 2005 als Droge klassifizierten und über Jahre verboten. Die meisten sogenannten Szechuanpfeffer sind allerdings enttäuschend harmlos. Nur sehr frischer Pfeffer von hoher Qualität hat den betäubend-erwärmenden Effekt.

Die betäubende Wirkung von Pfeffer findet in der Medizin Anwendung. So wird zum Beispiel das Capsaicin aus den Chilischoten zur Schmerzlinderung eingesetzt, etwa in Schmerzpflastern und Cremes gegen Gürtelrose und Muskelschmerzen. Menthol, das in Minzen und Campher vorkommt, ist das kleine Geschwister von Capsaicin. Es hat eine ähnlich betäubende Wirkung, aber ohne den akuten Schmerz. Zusätzlich erzeugt es ein Kälteempfinden, ohne wirklich kalt zu sein, so wie Chilischoten und Wasabi ein schweißtreibendes Hitzegefühl auslösen, ohne wirklich heiß zu sein. In diesem Sinne trickst die Pflanzenchemie unsere Temperaturwahrnehmung aus, und wir lassen es uns gern gefallen.

Die Lust auf Schärfe hat neben diesen psychischen und kulinarischen aber noch viel handfestere Effekte, nämlich das nackte Überleben zu sichern. Speziell in warmen Ländern, wo Menschen schädlichen Bakterien besonders stark ausgesetzt sind, sind scharfe Gewürze beliebt, weil sie helfen, mit pflanzlichen Waffen die krank machenden Bakterien abzutöten. Es ist kein Zufall, dass Curry in Indien erfunden wurde und nicht in Finnland. Gewürze sind die widerstandsfähigsten Bestandteile von Gemüsen und Früchten und enthalten deshalb besonders viele antimikrobielle Stoffe. Daher suchte Kolumbus auf seinen Entdeckungsreisen auch nicht vorrangig nach Gold, sondern vor allem nach Zimt, Nelken und Pfeffer, die im Jahr 1492 wertvoller waren als das Edelmetall.

Es lässt sich also sagen, dass die achtsame und entspannte Entwicklung des Schärfesinns ein Weg ist, neue kulinarische Möglichkeiten zu entdecken und gleichzeitig bei der Gier nach dem scharfen Kick Zurückhaltung zu üben. Außerdem zügelt Schärfe den Appetit und kurbelt den Stoffwechsel an, was beim Abnehmen helfen kann.

Die Erotik des Essens: Vom Prickeln, Feuchtwerden und Zusammenziehen

Im Mund kommen wir mit der Nahrung in Berührung. Deshalb haben wir neben all den erwähnten Sensoren auch einen Tastsinn im Mund. Er sagt uns, wie hart, weich, trocken oder flüssig die gekaute Nahrung ist, und vermittelt uns zudem das Prickeln von Sekt. Darüber hinaus ist der Tastsinn ein wichtiger Teil der Erotik, was erklärt, warum viele Menschen Kochen und Essen erotisch finden. In der Antike war die Begeisterung für das Lecken und Schmecken, für Salz und Schärfe und kuriose Geschmacksrichtungen ein Beleg dafür, dass jemand gut im Bett war. Auch in der Bibel fallen kulinarische und erotische Lust oft zusammen. Die Verführung Adams durch Eva, vom paradiesischen Apfel zu kosten, hat erotische Untertöne, die im Hohen Lied als wuchtiges Leitmotiv nachhallen: »Von Honig triefen deine Lippen, meine Braut; Honig und Milch birgst du unter deiner Zunge, und deine Gewänder duften wie die Gewürze des Libanons!« Die indischen Weisen haben die tiefe Verbindung von Essen und Sex, die im Tastsinn und im achtsamen Essen gründet, ebenfalls erkannt. In einem indischen Gedicht des Mittelalters heißt es: »Ihr Atem ist wie Honig, gewürzt mit Nelken, ihr Mund köstlich wie eine reife Mango. Die tiefe Höhle ihres Nabels birgt Delikatessen. Welches Vergnügen, in ihnen zu ruhen, weiß nur die Zunge, sie darf es aber nicht verraten.«

Die erfahrene Zunge könnte uns aber doch etwas verraten, nämlich dass Lust mit dem richtigen Maß an Saft zu tun hat. Weder Mundtrockenheit noch Geifern sind besonders sexy, vielleicht weil diese Zustände auf ein Problem des Verdauungsapparats hinweisen können, der über ein komplexes System verfügt, um unserer Innenwelt das richtige Maß an Saft zu verleihen. Kurioserweise bringt die medizinische Fachsprache immer dann, wenn etwas einen Bezug zur Erotik aufweist, Begriffe hervor, die unerotischer nicht sein könnten: »Sialagogisch« meint speichelaktivierend, also saftgebend. Süßigkeiten aller Art fördern den Speichel und gutes Brot sollte im Mund feucht werden. Das Gegenteil davon ist »adstringierend«, was zusammenziehend und austrocknend bedeutet. Milch, Kaffee, Schwarztee, Grüntee, Rotwein und Früchte trocknen den Mund aus, weil sie Tannine enthalten. Das sind pflanzliche Gerbstoffe, die sich mit den Proteinen im Speichel verbinden und den Speichelfluss hemmen.

Das plötzliche Feuchtwerden ist eines der untrüglichen Zeichen der Erregung. Die chilenische Schriftstellerin Isabel Allende schildert in ihrem Buch *Aphrodite* folgende Erfahrung: »Niemand, der das Erwachsenenalter erreicht hat und eine frische Tomate in der Hand gehalten und hineingebissen hat, ihr Fleisch im Mund gespürt hat, während ihm der Saft am Kinn herunterlief, kann der Versuchung entgehen, sie mit anderen Mundgenüssen zu vergleichen.«[27] Die amerikanische Autorin Judith Moore beschreibt in ihrer Autobiografie das Essen eines Kuchens, dessen Süße den Speichelfluss anregt und dabei mystische Gefühle auslöst: »Mein Mund öffnet sich vor dem ersten Bissen, den meine Spürnase vorausgeahnt hat. Eine Flut von Speichel steigt in meinem Mund auf, sammelt sich in der Mitte der Zunge und spült über Tausende von Geschmacksknospen hinweg. Meine Zähne beißen in die leicht salzige Kruste und dann in die säuerlichen Kirschen, den Rhabarber und den Apfel. Die süßen und buttrigen Säfte der Früchte überschwemmen und taufen meine Zähne, Zunge und Wangen. Es gibt kein Außen mehr. Alles ist drinnen.«[28] Um den Saft zu spüren, hat unser Körper besondere Sensoren: die Endkörperchen. Sie reagieren auf Feuchtigkeit und Temperatur und befinden sich in den Schleimhäuten von Lippen und Zunge, aber auch auf dem Penis und der Klitoris. Sie sind der direkteste Beweis, dass Essen und Erotik eine Einheit bilden. Eine Bekannte von mir behauptet, sie und ihr Mann hätten schon immer geahnt, dass ihre Geschlechtsteile schmecken können. Sie benutzen Granatapfelöl als Gleitmittel.

Für die langfristige Lust ist die Balance zwischen Befeuchtung und Trockenheit entscheidend. In der Bibel werden typischerweise zwei Speisen zusammen empfohlen, um die Liebe zu fördern. Im Alten Testament sind es der saftgebende Honig und die trocknende Milch, im Neuen Testament das befeuchtende Brot und der trocknende Wein. In Frankreich kombiniert das Baguette, die Liebesnahrung der Pariser, beide Elemente in einem. Es sollte außen möglichst trocken und knusprig und innen möglichst feucht und schwammig sein. Zu Coq au Vin und Ossobuco wird Rotwein empfohlen, weil diese fettigen Speisen im eigenen Saft baden und die zusammenziehende und trocknende Wirkung des Rotweins eine »Überschwemmung« der Mundhöhle verhindert. Dagegen eignet sich zu Fisch eher Weißwein, weil er ihm das Wasser nicht entzieht und ihn schwimmen lässt. In Italien vereint der Risotto weiche und cremige Aspekte, die den Speichelfluss anregen, mit bissfestem Reis, der dem Fließen einen trocknenden Widerstand entgegenhält.

Die erfahrene Zunge, die ich oben erwähnt habe, könnte uns auch von einer besonderen Qualität von Säften berichten, nämlich vom Prickeln, diesem kitzelnden und erregenden Gefühl, das geeignet ist, die Lust auf einzelne Nährstoffe in eine ganzheitlichere Freude zu verwandeln. Jesus predigte, dass das Trinken normalen Wassers schnell wieder durstig mache, Gottes lebendig-prickelndes Wasser aber eine ewige Quelle in uns zum Sprudeln bringe. Im antiken Rom wurden bei Orgien ganze Bäder mit sprudelndem Wein gefüllt, um den Austausch zwischen Männern und Frauen, die sich darin tummelten, lustvoll zu gestalten. Heute erlauben es Mineralwasser und kohlensäurehaltige Limonaden, das Gefühl des Prickelns und Kitzelns in einen strengen Arbeitsalltag zu integrieren, weil es zeitlich und örtlich in unserem Mund begrenzt bleibt.

Die erfahrene Zunge könnte uns zudem Geheimnisse über höhere Formen der Lust verraten, die immer mit einem Tun verbunden sind. In dem indischen Erotik-Lehrbuch *Der duftende Garten* heißt es: »Die Frau ist wie eine Frucht, die nur dann ihren Duft verströmt, wenn man sie mit den Händen reibt. Denken wir an das Basilikum: Wenn es nicht von den Fingern erwärmt wird, verströmt es keinen Duft.«[29] Diese erotische Unterweisung ist auch eine Anleitung zum achtsamen Essen: Die Zunge muss in den Genuss investieren. So sah es auch der griechische Philosoph Platon, für den sich höhere Formen der Erotik und Spiritualität dadurch auszeichneten, dass sie schöne Eindrücke nicht nur passiv empfangen, sondern aktiv Schönheit hervorbringen. Das entspricht den höheren Formen des achtsamen Essens, bei dem durch sorgfältiges Berühren, Befeuchten und Kauen Schönheit erlebbar wird. Lustvolles Essen bedarf neben der Anstrengung der Zunge auch der Zeit. Da überrascht es wenig, dass es die puritanischen Amerikaner waren, die die praktisch unübersetzbaren Begriffe »Snack« und »Quickie« erfunden haben. Ebenso erstaunt es nicht, dass Amerikaner im Durchschnitt sieben Jahre weniger leben als die Einwohner Blauer Zonen, die sich dem achtsamen Genussessen und der langsamen Erotik verschrieben haben.

Die erfahrene Zunge würde uns sicher auch sagen, dass es gelegentlich erlaubt und sogar notwendig ist, Geräusche zu erzeugen. In orientalischen Texten heißt es, dass ein Kuss klingen solle und sein leichter, lang anhaltender Klang zwischen der Zunge und dem feuchten Rand des Gaumens entstehe. Die Bewegung der Zunge im Mund rufe eine hörbare Verschiebung des

Speichels durch Saugen hervor. Dies kann man als Anleitung zum achtsamen Schmatzen und Schlürfen lesen, etwa ölverschmierter Pasta oder einer Meeresfrüchtesuppe, die mit den Aromen und dem Geschmack des Meeres gesättigt ist. Wer sich wie ein Kind schmatzend im Essen verliert, belegt damit sein unverkrampftes Verhältnis zu Lust und Körperlichkeit.

Wir könnten die erfahrene Zunge auch fragen, was ein Aphrodisiakum, also ein Mittel zur Steigerung der erotischen Lust, wirklich ist. Lange wurden erotisierende Speisen als Medikamente betrachtet, die einen spezifischen Wirkstoff zur Belebung der Libido besitzen. Doch die moderne Forschung widerspricht. Selbst Stierhoden mit Salbeitee, die die alten Griechinnen den heimkehrenden Soldaten gaben, um ihre Potenz zu steigern und das griechische Volk vor dem Aussterben zu bewahren, sind chemisch erstaunlich unwirksam. Die erfahrene Zunge könnte uns daher verraten, dass das Geheimnis der Aphrodisiaka vielmehr darin liegt, dass sie sensorisch wirken und über unseren Seh-, Tast- und Geruchssinn die Fantasie anregen. Schriftsteller aller Zeiten haben den menschlichen Körper mit Nahrungsmitteln verglichen, um ihre Erotik hervorzuheben, etwa Schlagsahne für einen frischen Teint, reifende Pfirsiche für weiche Wangen und rote Kirschen für küssende Lippen. Madame du Barry, eine der berüchtigtsten Verführerinnen der Weltgeschichte, verabreichte ihren »Opfern«, darunter der französische König Ludwig XV., eine Mischung aus Eigelb und Ingwer, um in ihnen unbändige Lust zu erzeugen. Für die tantrische Tradition bildet die süße und allseits beliebte Banane die Brücke zwischen Essen und Erotik. Isabel Allende empfiehlt ihren Liebhabern, ihr pralle und kühlende Gurken zu servieren, um ihren Appetit anzuregen. Sie selbst wiederum setzt potenziellen Liebhabern rohe Austern vor, nicht um sie zu erregen, sondern um ihre erotischen Fähigkeiten zu prüfen und zu trainieren. Generell sind Früchte und Muscheln beliebte Symbole für das weibliche Genital, auch weil sie die Elemente einladender Feuchtigkeit und herben Zusammenziehens beinhalten. Die Quitte ist die Frucht der Aphrodite, der griechischen Göttin der sinnlichen Begierde. In Italien steht die Feige für die Vulva, in China sind es die Pflaume und der Pfirsich. Die erotische Lust entsteht also zu einem wichtigen Teil im Mund, und wir können sie durch achtsames Essen bewusst fördern und steuern.

Von der Munderotik gibt es einen direkten Bezug zur Pflanzenheilkunst. Hildegard von Bingen teilte die heilsamen Wirkungen von Lebensmittel in kalte, warme, feuchte und trockene ein. Diese Einteilung wird meistens spirituell interpretiert, als Zuordnung zu den vier Elementen Luft, Feuer, Wasser und Erde. Gegen diese Theorie als alleinige Erklärung spricht, dass Hildegard immer wieder darauf hinwies, dass es ihr auch um den Geschmack von Heilmitteln ging. Die tägliche Erfahrung, dass Brot den Mund befeuchtet und Rotwein ihn austrocknet und dass Pfeffer den Schweiß treibt und Minze kühlt, muss sie als Heilpraktikerin beeindruckt haben. Es war der Beleg dafür, dass Lebensmittel eine physiologische Wirkung haben, die nicht von ihrer Eigentemperatur und ihrem Wassergehalt herrühren. Diese erstaunlichen Geschmackserfahrungen könnten erklären, warum sich gewisse Prinzipien der Hildegard-Medizin bis heute bewähren. Dazu gehört, dass kühlendes Menthol und Campher zur Anwendung kommen, um ein entzündetes und erhitztes Gelenk zu kühlen, oder dass ein scharfer Ingwer- und Brennnesselwickel geeignet ist, ein unterdurchblutetes Bein zu erwärmen. Adstringierende Gerbstoffe aus Salbei, Lorbeer und anderen Heilpflanzen helfen, übermäßige Speichelproduktion zu senken und die überschießende Durchblutung bei Zahnfleischentzündungen, Ekzemen und offenen Wunden zu behandeln. Und schleimförderndes Salz mit pflegender Kamille ist ein bewährtes Mittel, um ausgetrocknete Schleimhäute zu befeuchten.

Mystisches Essen

Während meines Sabbaticals in New York im Frühling 2016 machte ich eine merkwürdige Erfahrung. Wie üblich stand ich am Morgen in der Schlange eines Cafés in der Upper East Side, wo ich mit meiner Familie wohnte. Vor mir stand eine Gruppe gut aussehender Frauen, vermutlich Models, da eine Modelagentur in der Nähe ihre Büros hatte. Ich beobachtete, wie sie alle genau *einen* Schokoriegel kauften. Dann öffnete jede ihren Riegel und biss ein Stückchen ab. Sie kauten das Stück achtsam, langsam und genussvoll, atmeten durch und spuckten es aus. Den Rest des Riegels warfen sie in den Abfall, das Verpackungspapier aber behielten sie, um daran zu riechen, mit beinahe tiefer Inbrunst. Ich war erstaunt. Ein Mann, der neben mir stand, sagte: »That's mystical eating.« Er erklärte, dass dies eine Methode sei, seinen Hunger zu unterdrücken, ohne auf Süßigkeiten verzichten zu müssen. Erst viel später gelang es mir, das »mystische Essen« dieser Frauen zu verstehen, das ja nicht nur ein merkwürdiges Verhalten, sondern auch ein Hinweis auf eine ernsthafte Essstörung sein kann.

Obwohl ich als Psychiater dieses Essverhalten nicht empfehlen kann, erinnert es mich doch daran, dass beim achtsamen Essen dem Riechen und den Gerüchen eine wichtige Rolle zukommt, die ich bis jetzt vernachlässigt habe. Wie ich zeigen werde, hat die Komplexität der Geruchswahrnehmung das Potenzial, mystische Gefühle und Zustände zu vermitteln, die vielleicht auch die Frauen suchten, nur eben auf ungesunde Weise. Hier die Grundlagen: Wir haben nicht nur einen, sondern zwei Geruchssinne. Der erste ist der Schnüffelsinn, um die Welt um uns herum zu erkunden. Er erlaubt es uns, mögliche Esswaren, Menschen und die Sauberkeit der Luft zu beurteilen. Sind sie uns bekannt oder unbekannt, gut oder schlecht? Was das angeht, sind uns Hunde und Nagetiere überlegen, vermutlich weil wir aufrecht gehen, die Nase bei uns also weit oben sitzt und wir unsere Umwelt vorwiegend mit den Augen erkunden. Daraus darf man allerdings nicht den Schluss ziehen, wir hätten allgemein eine schlechte Nase. Die New Yorker Models schnüffelten ja nicht wie ein Hund am Schokoriegelpapier, sondern atmeten die Aromen tief ein. Hier kommt unser zweites Geruchssystem ins Spiel, um den Geruch in unserem Mund zu beurteilen. Gemeint ist das retronasale Riechen (Lateinisch »retro« für hinten), da die Aroma-Stoffe in diesem Fall nicht wie üblich von vorne in die Nase strömen, sondern aus der Tiefe des Munds über die Hintertreppe in die Nase aufsteigen. In der Erkundung unseres eigenen Mund- und Darmgeruchs sind wir die Weltmeister unter den Lebewesen der Erde, weil unsere Nase, verglichen mit anderen Tieren, gegenüber der Mundhöhle viel weiter geöffnet ist.

Eine einfache Möglichkeit, das retronasale Riechen zu erleben, besteht darin, die Augen zu schließen, die Nasenlöcher zuzudrücken und ein Gummibärchen zu essen, das man blind aus einer Schale nimmt. Die Zunge wird sofort melden, dass sich etwas Süßes im Mund befindet, aber den Geschmack des Gummibärchens wird sie nicht erkennen. Erst wenn wir die Nasenlöcher öffnen, entfaltet sich das Fruchtaroma. Und dieser Geruch ist klarer und intensiver, als wenn wir einfach nur am Bärchen schnüffeln. Denn der retronasale Geruchssinn ist sogar sensibler als unser Immunsystem: Für die Geruchserzeugung sind viel weniger Moleküle nötig als für die Aktivierung des Immunsystems. Zum Beispiel erkennt der retronasale Geruchssinn einer achtsamen Person bereits kleinste Mengen Blausäure in Bittermandeln, auf die das Immunsystem noch nicht reagieren würde.

Wie erwähnt, beurteilt das Hirn die eingeatmete Luft nach klaren Regeln hinsichtlich möglicher Gefahren und des potenziellen Nutzens von Umweltreizen. Dazu gehören soziale Gerüche und Umgebungsgerüche wie Rauch, Gas und Verwesung. Die ausgeatmete Luft, die über die Hintertreppe in die Nase gelangt, erfährt hingegen eine viel aufwendigere Verarbeitung in den höchsten Regionen der Großhirnrinde. Aus diesem Grund können Aromen komplexe Gefühle und Gedächtnisinhalte wachrufen. Entsprechend werden in den *Upanischaden*, den mystischen Schriften der indischen Philosophie, alle spirituellen Lehren, alle Mythen und Geschichten, alle mystischen Einsichten und deren Auslegung als ein Ausatmen des Selbst verstanden. Und tatsächlich mischt sich beim Ausatmen die Nahrung mit unserem Selbst, unserer Geschichte und Kultur.

Die Geruchswahrnehmung durch den Hintereingang der Nase steht auch im Zentrum von Marcel Prousts epochalem Roman *Auf der Suche nach der verlorenen Zeit*. Der Geschmack einer in Tee getunkten Madeleine erinnert den Erzähler an seine Kindheit, was zum Katalysator der über 4000 Seiten langen Geschichte wird. Heute bezeichnet der Proust-Effekt das Phänomen, das eine bestimmte Umgebung intensive Erinnerungen auslösen kann, etwa ein Baum, ein Ort, eine Person oder eine Speise, die uns in die Vergangenheit versetzt. Meistens spielen Aromen dabei eine wichtige Rolle, weil sie den direktesten Zugang zu unbewussten Erinnerungsspuren haben. In den indischen Schriften ebenso wie bei Proust hat das retronasale Riechen eine mystische Qualität, weil sich verschiedene Zeiten und Orte vermischen. Stammt der Geruch aus meinem Körper oder von außen? Ist die Wahrnehmung im Mund oder in der Nase? Kommt die Erfahrung aus meiner Umgebung oder aus meiner

Vergangenheit? Diese mysteriöse Erweiterung des Bewusstseins ist vorübergehend und kann plötzlich eine tiefere Bedeutung erlangen. All dies sind auch Kennzeichen des mystischen Zustands.

Dank des retronasalen Geruchssinns schlägt uns kein Tier, nicht einmal ein Spürhund, in der Fähigkeit, verschiedene Aromen voneinander zu unterscheiden. Der Grund dafür dürfte in der Evolution liegen. Die frühen Menschen waren wandernde Allesesser, die an verschiedenen Orten und zu verschiedenen Zeiten gesunde und giftige Esswaren wiedererkennen mussten. Schließlich fing der Mensch an, Esswaren vielfältig zu bearbeiten, zu grillen und zu kochen und sie durch Fermentierung haltbar zu machen. Der retronasale Geruchssinn half uns, diese Methoden zu entwickeln, uns daran zu erinnern und sie auf ihre Nützlichkeit hin zu prüfen. Achtsames Essen ist deshalb viel mehr als eine bloße Maßnahme zur Gewichtskontrolle – es ist ein zentrales Element der menschlichen Kultur und Evolution.

Geruchsbilder nennt man die komplexe Wahrnehmung, die dem Austausch von Geschmacksrichtungen, Düften, visuellen und emotionalen Informationen in der Inselrinde entspringen und als einheitliche Erfahrung das Bewusstsein erreichen. Das Wechselspiel zwischen Geschmackserfahrungen ist vergleichbar mit dem Malen mit Deckfarben. Dabei entstehen keine neuen Geschmacksfarben, vielmehr unterdrückt oder verstärkt ein Geschmack den anderen, Süßes unterdrückt Bitteres beispielsweise, während Scharfes die Bitterkeit verstärkt. Im Gegensatz dazu ist das Wechselspiel der Gerüche eher mit einem Aquarell zu vergleichen, bei dem aus Tausenden verschiedenen Aromen, die unser Hirn wahrnimmt, neue Farben entstehen. Die Aroma-Sensoren werden weniger durch die Art der Aroma-Stoffe angeregt, sondern eher durch deren Schwingungen: Jeder Stoff aktiviert in der Regel nicht nur einen Typ von Sensor, sondern mehrere gleichzeitig, ähnlich wie ein Pianist, der Akkorde spielt – allerdings auf einer gigantischen Klaviatur. Eine Banane zum Beispiel enthält 300 Aroma-Stoffe, Tomaten haben 400, Kaffee nicht weniger als 600. Geruchsbilder und Aroma-Musik haben einen mystischen Zug: Dank Achtsamkeit und mentaler Offenheit wird das Bewusstsein mit neuen Farben und Klängen erweitert. Wie wichtig diese Welten sind, zeigte die Coronapandemie eindrücklich. Eine Infektion mit dem Virus kann eine Geruchsunfähigkeit zur Folge haben. Die deckfarbigen Geschmacksbilder sind dann zwar noch vorhanden, nicht aber die Geruchsaquarelle, was für viele Menschen eine schwerwiegende Einschränkung der Lebensqualität bedeutet.

Ein weiterer mystischer Zug des Riechens besteht darin, dass wir keine präzise Sprache dafür haben. Riechzustände wie mystische Zustände sind deshalb in gewisser Hinsicht unaussprechlich und nicht vermittelbar. Auf Deutsch gibt es außer »stinkend« kaum ein Wort, das einen Duft spezifisch beschreibt. »Wohlriechend« und »übelriechend« sind schon eher beurteilend als beschreibend, und alle anderen Duftwörter sind entlehnt, typischerweise der Herkunft des Duftes (wie beim »Rosenduft« und beim »Stallgeruch«), dem chemischen Prozess, der den Duft hervorgebracht hat (etwa »vergammelt«, »verfault« oder »modrig«), oder sie werden von der psychischen Reaktion abgeleitet, die Gerüche hervorrufen (zum Beispiel »ekelerregend« und »erfrischend«). Ferner verwenden wir für Düfte auch Begriffe des Geschmackssinns (wie »süß«, »sauer« und »bitter«) oder allgemeine Vorstellungen von Sinnesqualitäten (wie »balsamisch«, »gemütlich«, »fulminant« oder »himmlisch«). In einem großen Raum, der voll von Großmüttern ist, können wir mühelos die eigene Großmutter erkennen. Dies bedeutet aber nicht, dass wir anderen erklären können, wie wir das tun. Unser Wissen über ihre Gesichtszüge ist zu einem großen Teil unbewusst. So ist es auch mit den Aromen. Wir können leicht sagen, dass wir dieses oder jenes Aroma kennen, wir können es vielleicht mit der italienischen oder der indischen Küche in Verbindung bringen, aber wir sind aufgeschmissen, wenn wir es konkret beschreiben sollen. Und dieses Unfassbare und Unaussprechliche, das uns für einen flüchtigen Moment mit einem größeren Kontext verbindet, finden wir in der Mystik wieder.

Trotz der Sprachlosigkeit lohnt es sich zu versuchen, Gerüche zu beschreiben und zu verstehen, um die Achtsamkeit zu steigern und das ganze Hirn zu aktivieren. Man kann zum Beispiel Teeblätter in eine vorher aufgewärmte Schale geben und daran riechen. Ist das Waldhonig, Vanille, Zitronenschale, Pflaumenkonfitüre? Die Bitterkeit einer Brennnessel? Aber man sollte nicht nur an Nahrungsmittel denken, sondern offen sein für alle Arten von Aromen. Riecht es nach dem Dachboden des Großvaters? Nach der Graswiese, in der man als Kind Fußball gespielt hat? Nach der Lederjacke der Mutter? Nach dem Dschungel, durch den man einmal gestapft ist? Solche Verbindungen machen die Nahrung zu einem persönlichen Erlebnis.

Für experimentierfreudige Personen könnte sich das Produkt »air up« eignen, den Zauber der retronasalen Aroma-Wahrnehmung zu erkunden. Dabei handelt es sich um eine Wasserflasche, bei der beim Trinken gasförmige Aroma-Stoffe in den Mund gelangen, die über die Hintertreppe die Nase erreichen. Der Effekt ist verblüffend: Obwohl man Wasser trinkt, hat man das Gefühl, dass die Aroma-Stoffe, die nach Zitrone, Orange, Wassermelone, Pfirsich, Kokosnuss, Eiskaffee, Cola oder Red Bull riechen, im Getränk sind und eher im Mund und in der Kehle als in der Nase wahrgenommen werden.

Mit all diesem Wissen im Hinterkopf ist das merkwürdige Verhalten der New Yorkerinnen nun besser nachvollziehbar. Indem sie ein kleines Stück einer geliebten Speise im Mund kauten, lösten sie eine retronasale Geruchswahrnehmung aus, welche die Erinnerung an diese Speise aktualisierte und verstärkte. Danach konnten sie durch einfaches Riechen an der Verpackung die Erinnerung immer wieder wachrufen und die mystischen Gefühle, welche die Speise vermittelte, genießen, ohne die Kalorien in Kauf nehmen zu müssen. Dies mag Teil einer krankhaften Essstörung sein, aber es hilft uns, nun auch Schwester Andrés harmlose Schwäche für das Überraschungssoufflé zu verstehen. Diese scheinbar unmögliche Speise, die warm und kalt kombiniert, funktioniert, weil die Luftblasen im Baiser das Eis gegen die Hitze isolieren. Schwester André genoss vermutlich die durch die gasförmigen Aromen in den Blasen retronasal ausgelöste mystische Wirkung, weshalb es ihr genügte, nur sehr wenig von ihrer Lieblingsspeise zu essen. So wie das Brot, das Jesus in kleine Teile brach, dank seiner vielfältigen Aromen, die in den luftigen Poren verborgen sind, retronasal auf eine höhere Welt verwies.

Die Aroma-Wahrnehmung spielt nicht nur im Christentum, sondern in vielen spirituellen Traditionen eine wichtige Rolle, da Aromen uns nicht nur mit Nahrung, sondern auch mit uns selbst, unseren eigenen Gerüchen, unserem Mikrobiom, anderen Menschen und der Natur, den Blumen, Bäumen, Wiesen und Tieren verbindet. Diese Verbindung beschränkt sich nicht allein auf unsere Nase, unser gesamter Körper ist daran beteiligt, weil jede einzelne Zelle über Aroma-Sensoren verfügt, ganz besonders jene in Darm und Hirn. Aromen sind daher ein essenzieller Teil des In-der-Welt-Seins. Unsere heutige Kultur ist visuell orientiert, da der Sehsinn unserem rationalen und technischen Weltbild am besten entspricht. Bildschirme beherrschen zunehmend unser Bewusstsein, und selbst die Zeit stellen wir uns bildlich vor, als kurz oder lang. Beim Sehen gibt es allerdings eine klare Grenze zwischen innen und außen, zwischen Ich und der Welt. Die Aroma-Wahrnehmung bietet dagegen eine intensive, direkte, emotionale und intuitive Ergänzung und Alternative zu den modernen Ort- und Zeitbegriffen. Achtsames Essen und Riechen sind beispielsweise eine wunderbare Gelegenheit, zurück zum Körper zu finden, wenn man in Gedanken woanders ist. Das verbindende Potenzial von Essen betonte auch der Buddhist Thich Nhat Hanh: »In meiner Tradition konzentrieren wir uns auf die Nahrung und sehen sie als den Kosmos … Wenn Sie ein Stück Brot achtsam kauen, ohne zu denken, erkennen Sie sehr genau, was dieses Stück Brot enthält. Und darum sind Sie wahrhaft verbunden mit dem ganzen Leben, wenn Sie ein Stück Brot achtsam kauen.«[30]

Ich selbst wurde durch meinen Großvater ins achtsame Essen eingeführt. Er arbeitete als Verkoster für eine Schweizer Schokoladenfabrik. Indem er Schokoladen, Pralinen und Biskuits testete und Berichte darüber verfasste, half er mit, neue Produkte zu entwickeln und bestehende zu verbessern. Wenn er mir stolz die neuesten Pralinen seiner Firma zeigte, war das immer eine eindrückliche Vorführung. Er machte mich auf die Farben und den Glanz der Verpackung aufmerksam, die subtil auf den Inhalt vorbereitete. Ich musste gut zuhören, wenn er die Verpackung öffnete, weil das Geräusch seiner Meinung nach die Visitenkarte war, die auf die Frische des Inhalts hinwies. Einmal geöffnet, begeisterte ihn die Lage der Pralinen in der Schachtel. Er verglich sie mit Edelsteinen, die in Ringfassungen sitzen. Gemeinsam rochen wir an den Pralinen und bewunderten ihre zarten Oberflächen. Dann nahm er langsam eine heraus und hielt sie wie einen Diamanten ins Licht, damit ich die raffinierten Dekorationen, die eleganten Linien oder die perfekte Kugelform erkennen und bestaunen konnte. Erst jetzt erlaubte er mir, ein klein wenig von der Praline abzubeißen und auf meine Zunge zu legen. Es galt ein striktes Kauverbot, damit der Mund

Zeit hatte, tastend, schmeckend und riechend den vollen Geschmack der Praline zu kosten. Danach erlaubte mir mein Großvater zwei Kaubewegungen, damit die Pralinenfüllung in vollen Kontakt mit den Sinnesorganen kam. Welche Intensivierung des Geschmacks und welche abenteuerlichen Veränderungen der Textur wir so gemeinsam erleben durften! Dann gab mein Großvater das Zeichen zum Schlucken, und wir verfolgten aufmerksam, wie die süße Masse vom Mund in die Speiseröhre und bis zum Magen floss. Nun galt es, die Nachhaltigkeit des Abgangs zu beurteilen. War es nur ein kleiner, vorübergehender Kick, ein süßer Scherz, ein billiger Trick? Oder hatte die Praline das Potenzial, eine tiefere Sättigung und Zufriedenheit zu vermitteln? War sie ein Glück, das über sie hinaus wies? Auf das Süße im Leben, auf Gemeinschaft und Verschmelzung?

Die Kontrolle über die Ernährung durch bewusstes Essen zurückgewinnen

Die Nahrungsmittelindustrie, aber auch Restaurants, das Fernsehen und Smartphones lenken uns von einer solchen bewussten Nahrungsaufnahme ab, was zu Fehl- und Überernährung führt. Achtsames Essen hilft, im Strudel dieser ungesunden Entwicklungen die Kontrolle über die Ernährung zurückzugewinnen. Das enorme Potenzial dieser Achtsamkeit zeigen Schwester André, Kane Takana und Oma Anna sowie die vielen uralten Genussesser in den Blauen Zonen.

Isabel Allende schreibt beispielsweise über das bereits erwähnte französische Paradox: »Die Franzosen essen im Sitzen, mit Ruhe und genießen jeden Bissen. Es ist sehr lehrreich, ein bürgerliches Paar in einem Provinzbistro zu beobachten: Sie speisen rituell, schweigend, konzentriert auf ihr Essen und

Trinken, ohne den Rest des Universums wahrzunehmen. Ihr Menü ist abwechslungsreich, die Portionen sind klein, und sie essen nicht zu jeder Tages- und Nachtzeit. Ein Schlüsselwort definiert das französische Paradox: Mäßigung.« Diese Mäßigung beinhaltet die Einsicht, dass Essen eine Selbstbeobachtung sein sollte. Dazu müssen wir aufrecht an einem Tisch sitzen und alle Bildschirme und das Radio abschalten. Eine gute Übung kann auch sein, gelegentlich schweigend und allein zu essen. Darüber hinaus sollten wir uns vom Hunger nicht zu unbewusstem Verschlingen verleiten lassen. Thich Nhat Hanh sprach oft davon, dass unser Hunger wie ein weinendes Baby sei, das versucht, unsere Aufmerksamkeit zu erregen: »Wenn das Baby weint, nimmt die Mutter es in den Arm und versucht, es sofort zu beruhigen. Indem wir unser Verlangen durch ein paar Atemzüge anerkennen und annehmen, können wir unseren Autopiloten stoppen, der achtlos in die Tüte Chips greift.« Nur wenn wir langsam essen, geben wir unserem Körper die Chance, auf die Nahrung zu reagieren. Dies ist keine triviale Erkenntnis. Wenn wir nämlich Wasser trinken, ist der Durst im Nu verschwunden. Ein Energydrink verleiht für den Moment kräftige Flügel. Doch dies sind unmöglich physiologische Effekte. Es dauert mindestens 30 Minuten, bis Wasser und Zucker im Hirn ankommen. Es sind vielmehr psychologische Effekte: Wir nehmen psychisch die Wirkung vorweg. Achtsamkeit beinhaltet somit auch, diese Vorwegnahmen als Illusionen zu erkennen und uns auf die Sprache des Körpers und der direkten Erfahrung einzulassen.

Getränke und Speisen, die wir zu uns nehmen, sollten außerdem nicht besonders kalt sein. Je kälter das Essen ist, desto weniger können wir es schmecken und riechen und desto anstrengender ist das aufmerksame Essen. Deshalb servieren Restaurants, die große Mengen verkaufen wollen, nicht nur sehr kalte Getränke, sondern auch das Essen in der Regel kälter als Gourmet-Restaurants, bei denen es keinen Zusammenhang zwischen Menge und Preis gibt. Generell gilt, dass wir stets die Übersicht über unser Essen behalten sollten. Je öfter wir essen und je größer und vielfältiger die Portionen sind, desto schlechter können wir die während eines Tages eingenommene Kalorienmenge abschätzen. Das betrifft besonders übergewichtige Menschen, weil sie häufiger größere Portionen bei mehr Ablenkung zu sich nehmen. Vergleichsweise einfache und überschaubare Portionen stellen dagegen unseren Hunger und unsere Aroma-Wahrnehmung ins Zentrum des Essens.

Auf die große Bedeutung der maßvoll geschöpften Portion weist auch das Oryoki-Essritual hin, das in Zen-Schulen praktiziert wird. Es geht auf den Buddha und die Bettelmönche zurück. »Oryoki« bedeutet genau die richtige Menge. Das Ritual soll die mönchische Achtsamkeit hinsichtlich des Empfangens, der Wertschätzung und des Verzehrs von Nahrung aufrechterhalten. Bezeichnenderweise findet das Ritual nicht im Esszimmer, sondern in der Meditationshalle statt. Zu Beginn erhalten alle Teilnehmenden ein Oryoki-Set, bestehend aus drei aufeinandergestapelten Schalen, einem Holzlöffel, einem Paar Essstäbchen und einem kleinen Spachtel zum Reinigen der Schalen. Dieses Set erinnert daran, dass Bettelmönche nichts als ihr Gewand und ihre Schalen besaßen, mit denen sie um Essen baten. Die Teilnehmenden sitzen in einer Meditationshaltung und warten darauf, ihre leeren Schalen den Servierenden darzubieten. In dieser Phase der Zeremonie geht es darum, dass der Meister die genau richtige Menge in die Schalen der Teilnehmenden gibt, sodass keine Abfälle und keine gesundheitlichen Nachteile entstehen. Das Essen erfolgt schweigend, um die Achtsamkeit zu steigern. Das zur Reinigung verwendete Wasser wird nach dem Waschen der Schalen teilweise getrunken, der Rest wird gesammelt und im Garten verteilt. Nichts soll verloren gehen.

Es braucht jedoch keine aufwendigen Zeremonien, um die Selbstbeobachtung beim Essen zu verbessern. Sie kann allein schon durch den Fokus auf die reichhaltigen Sinneseindrücke, die ich beschrieben habe, gestärkt werden. Helfe ich meinem Vagus-Nerv mit Pausen zwischen den Bissen und einer ruhigen Atmung? Bin ich mir des Geschmacks der Speisen bewusst? Enthält mein Essen süße, salzige, saure, bittere und umami Aromen? Wie fühlt sich die Nahrung an? Ist sie knusprig, knackig, körnig, schleimig oder feucht? Wie hört sich das Kauen an? Ist die Nahrung austrocknend oder scharf? Mit solchen Fragen können wir die Kontrolle über den Zucker, das Salz und all die anderen Aromen zurückerobern und unsere Sinnesorgane einsetzen, um das richtige Maß abzuschätzen. Ein Schluck Wasser vor oder während dem Essen kann helfen, die Mundwahrnehmung zusätzlich zu schärfen. Ungeeignet für das achtsame Essen sind hingegen Kapseln mit Mikronährstoffen und industrielle Flüssignahrung. Sie stören den direkten Kontakt zu den Nahrungsmitteln und Nährstoffen, weil sie den Mund und die Speiseröhre zu schnell durchwandern. Wir benötigen aber alle Teile des Verdauungssystems und all seine Helfer, um die Nahrung beurteilen zu können, von den Augen, den Händen und der Nase über den Mund, den Magen und den Darm bis hin zum Anus.

MIKRO- UND MAKRO-FASTEN

Verlangsamung und Bewusstwerdung sind die großen Themen des achtsamen Essens. In diesem Kapitel über das Fasten nehme ich diese Themen auf und wende sie auf größere Zeiträume an. Jede Mahlzeit ist eine Herausforderung für den Körper, bei der er verschiedene mechanische, biochemische, bakterielle und hormonelle Systeme mobilisiert, um Nahrungsmittel in verwertbare Nährstoffe umzuwandeln. Wie wir im nächsten Kapitel sehen werden, beinhaltet dies viel mehr als nur die chemische Zerlegung von Nahrungsmitteln in einzelne Kalorien, sondern ist ein mehrstufiger, kreativer Prozess, in dem neue Nährstoffe und neue Verbindungen von Nährstoffen entstehen.

Ein Hauptteil unserer Hirnleistung bezieht sich darauf, zukünftige Ereignisse vorwegzunehmen, weil unser Organismus besser funktioniert, wenn er sich vorbereiten kann. Dies gilt auch für die Verdauung. Der große Vorteil von fixen Essenszeiten gegenüber unregelmäßigem Essverhalten besteht folglich darin, dass der Körper sich besser für die Nahrungsaufnahme wappnen kann. Dies zeigt sich in einer geringeren Ausschüttung von Verdauungshormonen, was dabei hilft, den Hunger zu kontrollieren und die Bildung von Fettpolstern zu verhindern. Die spontane Einnahme eines Snacks löst hingegen eine übermäßig große Insulinausschüttung aus, weil der Körper auf dem falschen Fuß erwischt wird, was wie unerwarteter psychischer Stress zu Heißhunger und Verstimmungen beiträgt. Darüber hinaus ist die Verdauung ein energetisch anspruchsvoller Prozess, während dem sich unser Körper in Esspausen regenerieren und entgiften muss. Dadurch bieten die Esspausen einen Schutz vor verschiedenen Krankheiten wie Übergewicht, Diabetes, Autoimmunerkrankungen, Darmkrebs und Herz-Kreislauf-Erkrankungen. Phasen der Nüchternheit führen auch zu einer Steigerung der Empfindlichkeit in Mund und Darm, sodass das Essen besser schmeckt, was das achtsame und bewusste Essen erleichtert.

Fasten hat eine lange Tradition. Es meint in erster Linie die normalen täglichen Esspausen, was man am englischen und französischen Wort für Frühstuck, »breakfast« beziehungsweise »déjeuner«, ablesen kann. Beide Begriffe bedeuten »Fastenbruch«, was darauf hinweist, dass diese Sprachen den nächtlichen Schlaf als Fasten betrachten. Ich nenne diese Pausen Mikro-Fasten, um sie vom Makro-Fasten über längere Zeiträume zu unterscheiden. Schwester André, Kane Tanaka und Oma Anna waren überzeugte und disziplinierte Mikro-Fastende.

Alle Fastenmethoden betonen die Bedeutung eines festen Tagesablaufs. Bereits die ältesten Lebewesen, die wie Polypen oder Quallen nur aus einem Darm bestanden, kannten den Tag-Nacht-Rhythmus und stellten ihre Verdauung auf bestimmte Esszeiten ein. Die ersten »Sinnesorgane« dieser Urwesen waren licht- und geschmacksempfindliche Zellen an der Oberfläche ihres Darms. Diese Zellen haben eine Verbindung zu unserer Netzhaut und unserem Geschmackssinn. Die Verdauungsbereitschaft der Tageszeit anzupassen war die erste große Optimierung des Lebens, auf die wir nicht verzichten sollten. Denn Fasten aktiviert ein uraltes Sparprogramm, wodurch es sich auch dazu eignet, in einer chaotischen Lebensphase wieder Rhythmus und Energie zu finden. In der Bibel fastete König David, um politische Krisen und den Tod von engsten Vertrauten zu überstehen. Selbst bei schweren psychischen Krankheiten, wie etwa der bipolaren Störung, kann das strikte Einhalten des Schlaf- und Essrhythmus zu einer maßgeblichen Verbesserung beitragen.

Das Heilpotenzial des Mikro-Fastens weitet sich stetig aus, denn die Überernährung und die Anzahl der Mahlzeiten und Snacks pro Tag nehmen zu, wodurch die Esspausen kürzer werden. Die Anzahl der Mahlzeiten hat sich seit 1980 fast verdoppelt, von drei auf durchschnittlich fünf bis sechs Mahlzeiten. Dieser neue Rhythmus wird den Kindern früh eingeimpft. Nach dem Frühstück isst der Durchschnittsschüler einen Vormittagssnack, dann ein Mittagessen, später einen Nachmittagssnack, dann ein Abendessen, eine weitere Zwischenverpflegung zwischen den Halbzeiten seines Fußballspiels und dann vielleicht noch einen Snack vor dem Schlafengehen. In der Schweiz heißen die Zwischenmahlzeiten »Znüni« und »Zvieri« und sind damit den Hauptmahlzeiten »Zmorge«, »Zmittag« und »Znacht« sprachlich gleichgestellt. Sie beinhalten die implizite Anweisung an Eltern, Schulleiter und Arbeitgeber, um neun Uhr morgens beziehungsweise um vier Uhr nachmittags genügend Zeit für einen Snack einzuplanen. Schon eine Fastenperiode von nur wenig mehr als drei Stunden ist für Kinder, die so aufwachsen, eine Herausforderung. Eine Amerikanerin, die mit ihrer Familie nach Frankreich gezogen war, erzählte mir, dass sie über die französische Tradition schockiert war, Jugendliche von Zwischenmahlzeiten zu entwöhnen – bis auf eine Frucht am Nachmittag. Nach einer gewissen Zeit des Widerstands gab sie jedoch auf und erklärte ihren Kindern, dass Hungern und Hungergefühle nicht das Gleiche seien. Schon bald war sie begeistert über den Snackentzug: Bei den Hauptmahlzeiten aßen ihre Kinder mit mehr Freude und Genuss, außerdem waren sie mental fitter, was sich unter anderem in besseren Schulleistungen widerspiegelte.

Ein Teil der Gesundheitsvorteile von Mikro-Fasten geht auf die Nahrungsqualität zurück, weil eine höhere Anzahl an Mahlzeiten oft mit einem vermehrten Verzehr von industriellem Fast Food einhergeht. Wer hat schon die Zeit, sechsmal am Tag frische Speisen zuzubereiten? Umgekehrt gilt, dass die Reduktion der Anzahl an Mahlzeiten das Potenzial hat, deren Qualität zu steigern, denn Hauptmahlzeiten sind fast immer gesünder als Snacks.

Methoden des Makro-Fastens

In der Medizin wird mit Fasten die völlige oder teilweise Enthaltung von allen oder bestimmten Speisen, Getränken und Genussmitteln über einen bestimmten Zeitraum bezeichnet, üblicherweise für einen oder mehrere Tage. Das klassische Fasten, auch Heilfasten genannt, dauert typischerweise sieben bis zehn Tage und kann ein- oder zweimal pro Jahr durchgeführt werden. Wird nur eine ganz konkrete Art der Nahrung oder ein Genussmittel weggelassen oder eingeschränkt, spricht man von Enthaltung oder Abstinenz. Ferner reduziert die Entleerung den Hunger und entspricht der spirituellen Idee der Reinigung. Je nach Methode werden Getränke und kleine Mengen von Lebensmitteln empfohlen, um das Fasten angenehmer zu gestalten. Beim Buchinger-Fasten, das in Deutschland besonders populär ist, beginnt man mit einer Darmentleerung, herbeigeführt durch Glaubersalz und Einläufe. Darauf folgt der »Aufbau« mit geringen Mengen Obst, Reis, Frischkost und Wasser. Dieses Fasten hat den Vorteil, dass man dafür kein Hungerkünstler sein muss, weil Kalorien erlaubt sind, zudem fördert es die Umstellung auf eine gesunde Ernährung mit ganzen pflanzlichen Lebensmitteln (mehr dazu im nächsten Kapitel). Bei anderen Methoden werden Rohsäfte, Molken und Kräutertees empfohlen. Dies soll die Entgiftung und die Hautgesundheit verbessern, hat aber den Nachteil, dass im Blut Zuckerspitzen entstehen, die den Hunger verstärken. Bei der Mayr-Methode ist nach dem Abführen Milch und das achtsame Kauen von Semmeln erlaubt. Die Vorteile hiervon sind, dass Milch ein vollwertiges Nahrungsmittel ist und Semmeln eine Kohlenhydrate-Quelle sind, die keine Zuckerspitzen verursacht. Der Nachteil ist, dass Milch und Semmeln keine positive Inspiration und kein gutes Vorbild für die Ernährung nach dem Fasten sind.

Eine erstaunlich wirksame Strategie, um Gewicht zu verlieren, ist das Intervallfasten. Dabei geht es darum, regelmäßig die natürlichen nächtlichen Fastenperioden zu verlängern. Bei der 16:8-Methode liegen zwischen der letzten Mahlzeit des Vortags und der ersten Mahlzeit des aktuellen Tages 16 Stunden. In den acht Stunden, in denen man essen darf, sind zwei Mahlzeiten vorgesehen. Bei der 14:10-Methode ist die Fastenzeit 14 statt 16 Stunden lang. 12:12 entspricht dem üblichen Essrhythmus mit drei Mahlzeiten pro Tag, was für immer mehr Menschen allerdings eine Herausforderung darstellt, weil sie sich von den Zwischenmahlzeiten der Kindheit nie verabschiedet haben. Bei der 5:2-Methode wird an fünf Tagen der Woche normal gegessen, während an zwei Tagen gefastet wird. Die Fastentage müssen nicht aufeinanderfolgen. Beim alternierenden Fasten, auch 1:1-Methode genannt, isst man an einem Tag normal, gefolgt von einem Tag, an dem man maximal ein Viertel der üblichen Kalorienmenge zu sich nimmt.

Das Intervallfasten erlaubt es dem Körper, dank dem Abfall des Insulinspiegels die verschiedenen Energiespeicher des Körpers anzuzapfen. Die Geschwindigkeit der folgenden Schritte ist je nach Konstitution und Ernährung verschieden. Als Erstes wird Zucker, der in der Leber in Form von Glykogen gespeichert ist, aufgebraucht. Danach beginnt der Körper, gespeichertes Körperfett zur Energiegewinnung zu nutzen. Als Folge davon ist so wenig Zucker im Körper übrig, dass der Stoffwechsel aus dem Fettgewebe Ketonkörper herstellt, die dem Hirn als Zuckerersatz dienen. Der Abbau der Fettreserven ist gesund, weil diese viele Probleme wie Entzündungen verursachen. Wer würde schon einen riesigen Benzintank auf das Dach seines Autos montieren, wenn alle 100 Kilometer eine Tankstelle steht. Ein solcher Zusatztank würde die Lebensdauer des Autos nicht verlängern, sondern verkürzen, weil er eine Belastung für den Motor, das Getriebe und die Räder ist. Ferner kann er auch rosten und das Auto verschmutzen. Im Übrigen ist es nicht so, dass beim Fasten Muskeln verbrannt werden, wie man gelegentlich hört. Vielmehr wird beim Fasten hochspezifisch die Fett- und nicht die Muskelmasse verstoffwechselt. Erst wenn der Fettanteil des Körpers unter fünf Prozent fällt, beginnt der Abbau der Muskelmasse, weshalb untergewichtige Menschen auf Makro-Fasten verzichten sollten. Bei Normal- und Übergewichtigen kann Fasten den Muskelaufbau hingegen sogar begünstigen, weil Mahlzeiten und Snacks die Ausschüttung von Wachstumshormonen unterdrücken. Diese Unterdrückung umfasst circa 80 Prozent. Aus diesem Grund ist Fasten ein starker und natürlicher Anreiz zur Ausschüttung von Wachstumshormonen, die den Aufbau von Muskeln und Knochen fördern. Unsere Vorfahren haben von diesem Effekt stark profitiert, wenn auch unfreiwillig aus Mangel an Nahrung. Warum aber sollten wir auf diese Belohnung verzichten?

Der schnelle Gewichtsverlust, der beim Fasten eintreten kann, ist meistens auf Wasserverlust zurückzuführen, der auch eine Abnahme des Blutdrucks mit sich bringt, wodurch das Herz und die Gefäße entlastet werden. Der Wasserverlust ist eine Folge des tiefen Insulinspiegels, der dem Körper Entspannung und Entschlackung signalisiert. Mit dem Wasser geht zwar auch etwas Kalium, Kalzium, Magnesium und Phosphor verloren, die kann der Körper aber aus seinen riesigen Mineralienreserven in den Knochen ersetzen.

Parallel zum Abbau der Wasser- und Energiereserven ist Fasten ein sehr wirksames Mittel, um das Zucker-Insulin-System nachhaltig zu beruhigen. Regelmäßiger Konsum von Zucker durch Fast Food führt zu Zucker- und Insulinspitzen, die sich gegenseitig verstärken. Man nennt dieses Phänomen auch die Zucker-Insulin-Achterbahnfahrt, die zu Krankheiten wie Kopfschmerzen, Migräne, Depression, Demenz, Arterienverkalkung, Arthritis, Nieren- und Augenerkrankungen sowie Krebs beiträgt. Bekannte Gründe dafür sind die Verzuckerung der Gefäße und die Freisetzung von freien Radikalen, weil Zucker oxidativen Stress erzeugt. Oxidativer Stress entsteht, wenn das Gleichgewicht zwischen der Produktion freier Radikaler, die chemisch aggressiv sind, und der Fähigkeit des Körpers, diese durch Antioxidantien zu neutralisieren, gestört ist. Freie Radikale können genetische Schäden verursachen, und in Kombination mit Insulinspitzen, die als Wachstumssignale wirken, kann dies die Entstehung von Krebs fördern.

Durch die Senkung des Insulinspiegels und die Aktivierung des Vagus-Nervs hemmt Fasten Entzündungsreaktionen und hilft, Autoimmunkrankheiten günstig zu beeinflussen. Die Wirkung auf das Immunsystem ist bei Menschen mit Übergewicht noch fundamentaler, denn Immunzellen haben ihren Ursprung im Fettgewebe, genauer im Thymus hinter dem Brustbein und im Knochenmark. Weil sie sich darin sozusagen heimisch fühlen, wandern sie gern in überschüssiges Fettgewebe ein. So kommt es zu einer Überbevölkerung des Körpers mit Immunzellen, was sowohl die Gefahr von Autoimmunkrankheiten wie auch von schweren Infektionen erhöht. Die Reduktion von Fettgewebe durch Nahrungseinschränkung und Fasten bringt das Immunsystem wieder in die Balance. Man spricht in diesem Zusammenhang auch von einem Aushungern der Entzündungszellen.[31]

Bei Tieren konnten zudem positive Wirkungen des Fastens auf das Gehirn nachgewiesen werden. Autophagie bezeichnet den natürlichen Prozess, bei dem beschädigte oder abgestorbene Zellkomponenten im Hirn abgebaut und recycelt werden. Diese Müllabfuhr hält das Hirn jung. Die Abnahme des Blutzuckers, des Insulins und von entzündlichen Prozessen schützt das Hirn zusätzlich vor neurodegenerativen Krankheiten wie Demenz. Ferner steigert Fasten die Neuroplastizität, also die mentale Offenheit und Lernfähigkeit des Gehirns, sowie die Ausschüttung des Wachheit-Botenstoffs Noradrenalin. Die Ketonkörper, die beim Fasten entstehen, beruhigen das Hirn und schützen es vor Übererregung. Darüber hinaus können sie eine leichte Euphorie erzeugen, die das Fasten erleichtert. Dies entspricht Berichten von Menschen, die dank Fasten einen offenen, klaren und ruhigen Kopf mit positiven Gedanken haben und besser meditieren können. All diese Prozesse können bereits nach einer Fastenzeit von sechs Stunden aktiviert und in den ersten 24 Stunden deutlich verstärkt werden. Die Steigerung der Neuroplastizität mag mit ein Grund dafür sein, weshalb sich Fasten auf der ganzen Welt als spirituelle Praxis durchgesetzt hat. So waren die alten Griechen beispielsweise überzeugt, dass sie während des Fastens Probleme und Rätsel effektiver lösen konnten.

Diese mentalen Effekte der Ketonkörper und der Neuroplastizität wurden von dem norwegischen Schriftsteller und Literaturnobelpreisträger Knut Hamsun sehr treffend beschrieben. Als junger Mann suchte er in den Straßen Oslos nach Essen: »Immer wenn ich längere Zeit hungerte, war es gleichsam, als rinne mein Gehirn langsam aus dem Kopf und als würde er leer. Das Haupt wurde leicht und abwesend, ich fühlte seine Schwere nicht mehr auf meinen Schultern ... Ich war vor Hunger trunken geworden, mein Hunger hatte mich berauscht ... Ich verspürte keinen Schmerz, mein Hunger hatte ihn abgestumpft; stattdessen fühlte ich mich angenehm leer, unberührt von allem um mich her und froh darüber, von keinem gesehen zu werden. Ich legte die Beine auf die Bank und lehnte mich zurück, auf diese Weise konnte ich am besten das ganze Wohlsein der Abgesondertheit fühlen. Keine Wolke war in meinem Gemüt, kein Gefühl des Unbehagens, keine unerfüllte Lust oder Begierde, so weit meine Gedanken reichten. Ich lag mit offenen Augen, in einem Zustand der Abwesenheit meiner selbst, ich fühlte mich herrlich entfernt ... Ich war in den frohen Wahnwitz des Hungers verfallen, war leer und schmerzfrei und meine Gedanken waren ohne Zügel. Und still erwäge ich alles bei mir selbst ... Nicht einmal den Hunger fühlte ich so schlimm wie vor einigen Stunden, ich konnte gut bis zum nächsten Tag aushalten.«[32]

Auch Hamsuns Erfahrung weist darauf hin, dass Fasten nicht nur körperlich, sondern auch psychisch fit hält. Fasten stärkt die Resilienz, indem es eine Hungersnot imitiert, so wie Saunieren eine Hitzewelle und das Schwimmen im kalten See einen Kälteeinbruch vorwegnehmen und einüben können. Verzichten und Versuchungen widerstehen sind wichtige Elemente der Selbstkontrolle. Kleine Erfolge beim Fasten, etwa der Verzicht auf Brot beim Frühstück, können sich im Sinne der Selbstwirksamkeit zu größeren Erfolgen entwickeln, etwa zum Verzicht auf Snacks zwischen den Hauptmahlzeiten. Wem es gelingt, Hungergefühle auszuhalten, dem wird es auch leichter fallen, Neid, Eifersucht,

Hass, Missgunst und Rachegefühle vorüberziehen zu lassen, ohne darauf zu reagieren. Dementsprechend beinhaltete der Verzicht auf Essen in ursprünglichen Gemeinschaften immer auch den Aspekt des Selbstopfers, verbunden mit der Einsicht, dass man gelegentlich etwas von sich aufgeben muss, um sich psychisch weiterzuentwickeln.

Selbstverständlich kann Fasten, wie jede wirksame Therapie, auch Nebenwirkungen verursachen. Dazu gehören Müdigkeit, Erschöpfung, Kopfschmerzen und gedrückte Stimmung. Außerdem ist noch nicht abschließend geklärt, wie schnell, stark und häufig die erwähnten positiven Effekte einsetzen und wie lange sie anhalten. Sicher ist aber, dass Intervallfasten geeignet ist, um Fettdepots abzubauen und die Gefäße vor Verzuckerung zu schützen. Dies sind rasch eintretende und gut messbare Gesundheitsvorteile. Ebenfalls belegt ist, dass längeres Fasten sich günstig auf Diabetes, Gicht und Entzündungen auswirkt. Patienten mit diesen Krankheiten sollten jedoch ausschließlich unter ärztlicher Aufsicht fasten. Auch Menschen, die von Reflux betroffen sind, einer Reizung des untersten Teils der Speiseröhre, sollten nicht ohne medizinische Betreuung fasten, weil es dabei zu einer vorübergehenden Zunahme der Magensäure kommen kann. Hunger ist beim Fasten normal, nicht aber Übelkeit, Unwohlsein, Schwindel, Erbrechen und Schwäche. Wenn solche Symptome über mehrere Stunden anhalten, sollte das Fasten abgebrochen werden.

Fasten als Grenzerfahrung

Fasten als bewusste Enthaltsamkeit gibt es erst, seit wir dank der Landwirtschaft Nahrung im Überfluss haben, also seit circa 8000 Jahren. Vorher war intermittierendes Fasten mit dem Auslassen von Mahlzeiten und mit Tagen ganz ohne Nahrung das normale Leben. Sammler und Jäger hatten nicht täglich Glück, und die gefundene oder erjagte Nahrung war nicht haltbar. Dürren, Konflikte oder Insektenbefall führten zudem zu längeren Hungerperioden. Der menschliche Körper hat sich an diese Nahrungsknappheit angepasst, was erklären mag, warum Fasten so gesund ist: Es entspricht der Situation, die wir seit Jahrtausenden kennen und auf die unser Körper optimal eingestellt ist. Als die Zeiten des unfreiwilligen Hungerns abnahmen, erkannten die spirituellen Lehrer sehr schnell, dass chaotisches Daueressen körperlich wie psychisch wenig förderlich war. Vermutlich beobachteten sie, dass Krankheiten auftraten, die vorher unbekannt waren, und schlussfolgerten, dass bestimmte Nahrung oder ein bestimmtes Essverhalten den Körper verschmutzte.

Fasten ist somit die älteste bekannte spirituelle Praxis. Der Ayurveda betrachtet die Verunreinigung durch Nahrung als Hauptursache aller körperlichen und psychischen Krankheiten und empfiehlt, durch freiwilliges Fasten Körper und Psyche zu reinigen, zu entgiften und zu läutern. Auch ein Mittel zur Prävention von Krankheiten und Verbesserung des Wohlbefindens sieht er im Fasten.

Der Buddha wiederum lotete auf seinem Weg zur Erleuchtung die Grenzen seiner Fastenfähigkeit aus. Als junger Mann verließ er sein wohlhabendes Elternhaus, um als Asket Erleuchtung zu suchen. Unter anderem folgte er einer Extremdiät, die ihm ein Wanderasket empfahl. Diese hielt er strikt ein, verlor an Gewicht und war bald so schlaksig und dünn, dass Sujata, eine junge Frau, Mitleid mit ihm hatte und ihm Milchreis anbot, was er zum Anlass nahm, sein Fasten zu brechen. Er spürte, dass ihm die Speise wohltat und seine Meditation nicht störte, sondern vertiefte und ihm die Kraft gab, sich unter den Bodhi-

Baum zu setzen und spirituell zu erwachen. Er musste sich eingestehen, dass die asketische Diät für ihn eine Sackgasse war. Zwar half sie ihm, vorübergehend Gewicht zu verlieren und seine Bedürfnisse zu unterdrücken, sie förderte aber weder sein Wohlbefinden noch sein spirituelles Erwachen. Seine Meditation über diese existenzielle Grenzerfahrung und das menschliche Leid im Allgemeinen führte zu seiner Lehre vom Mittleren Weg, der zwischen Lust und asketischer Quälerei hindurch zu einem höheren und freieren Leben führt. Bis zu seinem Lebensende beschäftigte er sich mit dem richtigen Umgang mit Hunger und den sozialen und ökologischen Auswirkungen des Essens. Dazu gehört sein Gebot, angebotenes Essen nicht abzulehnen, was seine tiefe Dankbarkeit gegenüber dem Leben ausdrückte. Ein eindrückliches Beispiel dafür ist die vergiftete Speise, die er aus Respekt vor seinem Gastgeber zu sich nahm. Je nach Überlieferung waren es verdorbenes Schweinefleisch oder giftige Pilze, die es dem Buddha erlaubten, in den Nirwana-Zustand einzutreten. So verschieden die Geschichten seines Übergangs auch sein mögen, in allen hatte er zweifellos einen Umami-Geschmack in seinem Mund.

Die Grenzen des Fastens, die der Buddha auslotete, nennt man medizinisch die metabolische Flexibilität. Damit ist die Fähigkeit gemeint, rasch von Fettaufbau zu Fettabbau umschalten zu können. Ein regelmäßiger Essrhythmus und der Verzicht auf Snacks erlaubt es, diese Fähigkeit wie eine Sprache zu lernen. Allerdings gibt es Menschen, die eine geringe Stoffwechselflexibilität haben. Dazu gehören Menschen mit Essstörungen (etwa Bulimie), sehr magere Menschen, Kinder unter 18 Jahren sowie Schwangere und stillende Mütter. All diese Personen sollten nicht länger als zwölf Stunden fasten.

Fasten als spiritueller Reset

Ein spiritueller Reset bezieht sich auf den Prozess oder die Praxis, sich von täglichen Ablenkungen, negativen Energien oder Gewohnheiten zu entfernen, um eine tiefere Verbindung zu sich selbst, dem Universum oder einem höheren Selbst herzustellen. Ähnlich wie bei einem physischen Reset, bei dem ein Gerät oder System auf seinen ursprünglichen Zustand zurückgesetzt wird, bedeutet ein spiritueller Reset, sich von emotionalen, mentalen oder spirituellen Blockaden zu befreien.

Fasten ist die ursprünglichste und verbreiteste Praxis, um einen solchen Reset im Sinne von Reinigung, Erfrischung, Verjüngung und Verbindung zu fördern. Der Ursprung dieser Praxis wurzelt vermutlich in der Überzeugung unserer Vorfahren, dass dämonische Kräfte über Speisen und Getränke aufgenommen werden. Fasten bot einen sicheren Schutz vor solchen Kräften. Je leichter und reiner die Speisen waren, die unsere Vorfahren zu sich nahmen, umso sanfter und reiner fühlte sich ihre Seele an.

Eine erste Steigerung dieser Idee war die Vorstellung, dass Fasten hilft, aktiv böse Geister aus dem Körper zu vertreiben. Sie lebt in dem christlichen Brauch weiter, mit reinigendem Fasten die Seele für das Osterfest vorzubereiten. Die nächste Steigerung bestand darin, mit asketischem Fasten seine mentale Macht zu fokussieren, bis hin zur Ekstase und zum Aufstieg in höhere spirituelle Sphären. So fasteten die Wüstenväter und Johannes der Täufer in der Einsamkeit, um den spirituellen Hunger zu verstärken und sich auf übersinnliche Offenbarungen vorzubereiten. Selbst Jesus musste eine vierzigtägige Fastenprüfung bestehen, um seine göttliche Berufung zu belegen. Abgeschwächte Formen des Fastens erleichterten mentale und körperliche Verwandlungsprozesse im Alltag. Fastenriten dienten etwa der Stimulierung der Fruchtbarkeit und bereiteten Pubertierende auf die Aufnahme in die Gemeinschaft der Erwachsenen vor. Das Trauerfasten wiederum half den Hinterbliebenen, den Tod des geliebten Menschen zu verarbeiten.

Schon früh entdeckten Gelehrte, dass der metabolische Reset – im Sinne einer Neueinstellung, die darauf abzielt, den Stoffwechsel des Körpers zu optimieren und neu zu kalibrieren – half, die Gesundheit zu verbessern und schlechte Lebensgewohnheiten loszuwerden. Die Beruhigung der Entzündungs- und Verdauungssysteme, die so entstehen kann, war eine gute Voraussetzung für einen mentalen Neuanfang. Der christliche Mönch und einflussreiche Asket Johannes von der Leiter, der im frühen Mittelalter lehrte, schrieb etwa: »Wenn man Schläuche erweicht, erweitern sie sich und fassen mehr als gewöhnlich; werden sie aber vernachlässigt, so trocknen sie aus und fassen weniger. Wer seinen Bauch mit Speisen überfüllt, dehnt seine Eingeweide aus, wer aber mäßig zu leben strebt, verengt sie. Die verengten Eingeweide fassen weniger; und somit macht die Natur uns wie von selbst enthaltsam.« Von dieser Wiederherstellung der Därme profitiert gemäß Johannes auch die Seele: »Durch das Fasten verliert die Völlerei allen Reiz des Süßen, wodurch sie bisher Menschen verführte. Das Fasten gibt der Nacht die Ruhe des Schlafs zurück und dem Gebet seine Lauterkeit. Das Fasten ist ein Licht der Seele und das Tor zur Seligkeit des Paradieses.«[33]

Fasten bietet somit nicht nur körperliche Vorteile, sondern hat auch das Potenzial, seine Grenzen kennenzulernen und negative Gewohnheiten, Energien und Gedanken auszuscheiden und abzulegen. Darüber hinaus kann es die psychische Widerstandskraft stärken, indem es mentale Veränderungsprozesse fördert, insbesondere nach einem Verlust und in Zeiten des Abschieds und der Trauer sowie beim Start eines neuen Projekts oder Lebensabschnitts. Zu guter Letzt ist Fasten eine einfache und wirksame Übung in Genügsamkeit, die ein enormes Glückspotenzial birgt, da sie die Welt erstaunlich neu, lohnend und befriedigend macht.

Fasten bei Tieren und beim Mensch

Manche Tiere fasten tage- oder gar monatelang. Einige fasten oder schlafen während des Winters. Dies geschieht aufgrund von Mangel an Nahrung und zur Vermeidung von Gefahren bei der Futtersuche. Krokodile, Schlangen, Frösche, Libellen, Erdferkel, Lemuren, Schnecken, Lungenfische, Krebse und Schnecken können über mehrere Monate fasten, ohne Schaden zu leiden. Das kann man gut an Fröschen beobachten, die im Winter fasten und im Frühling so hoch wie im Herbst springen, weil ihre Muskeln vor der metabolischen Eigen-Verdauung in der Fastenzeit geschützt sind. Andere Tiere können dagegen nicht fasten, etwa Mäuse und Ratten. Je länger sie keine Nahrung zu sich nehmen, desto nervöser und unruhiger werden sie. Der Mensch jedoch gehört zu den Lebewesen, die fasten können. Diese Fähigkeit war eine der Voraussetzungen dafür, die Tropen verlassen und Regionen mit unwirtlichen Jahreszeiten und unzuverlässiger Nahrungszufuhr bewohnen zu können. Traditionelle Fastenperioden fallen daher nicht zufällig auf das Ende des Winters, wenn früher die Nahrungsvorräte langsam knapp wurden.

Nicht nur unser Körper, sondern auch unsere Psyche ist auf Mangel getrimmt. Das zeigt sich schon darin, dass wir uns einen Nahrungsüberfluss kaum vorstellen können. Das macht es der Lebensmittelindustrie so leicht, uns einen Mangel einzureden. Immerhin haben wir einzusehen gelernt, dass ein Überfluss von Salz und Kalorien uns nicht guttut, obwohl beides essenzielle Nahrungsbestandteile sind, die unser Körper selbst nicht herstellen kann. Es herrscht aber immer noch in breiten Kreisen der Bevölkerung der Irrglaube vor, wir würden an einem allgemeinen Mangel an Mikronährstoffen leiden. Dies mag für Kinder und Menschen mit Essstörungen und Verdauungsproblemen zutreffen, insgesamt gesehen ist ein solcher Mangel in unseren Breiten dagegen höchst unwahrscheinlich. Aus Fehlern der Nahrungsverarbeitung hat man gelernt und viele Nahrungsmittel haben wieder deutlich mehr Nährstoffe als nach dem Zweiten Weltkrieg. Mehl ist heute deutlich weniger weiß, weil es weniger gründlich von Ballaststoffen gereinigt wird als vor 30 Jahren, und Reis enthält deutlich mehr Mikronährstoffe als der unserer Großeltern. Auch Dünger und Futtermittel enthalten zunehmend große Mengen an essenziellen Mikronährstoffen wie Vitaminen, Kupfer, Selen und Zink, was sich in einer Zunahme dieser Nährstoffe in unserer Nahrung widerspiegelt.

Der beste Beleg für einen Überfluss an Mikronährstoffen, der in den letzten Jahren immer mehr zum Problem wird, ist die Zunahme von Hypervitaminosen. Das sind Krankheitserscheinungen durch eine Überdosierung von Vitaminen. Am gefährlichsten sind die fettlöslichen Vitamine A, D und E in Nahrungsergänzungsmitteln. Eine solche Überdosierung zeigt sich in bestimmten Vergiftungssymptomen wie Kopfschmerzen, Schwäche, Schwindel, Übelkeit, Verstopfung, Durchfall, Empfindungen eines inneren Zitterns, der Unfähigkeit zur körperlichen Betätigung oder zur Bewältigung der täglichen Routine. Schon eine Menge von 120 Einheiten pro Tag, was unter der Dosis eines frei käuflichen hoch dosierten Vitamin-E-Präparats liegt, steigert die Gefahr für eine Hirnblutung.[34] Zudem zeigen immer mehr Studien zu essenziellen Mikronährstoffen wie Vitaminen und Spurenelementen, dass diese in hohen Mengen die Gesundheit nicht fördern, sondern schädlich sind. Vitamin A und E schützen nicht vor Krebs, sondern erhöhen das Krebsrisiko. Vitamin D hat in großen Studien die Gefahr für Knochenbrüche und Asthma nicht verringert, sondern gesteigert.[35,36] Omega-3-Fettsäuren haben in einer Studie mit 18 000 Amerikanern Depressionen nicht verbessert, sondern verstärkt.[37] Auch eine Kombination aus Folsäure, Omega-3-Fettsäuren, Zink, Tryptophan und Aminosäuren, die Patienten mit Depressionen gegeben wurde, verstärkten deren depressiven Zustand.[38] Neueste Studien zeigen zudem, dass die Messungen von fettlöslichen Vitaminen im Blut nicht verlässlich sind und selbst dann einen Mangel anzeigen können, wenn die Speicher übervoll sind. Diese unzuverlässigen Tests haben sogar Gesundheitsbehörden zu der Verkündung verleitet, dass im Winter Vitamin-D-Mangel herrsche. Inzwischen hat die US Preventive Services Task Force, ein Gremium unabhängiger Experten, den so oft behaupteten Mikronährstoffmangel als einen methodischen Irrtum entlarvt. Auch führende Vitaminforscher wie der britische Arzt Tim Spector haben ihre Meinung zu Vitamin D radikal geändert und warnen nun vor Ergänzungsmitteln mit den fettlöslichen Vitaminen A, D, E und K. Schon die Weisen des Ayurveda meinten, wenn sie von Entgiftung sprachen, sowohl Makro- wie auch Mikronährstoffe. Es ist daher besonders wichtig, während des Fastens keine Nahrungsergänzungsmittel einzunehmen, sodass sich auch Ansammlungen von Mikronährstoffen und Hypervitaminosen zurückbilden können.

Hungermanagement

Angesichts all dieser Vorteile des Fastens überrascht es mich selbst, dass ich nicht früher damit begonnen habe. Wahrscheinlich war meine unbewusste Angst vor dem Hunger der Hauptgrund für meine anfängliche Skepsis. Diese Angst war zum Glück übertrieben, wie ich beim Abspecken nach einem mehrjährigen USA-Aufenthalt erfahren durfte. Unsere Fähigkeit, zu fasten beinhaltet verschiedene Mechanismen, die den Hunger ab dem Tag nach Fastenbeginn mindern. Wäre dies nicht der Fall, wäre Fasten nie so beliebt geworden. Physiologisch erklärt sich dieses Phänomen durch die Senkung des Insulinspiegels, die nach etwa zehn Stunden eintritt und hilft, den Hunger im Zaum zu halten. Nach einem Tag scheidet der Magen zudem weniger des Hungerhormons Ghrelin aus, was zu einer weiteren Entspannung führt. Nach ein paar weiteren Tagen geben die Darmhormone Leptin und Ghrelin, die für den akuten Hunger zuständig sind, die Führung teilweise ab und andere Hormone, die für das langfristige Überleben und den Metabolismus zuständig sind, etwa das Agouti-related-Protein, übernehmen das Zepter. Das ergibt auch evolutionsbiologisch Sinn, denn großer Hunger in natürlichen Hungerperioden hätte dazu führen können, dass wir verzweifelt potenziell ungute oder gefährliche Nahrung essen. Diese langfristig denkenden Hormone reagieren dagegen nicht auf übertriebene Ängste, zu verhungern, und sind in das Urgeheimnis des Lebens eingeweiht, dass leere Speicher besser sind als volle, weil die unnötige Nährstoffspeicherung aufwendig ist und Entzündungen verursacht, wie sich an Menschen, die an Übergewicht leiden, gut beobachten lässt. Mit jedem zusätzlichen Kilogramm Fett weitet sich die Entzündung im Körper etwas aus.[39] Versuche an Hefepilzen, Fliegen, Würmern, Nagetieren und Affen zeigen, dass diese Entzündung eine nachteilige Wirkung auf den Stoffwechsel und die Erneuerung von Geweben hat.[40] Ständige Nahrungszufuhr beschleunigt den Alterungsprozess, während Nahrungseinschränkung und leere Speicher die beste bisher bekannte Anti-Aging-Methode sind und die Lebensdauer bis zu 30 Prozent verlängern können.

Praktisch bedeutsam ist die hungerdämpfende Wirkung beim Intervallfasten, die durch die Umstellung des Essrhythmus entsteht, indem man täglich immer die gleiche Mahlzeit weglässt. Diesen Mechanismus können wir auch ohne Intervallfasten an uns selbst beobachten, nämlich beim nächtlichen Fasten. Nach dem Aufstehen ist der Hunger typischerweise gering, obwohl man die ganze Nacht nichts gegessen hat. Dieser Mechanismus wird beim Intervallfasten gezielt eingesetzt. Der Verzicht auf eine Mahlzeit mag am Anfang viel Überwindung kosten, doch der Körper passt sich schnell an den neuen Rhythmus an und der Hunger verschwindet. Dass es sich dabei um eine spezifische Regulation handelt, merkt man, wenn man aus dem Takt fällt und das Intervallfasten bricht. Dies ruft am nächsten Tag zur gleichen Uhrzeit typischerweise einen Bärenhunger hervor. Denn wir können uns nicht nur das Sättigungsgefühl, sondern auch den Hunger antrainieren. Wenn wir daran gewöhnt sind, morgens ein ausgiebiges Frühstück zu essen, wird der Hunger nach dem Aufstehen entsprechend groß sein. Dies entspricht aber nicht einem physiologischen Bedürfnis, sondern ist Ausdruck des Hunger-Rhythmus, an den wir uns angeeignet haben. Die Hadza, ein ursprünglich lebendes nomadisches Volk von Jägern und Sammlern in Ostafrika, erinnern uns daran, dass das Frühstück eine moderne Erfindung ist. Nach dem Erwachen essen sie nicht, weil sie keine Nahrung zur Verfügung haben. Erst am späteren Vormittag essen sie die Beeren, die sie frisch gesammelt haben. Das ergibt eine Fastenzeit von 10 bis 14 Stunden. Damit will ich allerdings nicht sagen, dass das Weglassen des Frühstücks die beste Option ist. Der Zeitpunkt des Essensverzichts ist nicht das Entscheidende und unser Organismus kann sich auf unterschiedliche Fasten-Rhythmen einstellen.

Neben dem Schlaf, dem Tagesrhythmus und der Regelmäßigkeit der Nahrungsaufnahme gibt es noch viele andere mentale

Programme, die den Hunger steuern und mit dem echten Kalorienbedarf fast nichts zu tun haben. Selbst wenn wir keinen Hunger verspüren, kann uns der Geruch eines bratenden Steaks und das Brutzeln, das wir dabei hören, ziemlich hungrig machen. Viele solcher Hungerreize sind angeboren, andere lernen wir in der Kindheit oder später im Leben.

Für die Erforschung des Hungerlernens anhand von Experimenten an Hunden hat der russische Psychologe Iwan Pawlow den Nobelpreis erhalten. Voraussetzung für seine Entdeckung war die Messung des Speichelflusses bei Hunden. Immer wenn Pawlow den Hunden Futter gab, nahm deren Speichelfluss zu. Dies belegte, dass Nahrung den Appetit anregt. Das ist an sich schon ein wichtiger Befund und erklärt, weshalb an unserem Arbeitsplatz und in unserer Wohnung keine Snacks herumliegen sollten. Diese Einsicht allein hätte aber natürlich nicht für den Nobelpreis gereicht. Doch Pawlow beobachtete darüber hinaus, dass auch dann, wenn er sich ohne Futter dem Hundekäfig näherte, der Speichelfluss zunahm. Die Hunde hatten also gelernt, dass seine Schritte bedeuteten, dass es Essen geben wird. So genügten nun die Schritte, um in den Hunden den Hungerprozess auszulösen. Das nennt man Konditionierung. Dabei geht die Bedeutung des Futters auf einen Reiz über, der mit Futter an sich nichts zu tun hat. In späteren Experimenten benutzte Pawlow einen Glockenton, der ursprünglich bei seinen Hunden keinen Speichelfluss erzeugte. Läutete er die Glocke aber immer, wenn die Hunde gefüttert wurden, begannen sie auch dann zu speicheln, wenn der Glockenton nicht mit Futter einherging. Auf die gleiche Weise ist unser Appetit konditioniert, typischerweise auf gewisse Tageszeiten. Solange die Konditionierung unserem Kalorienbedürfnis entspricht, ist das sinnvoll, damit wir regelmäßig essen, was gesund ist, weil sich dank dieser Konditionierung der Körper auf die Nahrungsaufnahme vorbereiten kann.

Beim Fasten muss diese zeitliche Konditionierung neu eingestellt werden, was glücklicherweise bereits nach wenigen Tagen geschieht. Außerdem sollten konditionierte Reize wie Cornflakespackungen und Gerüche aus Bäckereien und Restaurants beim Fasten gemieden werden, weil sie wie Pawlows Glocke den Appetit steigern. Neben diesen generellen Konditionierungen, denen wir alle unterliegen, muss jeder individuell beobachten, welche weiteren konditionierten Essreize bestehen. Es könnten der Fernseher, das Auto, ein bestimmter Film oder ein Lied sein, was den Appetit anregt. Je besser es gelingt, uns solchen Reizen zu widersetzen und nur noch zu geplanten Zeiten am Tisch zu essen, desto schneller verlieren diese Reize ihre Wirkung. Dies war eine weitere Entdeckung von Pawlow: Je länger er die Glocke nur dann ertönen ließ, wenn es kein Futter gab, desto weniger reagierten die Hunde auf den Ton. Man nennt dies folgerichtig Dekonditionierung oder Verlernen. Beim Reiz-Verlernen kann es helfen, das Essen durch eine andere Tätigkeit zu ersetzen, etwa durch das Trinken eines Tees oder eines schwarzen Kaffees. Diese Methode dämpft die Entzugssymptome. Sport ist besonders geeignet, Hungerreize zu verlernen, da dank der anaeroben Verbrennung Milchsäure entsteht, die den Appetit aktiv senkt. Das heißt: Kalorienverbrennung kann den Hunger reduzieren und das Weglassen von Zwischenmahlzeiten oder ganzen Mahlzeiten kann den Bewegungsdrang verstärken. Dies mag auf den ersten Blick unlogisch erscheinen. Doch tatsächlich ist unser Stoffwechsel kein »logischer« Kalorienbuchhalter, sondern arbeitet »psycho-logisch« im Sinne der Selbstwirksamkeit: Je mehr Bewegung und Kalorienverzicht, desto mehr steigt die Freude an Bewegung und Kalorienverzicht. Ungeeignet, um den Hunger zu senken, ist dagegen künstlicher Süßstoff, weil er die Insulinausschüttung fördert und damit den physiologischen Hunger verstärkt. Eine vielversprechendere Strategie ist da die

Beschäftigung. Wenn wir in den gewohnten Essenszeiten arbeiten, ist es einfacher, die Welle eines konditionierten Hungers ohne Rückfall zu überstehen.

Neben dem Hunger, der aus den erwähnten Gründen oft unnötig entfacht wird, besteht zudem das Problem, dass auf unsere Sättigungsgefühle wenig Verlass ist. Dies spiegelt das Grundproblem wider, dass wir auf Überfluss körperlich wie mental nicht vorbereitet sind. Wenn unsere Vorfahren an einem Ort voller Früchte und Tiere ankamen, war es trotzdem immer eine Anstrengung und eine Gefahr, an gesunde Lebensmittel zu kommen, sie zuzubereiten und zu kauen. Sie mussten sich also stets zweimal fragen, ob sie wirklich Hunger hatten. Der unbewusste, immerwährende Hunger, den wir heute erleben, konnte sich in einer solchen Situation schlicht nicht entwickeln. Aus diesem Grund sagt unsere natürliche Sättigung nie: »Iss auf keinen Fall den Hamburger oder die Currywurst, du bist satt!« Der bewusste Verzicht auf eine Nahrung, die uns zubereitet zur Verfügung steht, ist ein neues Problem, das aktiv und bewusst bewältigt werden muss.

Fasten ist eine Lösung dafür, und sie nimmt in allen Kulturen die Moral zu Hilfe. Früher waren dies Gottesfürchtigkeit und das Bedürfnis, sich spirituell zu reinigen. Heute stehen eher gesundheitliche Aspekte im Vordergrund. Die moderne moralische Stimme sagt also: »Du darfst das nicht essen, es ist ungesund, es macht dick, und am Ende wirst du noch zuckerkrank.« Dazu kommen die sozialen Ängste: »Meinst du wirklich, niemand bemerkt den Riesenhaufen Pommes auf deinem Teller? Schämst du dich nicht?« Allerdings gibt es auch eine entgegengesetzte moralische Stimme, die man obszönes Über-Ich nennt. Diese sagt etwa: »Du musst das essen! Du liebst dieses Essen – steh doch zu deiner Lust!« Das Grundmotiv aller moralischer Stimmen ist die Freiheit in einem umfassenden Sinn, etwa Freiheit vor Hunger und vor Scham. Die obszöne Stimme verwechselt diese umfassende Freiheit jedoch oft mit kurzfristigen Freiheitsgefühlen und Beliebigkeit – sie nimmt zu wenig Rücksicht darauf, dass die langfristige Freiheit Einschränkungen im Moment bedingt. Fasten ist daher eine gute Gelegenheit, sich seiner Moral und seiner tieferen Wünsche bewusst zu werden: Besteht meine Freiheit darin, beliebig viele Donuts in einer Stunde zu essen, oder eher darin, auch noch im Alter von 70 Jahren mit meinen Freunden, Enkeln oder Patenkindern auf einen Ausflug gehen zu können? Die Freiheit ist der entscheidende Unterschied zwischen Hungern und Fasten: Hungern ist ein unfreiwilliger Verzicht auf Nahrung. Hungernde Menschen wissen nicht, wann sie die nächste Mahlzeit bekommen. Fasten hingegen ist der freiwillige Verzicht auf Essen aus gesundheitlichen, spirituellen oder anderen Gründen. Überhaupt macht der Wunsch nach Freiheit für viele Menschen die Faszination am Fasten aus. Im Extremfall werden Hungerstreiks sogar dazu eingesetzt, um mehr Unabhängigkeit zu erreichen. Mahatma Gandhi etwa hat mit einer Fastenaktion erfolgreich gegen die britische Kolonialherrschaft in Indien protestiert.

Praktisches Vorgehen

Eine häufige Frage, die beim Planen von Fasten-Perioden aufkommt, ist folgende: Was soll ich tun, wenn ich während des Fastens Hunger habe oder mich nicht gut fühle? Wenn ich es nicht aushalte, mich nicht mehr wie ich selbst fühle, wahnsinnig vor Hunger werde und beginne, Geschirr zu zerschlagen? Die Antwort ist klar: Etwas essen!

Bei der gefühlten Unfähigkeit, fasten zu können, sollten wiederum diese Punkte berücksichtig werden: Zu hohe Erwartungen und eine zu schnelle Umstellung des Essrhythmus gehören zu den wichtigsten Ursachen von Fasten-Abbrüchen. Wer oft und regelmäßig Zwischenmahlzeiten einnimmt, sollte mit dem Mikro-Fasten beginnen, das zum Ziel hat, auf Snacks zu verzichten und sich auf die Hauptmahlzeiten zu konzentrieren. Um den Körper auf das Fasten vorzubereiten, sollten diese Mahlzeiten immer zur gleichen Zeit eingenommen werden. Einer der wichtigsten Befunde meiner eigenen Forschung ist die Beobachtung, dass eine kurze oder unregelmäßige Bettdauer den Appetit steigert, weil sie den Schlaf-Wach-Rhythmus aus dem Gleichgewicht bringt.[41] Ich sage Bettdauer und nicht Schlafdauer, weil es genügt, von 22 bis 6 Uhr ruhig im Bett zu liegen, um in einen guten Rhythmus zu kommen. Der Schlaf selbst ist zwar angenehm, aber zur Appetitregulation nicht notwendig.

Neben den unrealistischen Erwartungen und dem fehlenden Rhythmus kann auch eine falsche Ernährung das Fasten zum Scheitern bringen. Industrieller Zucker und ein Mangel an Früchten und Gemüse, die natürliche Eiweiße und lange Kohlenhydrate enthalten, können den Appetit in unerträgliche Höhen treiben. Auch Flüssigkeitsmangel und eine massive Steigerung von Bewegung und Sport können zu diesem Problem beitragen. Ein weiteres wichtiges Hindernis auf dem Weg zum geglückten Fasten ist das emotionale Essen. Dabei ist der Hunger nicht körperlich-metabolischer Natur, sondern dient der Stressverarbeitung und der Gefühlsregulierung. Der emotionale Hunger tritt typischerweise plötzlich auf, getriggert durch Gedanken und Gefühle. Körperlicher Hunger entwickelt sich dagegen eher langsam und beginnt mit dem Knurren des Magens. Den emotionalen Hunger stillen nur ganz bestimmte Lebensmittel, etwa Sahnetörtchen oder Pralinen, während der körperliche Hunger auf alle Arten von Kalorien anspricht, selbst auf Speisen, die man nicht besonders mag. Der emotionale Hunger kann sich zu regelrechten Essattacken ausweiten, während der körperliche Hunger durch eine normale Portion verschwindet. Emotionales Essen führt zudem oft zu Scham-, Reue- und Schuldgefühlen, was beim Stillen des körperlichen Hungers selten vorkommt. Zum emotionalen Essen gehört auch der bereits angesprochene Irrglaube, an einem Nährstoffmangel zu leiden, was jedoch lediglich auf unseriöse Werbung, von der Industrie gesponserte Berichterstattung und pseudowissenschaftliche Bluttests zurückzuführen ist.

Die Erkenntnis, dass Hunger kein rationales Signal ist, sondern einem unstillbaren Begehren ähnelt, das sich eher auf höhere Ziele als nur auf Kalorien richtet, ist eine uralte Weisheit. Im Buddhismus steht das Hungergefühl im Zentrum der Betrachtung des Leidens. Gemäß der buddhistischen Psychologie besteht Hunger aus zwei verschiedenen »Pfeilern«: einer unmittelbaren körperlichen Empfindung und einer Reaktion auf diese, die mit Emotionen wie Lust, Unruhe oder Abneigung verbunden ist sowie mit Gedanken wie »Ich muss dringend etwas essen!«. Buddhistische Achtsamkeit soll dabei helfen, die unmittelbare, körperliche Hungerempfindung von der gefühlsmäßig-gedanklichen Reaktion darauf zu entkoppeln: »Ja, es gibt Hunger in meinem Körper«, sagte mir einmal ein buddhistischer Lehrer lächelnd, ohne jedoch die geringsten Anstalten zu machen, darauf zu reagieren.

Der Buddha hat sich nicht nur mit den psychologischen und spirituellen Aspekten des Hungers beschäftigt, sondern war sich auch bewusst, dass beim Fasten soziale Faktoren wesentlich sind. Fasten in der Gruppe, etwa in einem Kloster, ist einfacher als allein. Umgekehrt gilt: Das Einzelfasten aus gesundheitlichen, psychologischen oder spirituellen Gründen scheitert häufig an sozialen Zwängen. Eine Einladung zum gemeinsamen Essen abzulehnen, ist nach wie vor eine schwerwiegende Sache. Viele Menschen fühlen sich dadurch vor den Kopf gestoßen oder gar persönlich angegriffen. Wie ich im Kapitel über die Essgemeinschaft erklären werde, ist das eine verständliche Reaktion, die tief in unserer Geschichte verankert ist. Wir müssen die zwischenmenschliche Funktion des gemeinsamen Essens sehr ernst nehmen und das Fasten den Gegebenheiten anpassen, sodass keine sozialen Nachteile entstehen. Bei wichtigen Anlässen wie einem Geburtstag oder einer Hochzeit sollte das Fasten daher unterbrochen werden. Doch bevor ich vertieft auf die Essgemeinschaft und Essrituale eingehe, dreht sich das nächste Kapitel um die konkrete Nahrung, auf die unser Körper angewiesen ist.

GANZE LEBENSMITTEL

Der amerikanische Journalist und Ernährungsexperte Michael Pollan fasste seine jahrzehntelangen Untersuchungen und sein Nachdenken über das gesunde Essen in drei kurzen Aussagen zusammen: »Iss ganze Lebensmittel, nicht zu viel und vorwiegend Pflanzen.«[42] Die beiden letzten Aussagen sind nicht besonders erstaunlich, eher überraschend ist aber die erste: Die Lebensmittel, die wir essen, sollten »ganz« sein, etwa ein ganzer Apfel oder eine ganze Bohne.

In den aktuellen Lehrbüchern der Lebensmittelchemie sowie in den Ernährungsrichtlinien der Europäischen Union spielt die Ganzheit von Lebensmitteln keine Rolle. Das Gegenteil von ganzen Lebensmitteln sind Nahrungsergänzungsmittel, die einzelne Vitamine und Spurenelemente in Pulverform enthalten. Sie entsprechen präzise der Theorie der Lebensmittelindustrie, erfreuen sich zunehmender Beliebtheit und werden von Apothekerinnen, Drogisten und Heilpraktikern großzügig empfohlen. Warum hat Pollan eine so ganz andere Sichtweise formuliert, die von der konkreten Ganzheit von Lebensmitteln als dem wichtigsten Ernährungsgrundsatz ausgeht?

Um dies verständlich zu machen, muss ich etwas ausholen und die Hinweise, die ich in der Einleitung gegeben haben, hier vertiefen. Gemäß der aktuellen Ernährungstheorie besteht Nahrung aus Makro- und Mikronährstoffen und die Zusammensetzung und Ausgewogenheit dieser Nährstoffe mache die Gesundheit der Nahrung aus. Ob diese Nährstoffe aus einer Kapsel stammen oder aus einem ganzen Apfel, sei gleichgültig. Weil auch ich im Medizinstudium diese Theorie gelernt hatte, war ich erstaunt, dass man in der praktischen Medizin überraschend konsequent davon abwich. In meiner Ausbildung in der Inneren Medizin sah ich, dass das Pflegepersonal eine Patientin von der Sondennahrung abkoppelte und sie aufforderte, selbst zu essen. Obwohl die Sondennahrung viel reichhaltigere und ausgewogenere Nährstoffe enthielt, verteidigte der Chefarzt Semmeln, Joghurt und Schleimsuppe als die gesündere Option. In meinen Augen war diese Haltung veraltet, sie spiegelte die Großmutter-Weisheit wider, dass Natürliches zu essen einen Wert an sich hat. Als Assistenzarzt am Zentrum für Essstörungen des Universitätsspitals Zürich wurde ich noch viel direkter mit dem scheinbar verbreiteten Gebot der Ganzheit von Nahrung konfrontiert. Meine Vorgesetzte forderte mich auf, den Patientinnen ihre geliebte Trinknahrung wegzunehmen und sie zu motivieren, sich an feste Nahrung zu gewöhnen. Ich tat dies nur mit Widerstand, weil ich keine wissenschaftliche Begründung für den Vorteil von fester gegenüber flüssiger Nahrung kannte. Zweifellos führte diese Ernährungsumstellung dazu, dass die Ausgewogenheit und der Nährstoffgehalt der Nahrung deutlich abnahm, weil die Patientinnen aufgrund ihrer Verdauungsstörungen eine starke Abneigung gegen ganze Lebensmittel hatten und sich ohne Trinknahrung viel einseitiger ernährten. Meine Vorgesetzte war zum Glück nicht nur eine erfahrene Praktikerin, sondern auch bestens mit der wissenschaftlichen Literatur vertraut. Anhand von Beobachtungsstudien zeigte sie mir, dass Flüssignahrung im Vergleich zu fester Nahrung die Gefahr von Erschöpfung, Darmbeschwerden, metabolischen Störungen (etwa des Zuckerstoffwechsels) und Knochenschwund erhöht, auch wenn die Flüssignahrung deutlich mehr Nährstoffe als die feste Nahrung enthält. Den Grund dafür kannte sie zwar nicht, aber klar war und ist: Die Erfahrung aus dem klinischen Alltag widerspricht der Nährstofftheorie, wie sie in den Lehrbüchern zu finden ist. Diese Nährstofftheorie basiert ja auch nicht auf staatlicher oder gemeinnütziger Forschung, sondern wurde von der chemischen Industrie entwickelt. Der gelang es zum Beispiel zu Beginn des 20. Jahrhunderts, große Mengen Vitamin C chemisch herzustellen, weshalb ihre Marketingabteilungen eine Vitamin-C-Mangel-Theorie entwickelten, um auf perfide Weise möglichst viele Menschen vom Vitamin-C-Konsum in Tablettenform zu überzeugen.

Am eindrücklichsten kann man Pollans Gebot der ganzen Lebensmittel bei Patienten beobachten, die aus medizinischen Gründen, etwa wegen einer Lähmung des Darms, nicht normal essen können und parenteral ernährt werden müssen. »Par« bedeutet hier »neben«, »enteral« steht für »Darm«, was zusammen eine »Umgehung des Darms« mittels Injektion oder Infusion direkt ins Blut meint. Diese Nährlösungen enthalten die perfekte Mischung aus Makro- und Mikronährstoffen, die jeden Lebensmittelchemiker verzücken muss. Darin sind alle Vitamine vertreten (einschließlich Thiamin, Ascorbinsäure, Niacin, Riboflavin und Biotin), alle essenziellen Aminosäuren (einschließlich Methionin, Phenylalanin und Tryptophan), alle essenziellen Fettsäuren (einschließlich der Omega-3-Fettsäuren), alle essenziellen Spurenelemente (einschließlich Zink, Selen, Magnesium, Kalzium, Eisen, Natrium, Kalium, Phosphor, Kupfer und Jod) und dazu noch Kreatin und Folsäure sowie Kohlenhydrate, Eiweiß und Fett, die alle bis aufs Milligramm den Vorgaben der Lehrbücher und internationalen Richtlinien entsprechen. Doch erstaunlicherweise kann diese Superernährung zu schweren Krankheitszuständen führen: von metabolischen Störungen über Gerinnungsstörungen, Knochenschwund, schweren allergischen Reaktionen und Leberkrankheiten bis hin zu gravierenden Hirnschäden. Das ist der Grund, weshalb erfahrene Ärzte die parenterale Ernährung ausschließlich als Ultima Ratio einsetzen, als letztmöglichen Weg, wenn alle anderen Ernährungsoptionen versagen.

Ein anderes eindrückliches Beispiel für Pollans Grundsatz der ganzen Lebensmittel ist der Fruchtsaft. Obwohl er die identische chemische Zusammensetzung wie eine ganze Frucht hat, ist er ungesund und trägt zu Übergewicht, Diabetes und Krebs bei. Im Gegensatz dazu sind ganze Früchte gesund und schützen vor diesen Leiden. Was für rätselhafte Befunde! Und warum berichten die Medien so wenig darüber? Warum wagt es niemand, auf die krassen Mängel der gängigen Ernährungstheorie hinzuweisen?

Ist Depression ein Nährstoffmangel?

Nährstoffmangel-Theorien beeinflussen in immer stärkerem Maße auch mein eigenes Fachgebiet, die Psychiatrie. Da verwundert es nicht, dass es meine eigene Forschung war, die meine Zweifel an diesen Theorien verstärkte. Einen ersten Hinweis auf unausgesprochene Fehler in der Nährstofflehre erhielt ich, als ich im Jahr 2003 meinen dreijährigen Forschungsaufenthalt am National Institute of Mental Health antrat, dem staatlichen Psychiatrie-Forschungsinstitut der USA. Damals galt ein Mangel des Botenstoffs und Glückshormons Serotonin als Ursache der Depression. Die Aminosäure Tryptophan ist die chemische Vorstufe von Serotonin, sodass man sich überlegte, ob ein Tryptophan-Mangel die Depression erklären könnte. Als ich dem Direktor der Abteilung für Depressionsforschung daher vorschlug, die Serotoninmangel-Theorie zu beforschen, winkte er ab: »Wir haben diese Theorie in Dutzenden Studien untersucht, und ich kann Ihnen versichern: Depressive Menschen leiden nicht an einem Serotoninmangel. Wir haben es im Hirngewebe untersucht, mittels bildgebender Verfahren und nun auch mit Genetik. Es gibt keinerlei Hinweise auf einen Serotoninmangel. Wenn man gesunde Menschen auf eine Diät setzt, die reich an Aminosäuren ist, nur kein Tryptophan beinhaltet, entsteht mit der Zeit ein deutlicher Tryptophanmangel im Gehirn, was wiederum zu einem Serotoninmangel führt. Doch die Versuchspersonen zeigten keine Anzeichen von Depression. Wir haben auch depressiven Menschen Tryptophan gegeben, aber die wurden dadurch eher noch depressiver. Diese Theorie ›stinkt‹, und wir haben aufgehört, daran weiterzuarbeiten.« Ich war verblüfft und fragte, ob denn Antidepressiva nicht das Serotonin im Hirn steigern. Er antwortete: »Wir wissen ziemlich wenig über die Wirkung von Antidepressiva. Sicher ist, dass sie die Wiederaufnahme von Serotonin in den Nervenzellen blockieren, wodurch Serotonin nicht rezykliert werden kann. Dies mag kurzfristig zu einem Anstieg von Serotonin in den Synapsen führen, aber nach ein paar Wochen nimmt es wieder ab, und erst dann beginnen Antidepressiva zu wirken.« Ich hatte mich gut auf das Gespräch vorbereitet und erinnerte ihn daran, dass er selbst auch schon Artikel über den Serotoninmangel geschrieben hatte. Er erwiderte: »Ich glaube schon, dass Serotonin bei der Depression eine Rolle spielt, aber nicht ein Mangel. Ich bevorzuge deshalb den Begriff Serotonindysfunktion. Aber vermutlich haben Sie schon recht, die Serotoninmangel-Theorie ist so populär, dass man den Begriff ›Serotoninmangel‹ gelegentlich benutzt, um zum Ausdruck zu bringen, dass Depression etwas mit dem Hirn zu tun hat. Als Ärzte haben wir ja viele Aufgaben, wir müssen ja auch Theorien entwickeln, die unsere Patienten verstehen. Außerdem braucht auch die Industrie Mangeltheorien. Dass Firmen Chemie herstellen, um einen chemischen Mangel auszugleichen, das kapiert jeder. Eine Firma, die Chemie produziert, weil wir an einem Überfluss an Chemie leiden, kapiert keiner. Aber verstehen Sie mich nicht falsch: Antidepressiva wirken ziemlich gut, auch wenn die Serotoninmangel-Theorie nicht stimmt.«

Dieses Gespräch, das ich spannend fand, mich aber auch verunsicherte, gab mir eine erste Ahnung, dass in der Medizin verschiedene Realitäten vorherrschten. Es erinnerte mich an Risse im wissenschaftlichen Weltbild, die mich seit meiner Kindheit faszinieren. In Luzern, wo ich aufwuchs, enthält das Wasser hohe Mengen an Kalzium und Magnesium, sodass man Haushaltgeräte regelmäßig entkalken muss. Trotzdem warnen auch dort Gesundheitsmagazine vor einem Kalzium- und Magnesiummangel, von dem bis zu 50 Prozent der Bevölkerung betroffen sein sollen, was in Luzern mit Sicherheit nicht zutrifft. Einmal war ein Apotheker bei uns zu Besuch, und ich fragte ihn, weshalb er Kalzium- und Magnesiumtabletten im Schaufenster hatte. Lachend antwortete er: »Die sind für die italienischen Touristen, wir brauchen das nicht.«

Aber zurück zu Pollans Grundsatz der ganzen Lebensmittel. Dieser besagt ja nicht nur, dass die Ganzheit wichtiger ist als die Mikronährstoffzusammensetzung, sondern auch, dass die Ganzheit wichtiger ist als die Ausgewogenheit der Makronährstoffe Kohlenhydrate, Fett und Protein. Eine solche Ausgewogenheit können Nährlösungen viel besser garantieren als natürliche Lebensmittel. Interessant ist jedoch, dass die Menschen in den Blauen Zonen, wo Genussesser sehr lange leben, vorwiegend ganze Lebensmittel essen und sich keinen Deut um die von der modernen Lebensmittelchemie empfohlene Nährstoffbalance kümmern. Die Menschen entlang des Mittelmeers verzehren zum Beispiel viel mehr fettige Nahrung als empfohlen. Der Fettanteil ihrer Nahrung liegt bei fast 50 Prozent. Die Langleber Mittelamerikas wiederum ernähren sich hauptsächlich von Mais und Bohnen und kommen auf einen Kohlenhydratanteil von bis zu 75 Prozent. Und die Nahrung der Massai in Ostafrika, die kaum an Zivilisationskrankheiten leiden, hat einen ausgesprochen hohen Eiweißanteil von über 50 Prozent, weil sie sich zu einem großen Teil von Rinderblut, Fleisch und Milch ernähren.

Aus diesen Befunden muss man schließen, dass die chemische Vorstellung von Ernährung sogar in dem wichtigen Punkt der Ausgewogenheit versagt. Selbst randomisierte Studien, bei denen die Teilnehmenden verschiedenen Diätgruppen mit unterschiedlichen Kohlenhydrat-, Fett- und Eiweißanteilen zugeordnet wurden, belegten nie einen Gesundheitsvorteil einer bestimmten Makronährstoffzusammensetzung.[43] Auch die Idee, dass Makronährstoffanteile bedeutsam für die Gesundheit sind, stammt übrigens nicht aus den Forschungslabors von Universitäten, sondern wurde von der Industrie erfunden: Sie kann den Fett-, Kohlenhydrat- und Proteinanteil der von ihr produzierten Nahrung beliebig verändern und postulierte deshalb eine Theorie, wonach diese Anteile und ihr Verhältnis wichtig für unsere Gesundheit sind. Die Grundaussage aller chemischen Ernährungstheorien ist immer die gleiche: Industrielle Nahrung und Nahrungsergänzungsmittel sind gesünder als ganze, natürliche Lebensmittel, die chemisch nicht manipuliert sind.

Ich betone die blinden Flecken der chemischen Ernährungstheorie so ausführlich, weil diese sich ab den 1980er-Jahren weltweit in den Medien durchgesetzt hat, immer öfter gesetzlich verankert ist und in den Schulen unterrichtet wird. Doch sie hat die Gesundheit nicht verbessert, sondern ist im Gegenteil Kern des Problems, das zu einer Vervierfachung von Diabetes, einer Verdoppelung von Übergewicht und einer deutlichen Zunahme von Autoimmunkrankheiten geführt hat. Als Beispiel nehme man nur den Nutri-Score, der seit 2016 von allen großen Lebensmittelkonzernen kräftig unterstützt und beworben wird. Dieser Score wurde von Wissenschaftlern entwickelt und enthält auch ein paar wissenschaftlich fundierte Prinzipien, etwa eine positive Bewertung von ganzen, unverarbeiteten Lebensmitteln und die Nicht-mehr-Berücksichtigung von Mineralien- und Vitaminzusätzen, die laut Dutzenden von Studien zu Krebs und anderen schweren Krankheiten beigetragen haben. Die Einteilung geht von A für sehr gesund bis zu E für sehr ungesund. Doch im Laufe der Entwicklung, in der die Industrie kräftig mitwirken durfte, hat sich immer mehr ihre chemische Theorie durchgesetzt. Chemische Zusätze wie Süß- und Farbstoffe oder Konservierungsmittel führen in der aktuellen Version nicht mehr zu einer Abnahme des Wertes. Zu Beginn der Entwicklung gingen die Wissenschafter von einem schädlichen Zuckerzusatz von 25 Gramm pro Tag aus. Der Industrie gelang es, dies auf sage und schreibe 90 Gramm hochzusetzen! Außerdem wurde es zunehmend möglich, einem vollends ungesunden Fast Food ein paar lösliche Ballaststoffe beizumischen – eine der Lieblingsideen der Industrie –, um den Score anzuheben. Eine bekannte, haarsträubend ungesunde Schweizer Schokomilch, die ich als Kind übrigens sehr geliebt habe, erhält auf der Skala inzwischen ein B, sie wird also zum regelmäßigen Verzehr empfohlen – was das Gebot meiner Eltern, nur an Festtagen ein Glas davon zu trinken, direkt untergraben hätte. Die Logik dahinter: Milch ist gesund und durch die Entfettung wird sie noch gesünder. Durch diese geballte Gesundheitsförderung ist der Zusatz von Zucker für den Geschmack gerechtfertigt. Doch jede einzelne Zeile dieser Argumentation ist falsch: Milch ist für Erwachsene nur in geringen Mengen gesund und für viele ist sie vermutlich sogar ungesund. Durch die Entfettung wird sie nicht gesünder, sondern noch ungesünder, weil die Entfettung die Insulinreaktion auf Milch steigert, was zu negativen Folgen wie Übergewicht, Diabetes und Entzündungen maßgebend beiträgt. Die Entfettung wird aber noch viel problematischer, wenn man der Milch Zucker hinzufügt. Die Nutri-Score-Logik, dass man durch die Entfettung die krank machende Kraft des Zuckers ausgleicht, ist komplett irrig. Das genaue Gegenteil ist der Fall: Die beiden industriellen Maßnahmen verstärken sich in ihrer krank machenden Potenz. Der Nutri-Score ist ohnehin und grundsätzlich eine Sackgasse, weil er auf der Theorie von Nahrung als unverbundene Ansammlung von Nährwerten basiert, die nicht die Lösung, sondern die *Ursache* der ernährungsbedingten Krankheitsepidemie ist, die wir seit 1980 erleben. Denn wie das Beispiel der Schokomilch zeigt, erklären sich Krankheit und Gesundheit zu einem wesentlichen Teil nicht aus einzelnen Nährstoffen, sondern aus dem Wechselspiel zwischen den Nährstoffen, die in ganzen Lebensmitteln eine grundlegend andere ist als in hochprozessierten und industriellen. Diese Wechselwirkungen erklären auch, warum parenterale Ernährung, die entsprechend ihrer perfekten Nährstoffbalance einen A-Score erhalten würde, so ungesund ist. Zusammengefasst bedeutet das:

- Wunschdenken der Industrie: Die Anteile von Protein, Kohlenhydrat und Fett sind entscheidend für den gesundheitsfördernden Effekt von Lebensmitteln. Weil die Industrie diese Anteile beliebig manipulieren kann, sind ihre Lebensmittel gesünder als die natürlichen.
- Wissenschaftlich korrekt: Die Anteile von Protein, Kohlenhydrat und Fett haben sich in Studien als erstaunlich unwichtig

erwiesen. Bei den Kohlenhydraten ist nicht der Anteil, sondern die Länge entscheidend; bei den Fetten und Proteinen scheint die Vielfalt von Bedeutung zu sein. Natürliche haben gegenüber industriellen Lebensmitteln eine größere Proteinvielfalt, längere Kohlenhydrate und komplexere Fette, was den gesundheitlichen Vorteil erklärt.

Die Lebensmittelmatrix

Die wichtigste Wechselwirkung zwischen Nährstoffen in einem ganzen Lebensmittel nennt man Lebensmittelmatrix. Sie ist der Grund, warum Claudia, die ich in der Einleitung erwähnt habe, starb und ich als junger Arzt angewiesen wurde, bei meinen Patientinnen die Flüssignahrung durch feste Nahrung zu ersetzen. »Matrix« bedeutet Gitter, womit in diesem Fall gemeint ist, dass Nährstoffe nicht in einer Flüssigkeit gelöst sind, sondern durch komplexe biologische Strukturen, die man sich wie ineinander verschachtelte Gitter vorstellen kann, zusammengehalten werden. Schon das äußere Gitter eines einfachen Salatblatts besteht aus einer abschirmenden Wachsschicht, einer Ober- und einer Unterhaut, Palisadenzellen, Schwammgewebe und Spaltöffnungen. Dieses Gitter enthält Tausende verschiedener Antioxidantien, die den Salat schützen. In diesem Gitter gibt es unzählige weitere Gitter. Besonders wichtig sind die pflanzlichen Zellwände, die einen geschlossenen Raum bilden und den Nährstoffen damit eine besondere chemische Umgebung bieten. Diese ausgeklügelte Struktur spielt beim Nährwert eine entscheidende Rolle, weil sie die Verdauung verlangsamt, schnell zerfallende Nährstoffe konserviert und dafür verantwortlich ist, dass nicht nur der obere, sondern auch der untere Darm und das ganze Mikrobiom ernährt werden. Ein gutes Beispiel für die komplexe Verwandlung von Lebensmitteln durch die Verdauung ist die Zwiebel. Sie enthält keine Nährstoffe, die unsere Augen reizen. Der reizende Stoff entsteht erst durch das Schneiden der Zwiebel, da dabei die Gitterstruktur zerstört wird und Nährstoffe in neue Wechselwirkungen treten. So kommt es zu einer chemischen Reaktion zwischen einer schwefelhaltigen Aminosäure, die im äußeren Gitter hängt, und einem Enzym, das Teil eines inneren Gitters ist. (Übrigens: Indem man die Zwiebel vor dem Schneiden gefriert, verhindert man diese chemische Reaktion.)

Millionen von Jahren Erfahrung unseres Körpers mit ganzen Lebensmitteln haben zu einem vielstufigen Verdauungsprozess geführt, bei dem die Lebensmittelmatrix Schritt für Schritt aufgelöst wird. Jeder Darmabschnitt ist spezialisiert auf eine bestimmte Auflösung eines Gitters und die Aufnahme der chemischen Verbindungen, die dabei entstehen. Anhand der Zwiebel können wir gut sehen, dass ein radikaler Schnitt durch alle Gitter unsere Schleimhäute überfordert. Mehrstufige Verdauungsvorgänge bringen dagegen im Austausch zwischen Lebensmitteln und Darm dauernd neue Nährstoffe hervor, die zur jeweiligen Schleimhaut passen. Die neuen Nährstoffe sind oft so flüchtig, dass es nicht möglich ist, sie chemisch zu identifizieren. Das mag ein Hauptgrund sein, weshalb die perfekte parenterale Nährlösung zu schwerer Mangelernährung führt, da wir viele wesentliche Nährstoffe, die bei der Verdauung erst entstehen, nicht kennen und wegen ihrer Flüchtigkeit auch nicht haltbar herstellen könnten. Diese für die Industrie unangenehme Realität wird leider konsequent verschleiert. Die Produzenten von Nahrungsergänzungsmitteln sind zwar gesetzlich dazu angehalten, auf ihren Produkten darauf hinzuweisen, dass Nahrungsergänzungsmittel kein Ersatz für eine vielfältige Ernährung sind, doch über dem Kleingedruckten steht nichtsdestotrotz die bekannte, marketingoptimierte Grundaussage, dass die Nahrungsergänzung für eine gesunde Ernährung unabdingbar ist – was schlicht nicht korrekt ist.

Ein weiterer wichtiger Faktor für die gesundheitsfördernde Wirkung von ganzen Lebensmitteln sind die Ballaststoffe. Doch auch bei diesen Stoffen ist es der Industrie gelungen, ihr Wunschdenken als Standardernährungslehre zu vermarkten:

- Wunschdenken der Industrie: Ballaststoffe wirken unabhängig von der Lebensmittelmatrix. Es gibt lösliche Ballaststoffe, die helfen, Blutzucker und Blutfette zu regulieren. Ferner gibt es unlösliche Ballaststoffe, die vom Verdauungsbrei nicht aufgenommen werden, unverändert durch die Därme wandern und dabei die Verdauung fördern und die Darmbakterien ernähren. Es spielt keine Rolle, ob diese Ballaststoffe natürlich sind oder industriell zugesetzt werden.
- Wissenschaftlich korrekt: Die beiden gesundheitsfördernden Aspekte von Ballaststoffen sind korrekt, doch ist das nur die halbe Wahrheit. Es spielt sehr wohl eine Rolle, wie stark Ballaststoffe in Nahrungsmitteln chemisch vernetzt sind. Die Lebensmittel mit den stabilsten Lebensmittelmatrizes, nämlich Gemüse und Früchte, sind auch die gesündesten, weil Ballaststoffe die Nährstoffe in einem großen, räumlichen Gitter zusammenbinden und damit die Aufnahme der Nährstoffe verlangsamen und einen mehrstufigen Verdauungsprozess ermöglichen, während dem neue Nährstoffe entstehen. Es ist deshalb ein Missverständnis, Ballaststoffe wie eine Art Vitamin zu verstehen, das man der Nahrung einfach zufügen kann. Dies zeigt sich zum Beispiel daran, dass ursprüngliche Völker wie die Hadza in Tansania eine deutlich vielfältigere Bakteriengemeinschaft im Darm aufweisen als Menschen im Westen, auch wenn diese ihre Nahrung mit industriellen Ballaststoffen ergänzen.[44]

Das Wunschdenken der Industrie ist nicht selten auch das Wunschdenken vieler Konsumenten, einschließlich meiner Familienangehörigen und Bekannten. Weil ich mit ihnen gelegentlich in Auseinandersetzungen in Bezug auf Milchprodukte und deren Alternativen gerate, beschäftige ich mich unter anderem mit Mandeln, um in diesen Diskussionen einen produktiven Beitrag leisten zu können. Mandeln sind wunderbare Naturprodukte, die über eine ausgezeichnete Matrix verfügen, welche die vielen Fette und Kohlenhydrate einbinden. Wenn man ganze Mandeln isst, steigen die Blutfette deshalb nur wenig an. Wenn man jedoch Mandelpulver, Mandelbutter oder Mandelöl verzehrt, steigen bei der gleichen eingenommenen Menge die Blutfette deutlich stärker an. Auch die Kalorienzufuhr ist erheblich höher. Dazu kommt, dass wir im Durchschnitt sehr viel mehr Mandelpulver, Mandelbutter oder Mandelöl auf einmal essen als ganze Mandeln, weil es keinen Kauaufwand gibt und unsere Sättigungssysteme auf Öl und Pulver weniger reagieren. Dies potenziert die Schädlichkeit von verarbeiteten Mandeln, da der Mandelzucker sehr schnell im Blut ansteigt und die Blutgefäße verzuckert.[45] Damit will ich kein Mandelbutterverbot aussprechen, sondern lediglich darauf hinweisen, dass gemahlene und verflüssigte Mandeln langsam, achtsam und nur in kleinen Mengen konsumiert werden sollten.

Ein weiteres eindrückliches Beispiel für die Lebensmittelmatrix ist die Banane. In ihrer jugendlichen Form, mit leicht grünlichen Enden, sind fast alle Kohlenhydrate als Stärke vorhanden, die eine verbindende Matrix bietet. Sie passiert fast unverdaut den Magen und den Dünndarm und wird erst im Dickdarm zur großen Freude der Darmbakterien verdaut. Die Dickdarmverdauung wiederum aktiviert den Vagus-Nerv besonders stark.[46] Im Kontrast dazu enthält eine überreife braune Banane nur noch etwa zehn Prozent der früheren Stärke, während der Rest in Zucker umgewandelt ist. Ihre Matrix ist so schwach, dass der obere Dünndarm sie sofort wie einen Fruchtsaft aufnimmt, was zu einer ungünstigen Flut von Zucker im Blut führt sowie zur Aktivierung des Stressnervs und zur Unterernährung der Darmflora beiträgt.[47,48] Außerdem sättigt eine wenig reife Banane besser als eine überreife, weil sie die Verdauung verlangsamt und die Insulinausschüttung hemmt. Neue Medikamente aus der Diabetesforschung wie Semaglutid, die gerade die Behandlung schwerer Fettleibigkeit revolutionieren, bremsen die Magenentleerung, was zur Verlangsamung der Verdauung und zur Abnahme des Appetits führt. Den gleichen Effekt kann man jedoch viel billiger und ohne Nebenwirkungen haben, indem man Lebensmittel »al dente« mit intakter Matrix isst.[49] Dank einer chemischen Reorganisation ist das Abkühlen von Reis, Nudeln und Kartoffeln ebenfalls eine geeignete Methode, um die Nahrung mit langen, resistenten Kohlenhydraten anzureichern, welche die Verdauung verlangsamen und die Darmbakterien als natürliche Präbiotika nähren.

Die aktuelle Unfähigkeit der Industrie, Lebensmittel mit kräftiger Matrix herzustellen, ist eine brutale Tatsache. Das wird mir besonders bewusst, wenn ich von Start-ups lese, in denen junge, hoch motivierte Menschen völlig neue Lebensmittel erfinden, indem sie die Matrix ganzer Lebensmittel zerstören. Der Wille zur Innovation und Neugestaltung beeindruckt mich. Dennoch bereiten sie mir auch Sorge, denn die Übergewichts- und Diabeteslawinen wurden gerade durch solche neuen Nahrungsmittel ausgelöst. Wenn man ein neues Lebensmittel herstellen will, braucht man sogenannte Emulgatoren, die die Nährstoffe zusammenhalten, weil es zu teuer wäre, eine Matrix aufzubauen. Diese Methode ist jedoch besonders schädlich, weil Emulgatoren waschmittelähnliche Chemikalien sind, durch die die Wechselwirkungen zwischen Nährstoffen und Darm unmöglich werden. Die Folge davon: Fettleibigkeit, Diabetes und Störungen der Darmbakterien.[50] Zahlreiche modische Lebensmittel wie Selleriechips und glutenfreie Teigwaren enthalten viele Emulgatoren und sollten deshalb nur in kleinsten Mengen genossen werden.

Wie die Körperformen von Bodybuildern erahnen lassen, haben nicht nur Pflanzen, sondern auch tierische Produkte eine komplexe, dreidimensionale Matrix. Eine Muskelhaut hält die Muskelfaserbündel zusammen. Die Bündel liegen in einem Bindegewebe. Jede einzelne Muskelfaser ist wiederum umgeben von einer Haut und enthält viele Zellen, die über Verbindungsscheiben miteinander vernetzt sind. Jede einzelne Muskelzelle ist ein eigener Kosmos mit Zellkern, energieliefernden Mitochondrien und verschiedenen Muskelproteinen, die lange Ketten bilden. In hochprozessiertem Fleisch, etwa in einem Hamburgerpatty, ist diese Matrix stark beschädigt, aus dem Muskelfleisch ist ein Brei geworden, der es erlaubt, das Fleisch schneller zu essen und den gesunden, aber gelegentlich anstrengenden Verdauungsprozess zu vermeiden. Im Gegensatz dazu haben die Bewohner der Blauen Zonen den Mut zum Verzehr von Halbrohem und Rohem mit knackigen Strukturen. Fische sind dafür besonders geeignet, weil sie eine relativ schwache Matrix haben, da es im Wasser weniger Fasern braucht, um den Körper zusammenzuhalten.

Körperlicher und psychischer Halt dank Nahrung mit intakter Lebensmittelmatrix

In den USA habe ich die Erfahrung gemacht, dass Fast Food nicht nur dick, sondern auch müde macht und das Gefühl vermittelt, eine Gurke zu sein, die keine Festigkeit hat. Neueste Forschung belegt, dass dieses Bild der »schlaffen Gurke« gar nicht so weit hergeholt ist. Eine spannende Studie teilte Lebensmittel in drei Gruppen ein. Zu den unverarbeiteten und minimal verarbeiteten Lebensmitteln zählte sie Obst, Gemüse und Reis, die eine intakte Lebensmittelmatrix haben, also zu den »straffen Gurken« gehören. Zu den verarbeiteten Nahrungsmitteln rechnete sie Öle, Butter, Milchprodukte und geräuchertes Fleisch, die eine teilweise erhaltene Matrix haben, also zu den »schlaffen Gurken« zählen. Als ultraverarbeitete Lebensmittel betrachtete sie Lebensmittel, in denen künstliche Stoffe wie Emulgatoren, hydrierte Öle und andere chemische Zusatzstoffe nackte Kalorien lose verbinden – diese Lebensmittel ähneln Gurkensaft, um bei diesem Vergleich zu bleiben. Die Forscher fanden heraus, dass unverbundene, nackte Kalorien zu Angst, depressiven Symptomen und zur Abnahme von geistigen Fähigkeiten führten, während eine intakte Lebensmittelmatrix die Resilienz stärkte. Eine mögliche Erklärung dafür ist, dass »schlaffe Gurken« und »Gurkensaft« im oberen Darm aufgenommen werden, was zu einer Unterernährung der Darmflora führt, was wiederum zu Müdigkeit und Erschöpfung beiträgt.

Die Industrie gibt vor, ihren »schlaffen Gurken« durch den Zusatz von Vitaminen zu mehr Kraft zu verhelfen, doch das ist eine absichtliche Täuschung. Mein Vater arbeitete in der Pharmafirma, der es gelang, Vitamin C industriell herzustellen. Alle Studien, die die Firma durchführte, waren negativ, zeigten also keinen Vorteil für die Gesundheit. Trotzdem investierte sie viele Millionen Schweizer Franken, um die Vorteile von Vitamin C weltweit anzupreisen, die sie in ihren Studien gerade nicht gefunden hatten. Mein Vater war schockiert und verließ enttäuscht die Firma, die er ursprünglich für ihre wissenschaftlichen Höchstleistungen geschätzt hatte. Mit dieser persönlichen Anekdote will ich nicht sagen, dass manche Menschen wegen

Verdauungs- und Essstörungen nicht auf Nahrungsergänzungsmittel angewiesen sind. Ich möchte aber betonen, dass Vitamin-, Kalzium- und Fettsäurepräparate krasse Beispiele von matrixloser Nahrung sind, die keine Kraft verleihen. In einer solchen Nahrungsergänzung sind die Nährstoffe nur noch in Molekülen vorhanden. Die Hiobsbotschaften über die schädlichen Wirkungen von Vitaminen und Spurenelementen, die in den letzten Jahren in Fachjournalen publiziert wurden, haben mit der chemischen Einsamkeit dieser Nährstoffe zu tun. Man muss davon ausgehen, dass es nicht nur Zuckerspitzen gibt (ein rascher und ungesunder Zuckeranstieg im Blut), sondern auch andere Nährstoffspitzen, die schädlich für unseren Körper sind. Ich denke da insbesondere an Kalzium-, Vitamin- und Fettsäurespitzen. Immerhin ist die Verkalkung von Geweben eine der wichtigsten Alterungs- und Todesursachen überhaupt. Das plötzliche Anfluten mit Kalzium und Fetten trägt darüber hinaus möglicherweise zu Gefäßschäden bei. Eine Folge solcher Nährmittelspitzen könnte auch die mehrfach erhöhte Konzentration an Zink, Kupfer und Eisen sein, die im Hirn von Alzheimerpatienten gefunden wurde, was auf eine ungesunde Ansammlung dieser Metalle im Körper hinweist.[51] Auch hohe Dosen von Magnesium aus Nahrungsergänzungsmitteln oder Medikamenten können gefährlich sein und Übelkeit, Krämpfe und Durchfall verursachen. Vitamin-C-Spitzen können zu Leberschäden beitragen und Vitamin-D-Spitzen zu Knochenschwund, weil sie für die Knochen das Signal sind, Kalzium ins Blut abzugeben. Tryptophan in Kapselform kann zu starken Muskelschmerzen, Nervenschäden und Hautveränderungen führen.

Dies alles spricht dagegen, gesunde Ernährung mit chemischen Begriffen wie »gesättigte Fette«, »Kohlenhydrate«, »Tryptophan«, »Zink«, »Magnesium«, »Kalzium«, »Vitamin« oder »Omega-3-Fettsäuren« zu verknüpfen, weil dafür die Komplexität von ganzen Lebensmitteln und nicht der einzelne, isolierte Nährstoff maßgebend ist.

Ganze Lebensmittel erzählen eine Aroma-Geschichte

Achtsames Essen erlaubt es, die Lebensmittelmatrix direkt zu erfahren. Jetzt, wo ich diese Zeile schreibe, beiße ich in eine Ingwerwurzel. Die Aroma-Reise beginnt mit warmen, holzigen Noten, dann treten bittere Pfeffer-Aromen dazu, gefolgt von dem unverkennbaren brennenden Ingwer-Kick und einem nachhaltig erfrischenden Abgang. Nachdem ich meinen Mund gespült habe, gebe ich als Kontrast etwas Ingwerpulver auf meine Zunge. Immerhin ein sehr teures Produkt aus Kambodscha, das ich in einem Reformhaus in Zürich gekauft habe. Beim Pulver treten all die holzigen, pfefferigen, bitteren und erfrischenden Aromen gleichzeitig auf, was nicht zu einer gegenseitigen Synergie, sondern zu einer gegenseitigen Abschwächung führt. Ich erlebe ein typisch modernes Gefühl, nämlich die Langeweile der Überstimulation.

Auch Zimtblüten erzählen eine spannendere Geschichte als Zimtpulver. Die drei Zimtblüten, die ich gerade langsam kaue, führen mich auf eine Reise, die mit Holz- und Nelken-Aromen beginnt, gefolgt von einer samtenen Welle des eigentlichen Zimt-Aromas, in das sich moschusartige Töne, Tabak und Thymian-Aromen einweben, bis sich alles in einer süßen Erfrischung auflöst. Das Zimtpulver hat immerhin eine zweistufige Aroma-Erfahrung zur Folge. Zuerst fühlt es sich kurz süß an, dann kommt ein erfrischender Knalleffekt ähnlich wie bei Kaugummis.

Allein schon diese beiden kleinen Beispiele lassen erahnen, dass komplexe Nahrungsmittel mit intakten Gittern in eine vielschichtige Wechselwirkung mit unserem Organismus treten, was die Knalleffekte von Pulvern oder Nährlösungen nicht vermögen. Auf den Knall folgt die Leere, die zum erneuten Konsum aufruft.

Kochen und Backen

Aber wenn ganze Lebensmittel doch so gesund sind, warum kochen wir dann überhaupt? Der Grund ist folgender: Viele natürliche Pflanzenstrukturen und Tierfasern sind so stark, dass sie unsere Verdauung herausfordern und gelegentlich überfordern. Dies hat damit zu tun, dass wir Menschen bereits seit Jahrtausenden grillen, kochen und mahlen, also Verwandlungsprozesse außerhalb unseres Körpers zu Hilfe nehmen. Deshalb ist unser Darm im Vergleich zum Hirn eher klein. Beim gesunden Kochen, etwa beim Andämpfen eines Chicorées oder beim Anbraten einer Kartoffel, verändern sich die Gitterstrukturen nur geringfügig, sie werden etwas weicher und zugänglicher, und wie bei der Verdauung entstehen neue Düfte, Farben, Oberflächen und Texturen. Nur dank des Kochens konnte unser Gehirn so groß und unser Darm und unsere Darmflora so klein werden. Außerdem haben wir dadurch viel mehr Zeit zur Verfügung. Kühe kauen den ganzen Tag, Affen immerhin noch sechs Stunden. Wichtig ist auch, dass wir durch das Kochen weniger schädliche Bakterien und Gifte zu uns nehmen, was unser Immunsystem entlastet. Und wir können dadurch schlicht viel mehr Lebensmittel essen, die wir ungekocht nicht verdauen könnten. Ganz zu schweigen von der Zunahme der Aromen und der Nährstoffvielfalt in jedem Lebensmittel und im ganzen Gericht während des Koch- oder Backprozesses. Brot, Milchschokolade und karamellisierte Karotten sind Beispiele von Lebensmitteln, die einen Geschmack haben, den es in der Natur nicht gibt, und eine Erfindung des Menschen ist.

Die Verwandlung roher in gekochte Nahrung, diese sanfte Umgestaltung der Lebensmittelmatrix, ist wohl ohnehin der Archetyp jeder Kultur. Denn Kochen hat viele soziale Vorteile. Die meisten Tiere essen allein für sich. Im Gegensatz dazu bringt Kochen Menschen zusammen, allein schon weil der Aufwand zum Teilen der Speise einlädt. Kochen fördert auch die Selbstbeherrschung, weil wir die Nahrung nicht unmittelbar verschlingen können, sondern bewusst auswählen, vor- und zubereiten müssen. Kocht man selbst, verzichtet man außerdem intuitiv auf zu viel Salz, gesättigte Fette und andere ungesunde Zusätze, die in Fertiggerichten oder Restaurantessen an der Tagesordnung sind, um den Geschmack zu verstärken. Es geht uns schließlich nicht darum, uns selbst anzustiften, möglichst viel zu essen. Deshalb macht Kochen nicht nur geselliger und disziplinierter, sondern fördert auch die Gesundheit.

Die Voraussetzung für das Kochen war ursprünglich die Erhaltung und Kontrolle des Feuers. Die Erkenntnis, dass wir beim Kochen mit Hitze zurückhaltend sein müssen, um die Lebensmittelmatrix zu bewahren, ist eine der wichtigsten Einsichten der Menschheitsgeschichte. Dies zeigt sich schon an unserem reichen Wortschatz, um die Erhitzung und Bearbeitung von Speisen anzugeben. »Braten« bedeutet, dass die Oberfläche eines Lebensmittels durch sogenannte Maillard-Reaktionen zwischen Eiweißen und Zuckern braun wird. Wenn auch tiefe Gitter betroffen sind, spricht man von »verbraten« oder »verkohlen«, was nicht gut ist. Beim »Anbraten« ist die Hitze zeitlich begrenzt, um die inneren Gitter zu schonen. »Sautieren« betont ebenfalls die Kürze, die durch Schwenken zustande kommt. Beim »Dämpfen« und »Dünsten« garantiert ein zugedecktes Gefäß eine gleichbleibende, aber geringe Hitze. Beim »Schmoren« kommt geringe Hitze über längere Zeit zum Einsatz, um etwas weicher zu machen, ohne die Matrix zu zerstören. Beim »Pochieren« ist es wichtig, dass die Gestalt eines Lebensmittels und damit seine Matrix erhalten bleibt. Beim »Flambieren« wird eine Speise mit Alkohol übergossen und angezündet, was eine kurze und oberflächliche Hitze erzeugt. »Rösten« und »Grillen« beanspruchen eine größere Hitze über längere Zeit und sind auch geeignet, große Lebensmittel wie ein Spanferkel zuzubereiten, da es seine anatomischen Strukturen trotz der langen Hitze behält.

Im Verlauf der menschlichen Kochkultur hat die verwendete Hitze allmählich abgenommen. Viele ursprünglich lebenden Menschen verbrannten ihre Speisen, um sicher zu sein, dass sie keine Erreger enthielten. Da sie allgemein wenig kochten und viele Früchte und andere ganze Lebensmittel roh aßen, wurde das ungesunde Verbrennen ausgeglichen. In der griechischen Mythologie kommt es dann zu einem regelrechten Kampf um die Hoheit des Feuers. Erst als es Prometheus gelang, Zeus das Feuer nach einem Tieropfer zu stehlen, konnte sich die griechische Küche entwickeln. Prometheus' eigene Vorliebe für eine intakte Lebensmittelmatrix zeigt sich daran, dass er die saftigen und leicht gegarten Teile des Opfertiers selbst aß und die verkohlten Zeus überließ. Dieser geschickte Umgang mit dem Feuer machte ihn zum Wegbereiter der Zivilisation.

Den antiken Stolz, Macht über Feuer und Hitze zu besitzen, durfte ich erfahren, als ich als Student an einem Fest teilnahm. Eine italienische Studienkollegin kochte Spaghetti für uns. Weil sie mit uns redete, versäumte sie es, die Teigwaren zum exakt richtigen Zeitpunkt aus dem siedenden Wasser zu nehmen. Sie probierte sie und entschied, dass man sie nicht essen konnte. Wir dagegen fanden sie ganz gut, was sie geradezu in Rage versetzte. »Sie sind verkocht!«, schrie sie uns an und schüttete sie in den Mülleimer. Beim zweiten Versuch blieb sie vor dem Herd stehen und schaute ständig auf die Uhr, um den richtigen Zeitpunkt nicht zu verpassen. Diesmal war sie zufrieden. Und die Spaghetti waren tatsächlich perfekt »al dente«. In ihren dunklen Augen leuchtete der mythische Stolz des Prometheus auf. Das vermittelte mir, was Kultur und Zivilisation in ihrem Ursprung bedeutet, nämlich das Rohe in eine gesunde Form zu verwandeln. Doch seit dem weltweiten Siegeszug der industriellen Nahrung beginnt die Menschheit, das Feuer und die Kultur, auf die sie einst so stolz war, allmählich wieder aus den Händen zu geben. Nur nicht zugunsten der Götter, sondern der Industrie, die nun mit übergroßer Hitze komplexe Lebensmittel in haltbaren, aber gestaltlosen Nährschleim umwandelt und diesen mit Emulgatoren zu Pseudoessen zusammenpappt. Nichts anderes steckt hinter Kartoffelchips, Margarine und Mikrowellen-Fertiggerichten.

Das industrielle Pseudoessen ist nicht nur wegen des Fehlens einer stabilen Lebensmittelmatrix ungesund. Die chemischen Reaktionen auf die übermäßige Kochhitze führen darüber hinaus zu Verdauungsproblemen. Besonders problematisch sind die sogenannten Advanced Glycation End Products, kurz AGEs, die bei langer, trockener Hitze entstehen. Dazu gehören unter anderem Mayonnaise, Wurstwaren und Hamburgerpatties. Darmbakterien bilden unter dem Einfluss von AGEs weniger Buttersäure, dafür mehr ungesunde, gesättigte Fettsäuren, was zu Schädigungen der Darmschleimhäute und der Darmbakterien und schließlich zu Verdauungsstörungen führt.[52] Durch die Verdauungsschwäche kommt es zu einem Teufelskreis: Fast Food mit AGEs beeinträchtigt unsere Fähigkeit, ganze Lebensmittel zu verdauen, was den Verzehr von noch mehr AGE-haltigem Fast Food begünstigt. Dieser Teufelskreis beinhaltet auch eine Veränderung der Geschmacksvorlieben. Matrixloses Fast

Food bietet ein glattes Mundgefühl, man muss kaum kauen und kann schnell sehr viel essen. Um diese Abwärtsspirale zu stoppen, müssen wir wie Prometheus das Feuer zurückerobern, indem wir die Nudeln wieder selbst ins Wasser werfen und die Verantwortung dafür übernehmen, dass möglichst viele Speisen bissfest sind.

Interessanterweise sind Nudeln, die zur Langlebigkeit der Genussesser in westlichen und östlichen Blauen Zonen beitragen, keine natürlichen Lebensmittel, sondern aus matrixlosen Grießen oder Mehlen hergestellt. Diese werden mit Wasser versetzt und zu einem Teig verknetet, dem auch andere Bestandteile, etwa fein zerkleinertes Gemüse, Eier oder Milch, beigegeben werden. Dann wird der Teig ausgerollt, gepresst und geformt. Dabei wird eine geringe Menge Öl hinzugefügt. Der Hartweizen, aus dem die italienischen Teigwaren hergestellt werden, enthält besonders viel Gluten. Das Mehl fühlt sich so hart wie Sand an. Gluten ist ein Weizenprotein, das unter Druck und Wärme Brücken bildet und eine Matrix aufbaut, welche die anderen Nährstoffe einbindet. Je mehr Glutenbrücken sich bilden, desto gesünder sind die Teigwaren. Auch bei der Brotherstellung bildet Gluten die Lebensmittelmatrix. Die ganze Backkunst besteht darin, möglichst gute Gluten-Gitter zu bauen. Man erkennt die Gitter an regelmäßig großen Brotporen, etwa bei langsam zubereitetem Sauerteigbrot. Doch die industrielle Brotproduktion nimmt sich nicht die nötige Zeit, um ein Gluten-Gitter zu bilden, wodurch viel Gluten ungebunden im Endprodukt zurückbleibt, was ein wichtiger Grund für die zunehmende Glutenunverträglichkeit ist. Wer keine Glutenunverträglichkeit hat, sollte nicht auf Gluten verzichten, weil Teigwaren (und Brot), die ganz ohne Gluten mit Emulgatoren hergestellt werden, keine funktionierende Matrix haben, was zu Zucker- und Insulinspitzen und zur Unterernährung der Darmbakterien führt. Das Fehlen der Matrix erkennt man daran, dass diese Produkte keinen »al dente«-Effekt haben, also immer weich sind, selbst wenn man sie nur kurz erhitzt. Zusammengefasst bedeutet das, dass die Regel der ganzen Lebensmittel erweitert werden kann auf traditionell hergestellte Lebensmittel, die im Herstellungsprozess eine Matrix bilden. Dazu gehören »al dente«-Teigwaren und traditionell hergestelltes Brot.

Neben den ganzen Lebensmitteln, den »al dente«-Teigwaren und dem traditionellen Brot besitzen auch fermentierte Lebensmittel eine Matrix, etwa Sauerkraut und Joghurt, die wir beim achtsamen Essen von sauren Speisen kennengelernt haben. Fermentierung nennt man auch Kaltgaren, weil bei diesem Prozess lebende Mikroben die Lebensmittel verändern, ohne ihre Matrix zu zerstören. Weitere fermentierte Speisen, die die Gesundheit fördern, sind Sauerteigbrot, Essiggurken, Schokolade, Kaffee und in kleinen Mengen Wein und Bier. Wie schon im Abschnitt über den Säuregeschmack erwähnt, stellt man Fermentiertes wie Joghurt, Kefir, Kombucha, Sauerkraut oder Kimchi allerdings am besten selbst her, denn die entsprechenden Supermarktprodukte enthalten leider meistens keine lebenden Mikroben.

Dosennahrung dagegen ist besser als ihr Ruf. Die Matrix bleibt in der Büchse erhalten, wie auch gesunde Nährstoffe wie Polyphenole, die in sie eingebunden sind. Auch das Einfrieren schont die Matrix vieler Lebensmittel. Einige Ausnahmen gibt es jedoch, zum Beispiel Salat, Äpfel und Milch. Sushi-Meister empfehlen überdies, rohen Fisch nicht einzufrieren, weil dadurch die Fisch-Matrix leidet. Besonders kälteempfindlich sind übrigens Schokolade und Pralinen. Mein Großvater rastete einmal fast aus, als ich eine Schokolade in den Kühlschrank legen wollte.

Bedenkt man all das, sollte die Entdeckung der Lebensmittelmatrix als entscheidender Faktor der Ernährungsmedizin radikale Folgen in Apotheken und Drogerien haben. Wenn es um gesunde Nahrung geht, sollten sie keine Pulver mehr verkaufen, nur noch ganze Pflanzen. Ihre Geschäfte würden sich fortan kaum von einem Gemüse- oder Früchtemarkt unterscheiden. Die Apothekerin, die ganze Lebensmittel verkauft, würde ihre Kunden darauf aufmerksam machen, dass sie die heilenden Lebensmittel auf keinen Fall durch den Mixer jagen dürfen, und in der Packungsbeilage würde stehen: »Nur waschen, nicht schälen, und dann das ganze Lebensmittel langsam und achtsam essen.«

Die Bedeutung der Nährstoffvielfalt

Wie erwähnt, gibt es die Tendenz, gesunde Nahrung als eine Kombination von Makro- und Mikronährstoffen zu definieren. Ein Problem dieser Definition ist die fehlende Berücksichtigung der Lebensmittelmatrix. Das zweite Problem ist die fehlende Berücksichtigung der Nährstoffvielfalt. Die aktuellen Aufschriften von Produkten legen nahe, dass alle Kohlenhydrate, alle Eiweiße und alle Fette gleichwertig sind, was eindeutig falsch ist. Margarine mit Transfetten ist nicht gleich gesund wie kalt gepresstes Olivenöl aus Italien, Griechenland oder Spanien. Unser Körper reagiert völlig unterschiedlich darauf. Eiweiß aus einem Wildlachs ist nicht dasselbe wie Eiweiß aus rotem, hoch verarbeitetem Hackfleisch. Die Kohlenhydrate von Zucker sind nicht dieselben wie Kohlenhydrate in Zwiebeln und Sellerie.

Auch die Kalorien sind nicht gleich. Die Kalorien in Zucker führen zu Insulinspitzen und Fettaufbau, was bei Fett-Kalorien und ganzen Lebensmittel weniger der Fall ist. In eine Lebensmittelmatrix eingebundene Kalorien sind weniger dick machend als Kalorien in einer Nährlösung, Salat-Kalorien machen weniger dick als Keks-Kalorien. Zwar kennen wir bei ganzen

Lebensmitteln oft die genaue Zusammensetzung und Kalorienzahl nicht – doch das ist kein Problem. Wir können lernen, wie dick sie machen, ohne die genauen chemischen Gründe dafür zu kennen. Und gesünder sind sie allemal. Da wir aber natürlich nicht immer auf ganze Lebensmittel zurückgreifen können, ist es gut zu wissen, dass die Gesamtkalorienzahl und der Zuckeranteil die beiden wichtigsten Größen auf den Aufschriften sind. Beide sollten niedrig sein.

Wunschdenken der Industrie

Bei den Mikronährstoffen schlägt die Industrie vor, sich ganz auf die essenziellen zu konzentrieren, die die Industrie, im Gegensatz zu unserem Körper, in rauen Mengen herstellen kann. Wir leiden aber nicht an einem Mangel an essenziellen Nährstoffen, weil diese in ganzen Lebensmitteln (und auch in Fast Food) ausreichend vorhanden sind. Der in der Landwirtschaft eingesetzte Dünger enthält zunehmend hohe Mengen an Mikronährstoffen wie Magnesium, Zink und Kupfer, was einen entsprechenden Anstieg in den Lebensmitteln verursacht. Zudem sind viele Getränke und Speisen mit diesen essenziellen Mikronährstoffen angereichert, sodass alles zusammen leicht zu einer Überernährung mit Mikronährstoffen führt. Zu den möglichen Folgen davon zählen Hypervitaminosen, Gefäßverkalkungen und Demenz.

Ein eindrückliches Beispiel dafür sind die Omega-3-Fettsäuren, die beispielsweise in Fischen vorkommen und als essenziell gelten, weil unser Körper sie nicht allein produzieren kann. Vor circa zehn Jahren war ich von der Forschung zu Omega-3-Fettsäuren begeistert und habe sie in der Behandlung von depressiven Menschen eingesetzt. Seit ich mich jedoch noch intensiver mit diesen Säuren auseinandergesetzt habe, empfehle ich sie nicht mehr.

Allein schon die Werbung der Hersteller, dass viele Menschen an einem Omega-3-Fettsäuren-Mangel leiden, ist nicht korrekt. Unser Stoffwechsel kann sie nämlich nicht nur aus tierischen, sondern auch aus pflanzlichen Fetten herstellen. So enthält bereits ein einziger Esslöffel Rapsöl genügend Alpha-Linolensäure, damit unser Körper die tägliche Versorgung an Omega-3-Fettsäuren sicherstellen kann. Gegen die Einnahme von Omega-3-Fettsäuren als Nahrungsergänzungsmittel sprechen zudem die vielen Untersuchungen, die auf eine mögliche Schädlichkeit hinweisen. Eine der größten Studien, die bisher zur gesundheitlichen Wirkung von Omega-3-Fettsäuren durchgeführt wurde, die DART-II-Studie, fand heraus, dass Omega-3-Fettsäuren als Nahrungsergänzung nicht nur unnütz waren, sondern im Gegenteil die Gefahr, frühzeitig an einem Herztod zu sterben, um 27 Prozent erhöhten. Die Einnahme von Omega-3-Fettsäuren während der Schwangerschaft führte außerdem zu vermehrten Verhaltensproblemen bei den geborenen Kindern.[53] Eine weitere Studie an über 18 000 Amerikanern ergab, dass Omega-3-Fettsäuren depressive Symptome nicht verbesserten, sondern sogar verstärkten.[54] Dazu kommen ökologische Probleme, welche die Herstellung mit sich bringen. Doch der Handel mit Fischölkapseln ist inzwischen zu einer Industrie geworden, die jährlich mehr als 33 Milliarden US-Dollar umsetzt. Dies gibt ihr die Macht, Journalistinnen, Lehrer, Ernährungsberater und Politikerinnen zu manipulieren, sodass unseriöse kleine Studien übermäßiges Gewicht erhalten und große, gut gemachte Studien verschwiegen werden. Dies hat alles dazu geführt, dass bereits mehr als ein Achtel des weltweiten Fischfangs für Nahrungsergänzungen verwendet werden, die weder den Genuss steigern noch die Gesundheit fördern.[55]

Hier drei Beispiele von Fehlinformationen, von denen die chemische Industrie profitiert, weil sie ihr helfen, ihre künstlichen Ergänzungen als gesund anzupreisen:

- Wunschdenken der Industrie: Fisch ist gesund, weil er Omega-3-Fettsäuren enthält.
- Wissenschaftlich korrekt: Fisch ist gesund wegen Tausenden von Nährstoffen, die in eine Matrix eingebunden sind. Viele der Nährstoffe kennen wir nicht und können sie auch nicht industriell herstellen.
- Wunschdenken der Industrie: Sonnenlicht ist gesund, weil es uns mit Vitamin D versorgt.
- Wissenschaftlich korrekt: Vitamin D hat sich bei wenig Sonnenlicht als wirkungslos und in hoher Dosis als schädlich erwiesen. Sonne ist gesund wegen Dutzenden Effekten, die wir noch nicht alle verstehen, darunter die Einstellung der inneren Uhr und des Serotonin- und Melatoninsystems, die für die biologischen Rhythmen zuständig sind.
- Wunschdenken der Industrie: Ganze Früchte sind gesund, weil sie Vitamin C enthalten.
- Richtig: Vitamin C war in Studien zu Krebs, Herzkrankheiten und Alterung unwirksam. Vielmehr sind ganze Früchte gesund, weil sie Tausende von Antioxidantien enthalten – viele davon noch unbekannt – und ihre Nähr- und Ballaststoffe eine dreidimensionale Struktur aufweisen, die das achtsame Essen und langsame Verdauen fördert.

Alternativen zur industriellen Nahrungsergänzung

Was aber sind die Alternativen zum industriellen Wunschdenken, das sich gern als Wissenschaft verkauft? Hildegard von Bingens Konzept der Grünkraft zum Beispiel. Dabei handelt es sich um ein Gesundheitskonzept, das die Vielfalt hervorhebt. Hildegard stellte sich die Grünkraft als eine Substanz vor, die im Boden vorhanden ist und dank Feuchtigkeit und Wärme über die

Wurzeln in die Blätter der Pflanzen aufsteigt. Deshalb nannte sie die Grünkraft manchmal auch Wurzelkraft. In ihren Rezepten empfahl sie, verschiedene frische, grüne und leicht erhältliche Kräuter zu kombinieren, sie nur wenig zu zerkleinern und mit Mehl, Olivenöl, Wasser, Wein, Essig und Honig zu mischen und mit Ingwer, Muskat, Pfeffer und Zimt zu würzen. Als besonders heilend stufte sie Gartengewächse wie Dill, Fenchel, Bockshornklee, Salbei, Mohn, Oregano, Aloe, Weinraute, Eisenkraut, Fingerkraut, Petersilie, Absinth und Basilikum ein, und in der wilden Natur sammelte sie Tausendgüldenkraut, Brennnesseln, Lorbeer, Minze, Malve und Storchschnabel.

Goethe wiederum war auf seiner Italienreise von der Vielfalt und der Menge des Gemüses in der italienischen Küche begeistert. Im Mai 1787 schrieb er in sein Tagebuch: »Bei der unglaublichen Konsumtion von Gemüse machen wirklich die Strünke und Blätter von Blumenkohl, Brokkoli, Artischocken, Kohl, Salat, Knoblauch einen großen Teil des neapolitanischen Kehrichts aus. Zwei große biegsame Körbe hängen auf dem Rücken eines Esels und werden nicht allein ganz voll gefüllt, sondern noch auf jeden mit besonderer Kunst ein Haufen aufgetürmt. Kein Garten kann ohne einen solchen Esel bestehen.«[56]

Ich selbst durfte die Wunder der asiatischen Nahrungsvielfalt auf Reisen durch China und Taiwan erleben. Ich fand in jeder Vorspeise, jeder Suppe und jeder Beilage eine Balance aus süßen, sauren, salzigen, bitteren und herzhaften Aromen, als ob sich in jedem Bissen der ganze Kosmos des chinesischen Kochens wiederfände! Beim Besuch des Nationalen Palastmuseums in Taipeh, das 620 000 Objekte von unschätzbarem Wert beherbergt, führte man mich auch zum begehrtesten aller Objekte. Es lag in einer Vitrine aus dickem Glas und war von zahlreichen Besuchern umgeben, sodass man Geduld haben musste, um einen Blick darauf zu erhaschen. Es handelte sich dabei um einen grünlichen Kohl, der aus einem einzigen Stück Jade geschnitzt war. Die Blätter sahen ausgesprochen realistisch aus, weil jedes eine etwas andere Form, einen anderen Farbverlauf und eine andere Textur aufwies. Natürliche braune Flecken unterstrichen die Liebe zum Detail. Was für eine Feier von Matrix und Vielfalt! Das zweitbegehrteste Exponat lag gegenüber, ein Jaspis, der so exakt wie ein Stück Dongpo-Schweinebraten aussah, dass man schon sehr genau hinschauen musste, um zu erkennen, dass es kein Fleisch, sondern ein Stein war. Der Dongpo-Schweinebraten ist in China als umami-reiche Köstlichkeit bekannt. Für die Zubereitung wird zarter Schweinebauch verwendet, der in einer Mischung aus frischem Ingwer, duftenden Frühlingszwiebeln, herzhafter Sojasoße und aromatischem Reiswein langsam geschmort wird. Das traditionelle Rezept geht auf den großen chinesischen Dichter, Maler und Politiker Su Shi (1037–1101) zurück, der wegen seiner satirischen Gedichte über die Regierung in die Provinz Hubei verbannt wurde, wo er auch zu seinem Beinamen Dongpo kam (nach einem Ort, an dem er sich oft aufhielt). Anstatt melancholisch zu verbittern, entdeckte er in der Küche und der Frage, was wirklich nährt, sein Glück. So kreierte er während seiner Exiljahre eine Reihe von Gerichten, zu denen neben dem Dongpo-Schweinebraten auch ein vielfältig gewürzter Gurkensalat gehört. Ihnen allen ist gemein, dass sie den Reichtum des Geschmacks und die Vielfalt in den Vordergrund stellen.

Dies tut auch die chinesische Fünf-Elemente-Küche, die in den Prinzipien der Traditionellen Chinesischen Medizin wurzelt. Sie ordnet jedes Lebensmittel einem der fünf Elemente Erde, Holz, Feuer, Metall und Wasser zu, die alle eine spezifische Auswirkung auf die Energieflüsse im Körper haben. Diese Zuordnung erfolgt anhand der Geschmacksqualitäten süß, sauer, bitter, scharf und salzig und der Temperatur der Lebensmittel. Im

Gegensatz zu den industriellen Theorien des Westens, die den Reichtum der Nahrung auf banale essenzielle Nährstoffe reduzieren, fördert dieses östliche Konzept das bewusste, achtsame Essen. Ziel ist es, sich über längere Zeit auf einen Weg durch die fünf Elemente zu begeben, um mit einer möglichst großen Vielfalt an Nährstoffen und Aromen das energetische Gleichgewicht des Körpers aufrechtzuerhalten. Eine Mahlzeit kann zum Beispiel aus Roten Rüben als süßes Erdelement, Zitronen als saures Holzelement, Salat als bitteres Feuerelement, Zwiebeln als scharfes Metallelement und Krevetten als salziges Wasserelement bestehen. Frische, saisonale Zutaten werden dabei bevorzugt, weil sie als harmonischer für den Körper angesehen werden. Verwandt mit dieser Küche ist das Ernährungskonzept »Den Regenbogen essen«, das die Menschen dazu ermutigt, eine Vielzahl bunter Obst- und Gemüsesorten in ihren Speiseplan aufzunehmen. Jede Farbe steht dabei für eine bestimmte Gruppe von Nährstoffen, die einen ganzheitlichen Nutzen haben, etwa Lycopin-artige Stoffe aus roten Tomaten, Mineralien aus grünem Spinat und Antioxidantien aus violetten Beeren.

Ernährungsvielfalt hat sich in den letzten zehn Jahren auch in der medizinischen Forschung als Konzept etabliert, unter anderem aufgrund der Entdeckung, dass eine vielfältige Darmflora vor Leiden wie Übergewicht, Diabetes, Autoimmunkrankheiten, Depression, Darmkrebs und Demenz schützt. Und die Bakterienvielfalt hängt wiederum maßgeblich von der Vielfalt der Ernährung ab. Ob man Allesesser oder Vegetarier ist, scheint dabei keinen Einfluss auf die Diversität des Mikrobioms zu haben. Entscheidend ist die Anzahl der verschiedenen Pflanzenarten, die man isst. Studienteilnehmende, die mehr als 30 Arten in einer Woche aßen, hatten eine besonders hohe Darmbakterienvielfalt. Mit einem Frühstücksmüsli aus Haferflocken, Rosinen, Äpfeln, Birnen, Bananen, Himbeeren, Heidelbeeren, Erdbeeren, Hasel- und Walnüssen hat man bereits zehn. Ein Gemüseeintopf mit Zwiebeln, Sellerie, Tomaten, Bohnen, Aubergine, Kartoffeln, Karotten, Brokkoli, Blumenkohl und Kürbiskernen zum Mittagessen ergibt bereits 20. Dann zum Abendessen noch einen kühlenden Salat aus drei verschiedenen Salatsorten, etwa Blattsalat, Löwenzahn und Chicorée, dazu Maiskörner, Oliven, Gurken, Pinienkerne, Sonnenblumenkerne und Orangenstreifen, und man hat die 30 beisammen, an einem einzigen Tag. Und wer seiner Bakterienvielfalt einen zusätzlichen Schub geben möchte, greift am besten zu bewährten fermentierten Lebensmitteln wie Sauerkraut, Kefir, Kombucha, Joghurt oder Kimchi – was zugleich hilft, unnötige Entzündungsreaktionen im Darm zu verhindern.[57]

Die abnehmende Artenvielfalt wird zum Gesundheitsproblem

Die dramatische Abnahme der Arten, die wir essen, ist problematisch und dürfte ein weiterer wichtiger Treiber der Zunahme vieler Krankheiten sein. In der Natur gibt es zum Beispiel 7500 Apfelsorten, doch die Auswahl im Supermarkt ist viel geringer. Jeder Apfel hat doppelt so viele Gene wie wir. Diese Gene verleihen ihm eine große Bandbreite an chemischen Stoffen, die für seine Energie, sein frisches Aussehen und seinen Schutz vor Schädlingen wesentlich sind. Die Vielfalt der Gene erklärt auch die vielen unterschiedlichen Reifungsgeschwindigkeiten und die große Geschmacks- und Texturdiversität von Äpfeln. Zudem enthält jede Sorte unterschiedliche Mengen an Polyphenolen und Nährstoffen. Es lohnt sich also, auf Märkten und in Spezialgeschäften nach seltenen und ungewöhnlichen Früchten und Gemüsen Ausschau zu halten.

»Selbst mein eigener Honig hat die Farben verloren und schmeckt immer langweiliger, und meine Bienenschwärme verlieren ihre Vitalität!«, klagte ein Bekannter von mir, der seit Jahrzehnten Bienen züchtet und Honig herstellt. Tatsächlich nimmt die Vielfalt der Böden, Wiesen und Wälder ab, was dazu führt, dass auch die Nahrungsmittel weniger vielfältig sind. Sie mögen zwar mehr Stickstoff, Magnesium, Kupfer und Phosphor enthalten als noch vor ein paar Jahrzehnten, doch fehlen ihnen dafür Tausende anderer Nährstoffe, die wir nicht einfach herstellen und dem Dünger oder der Nahrung beifügen können. Beim Honig kann man diese Abnahme unmittelbar schmecken und sehen.

Ursprünglich besteht Honig aus über 200 Hauptbestandteilen und über 500 flüchtigen Verbindungen, die sich erst beim Essen entfalten und ihm seinen besonderen Geschmack und Duft verleihen. Seine Matrix ist eher schwach, weshalb er nicht in großen Mengen verzehrt werden sollte. Seine vielfältigen Nährstoffe sind dagegen potenziell wichtig für die Gesundheit, darunter Polyphenole, organische Säuren, aromatische Verbindungen und Enzyme. Die Vielfalt dieser Nährstoffe hängt maßgebend von der Ernährung der Bienen ab. Wenn die Flora im Umfeld des Bienenschwarms eintönig ist, weisen auch die Inhaltsstoffe des Honigs nur wenig Vielfalt auf. Bei meinem Bekannten hat der Einsatz von Düngemittel in seiner Umgebung zum Verschwinden der vielfältigen, bunten Magerwiesen geführt.

Dass das Farbspektrum der Waben seiner Bienen abgenommen hat, ist direkt zurückzuführen auf die Abnahme der Blütenpollenvielfalt. Dadurch wird auch der Geschmack eintöniger.

Trotzdem ist der Honig meines Bekannten immer noch um Welten besser als Billighonig aus dem Supermarkt. Ein Drittel des in der EU verkauften Honigs sind übrigens Fälschungen, die fast nur aus Zucker bestehen. Der Direkteinkauf beim Imker lohnt sich daher sehr.

Weil die Nahrung eine wichtige Inspirationsquelle ist, führt ihre Verarmung auch zu einer kulturellen und spirituellen Verarmung. Der wilde Honig, den Johannes der Täufer in der Wüste kostete, markierte den Beginn seines tiefgreifenden Wandels, in dem er sich den geistigen Nahrungsmitteln zuwandte, die ihn wirklich nährten und ihm Erleuchtung brachten. In den indischen *Upanischaden* führt der weise Lehrer Uddalaka seinen Sohn Svetaketu in das spirituelle Geheimnis der Einheit alles Seienden ein, indem er ihm einen Bienenschwarm zeigt: »Sieh dir die Bienen an, mein Sohn. Sie bereiten den Honig zu, indem sie Säfte von verschiedenen Bäumen sammeln und verschmelzen, bis sie Honig werden. In diesem Zustand können die versammelten Säfte nicht mehr sagen: ›Ich bin der Saft dieses Baumes‹ und ›Ich bin der Saft jenes Baumes‹.«[58] Für Svetaketu wird so in der vereinigten Vielfalt des Honigs die mystische Einheit von Mensch und Kosmos erlebbar. Ein Zuckerwasser, das mit etwas Zink, Selen und künstlichen Aromen angereichert ist, bietet eine solche Erfahrungen nicht, sondern lässt einen leer zurück.

Heilpflanzen als Hoffnung der Ganzheitsmedizin

Mit großer Freude beobachte ich daher, dass sich zumindest die Wirksamkeit von Heilpflanzen in neuen, wissenschaftlich hochstehenden Studien bestätigt. Diese Pflanzen wirken nicht wie ein Medikament durch einen einzigen chemischen Stoff, sondern mittels einer Stoffvielfalt, die in einer pflanzlichen Matrix Gestalt annimmt. Ginkgo-Heilmittel bestehen aus den Blättern des Ginkgo-Baums, der über 1000 Jahre alt werden kann. Zu den Hunderten von aktiven Inhaltsstoffen gehören Ginkgolide, Flavon-Glykoside und Terpenoide, die den Blutfluss im Gehirn fördern, die Blutgerinnung hemmen und antioxidative Eigenschaften besitzen. Da Durchblutungsstörungen und oxidativer Stress maßgeblich zur Hirnalterung beitragen, hat dieses Pflanzenheilmittel das Potenzial, das Hirn zu schützen, das Gedächtnis zu verbessern und Demenz vorzubeugen. Wegen möglicher Nebenwirkungen wie Krampfanfällen, Blutungen und Wechselwirkungen mit anderen Medikamenten sollte Ginkgo biloba nur mit ärztlicher Betreuung eingenommen werden.

Ein weiteres pflanzliches Heilmittel ist Lavendelöl, das bereits Hildegard von Bingen therapeutisch verwendete. Seit ein paar Jahren ist es nun offiziell zur Behandlung von Unruhezuständen und ängstlicher Verstimmung zugelassen. Auch hier kann die Wirkung nicht auf einzelne Inhaltsstoffe wie Linalool und Linalylazetat zurückgeführt werden, vielmehr scheint eine Fülle von Stoffen verantwortlich zu sein. Ein Glücksfall ist, dass Lavendelöl nicht abhängig macht, was bei klassischen Beruhigungsmitteln möglich ist. Vielfalt kennt eben keine Abhängigkeit.

Auch die antidepressive Wirkung von Johanniskraut, die seit der Antike bekannt ist, konnte mittlerweile in einer Reihe von klinischen Studien bestätigt werden. Es ist nicht genau bekannt, welche Inhaltsstoffe für die Heilwirkung verantwortlich sind. Man geht davon aus, dass es mindestens sieben Einzelstoffe sind, vermutlich sind es sogar viel mehr. Entsprechend vielfältig ist der modulierende Effekt in verschiedenen Botenstoffsystemen, einschließlich des Serotonin-, Dopamin-, Noradrenalin-, GABA- und Glutamatsystems. Allgemein ist die Verträglichkeit besser als bei herkömmlichen Antidepressiva, es ist jedoch zu beachten, dass Johanniskraut Lichtallergien auslösen kann und nicht gleichzeitig mit anderen Medikamenten eingenommen werden sollte, insbesondere nicht mit HIV-Medikamenten und Modulatoren des Immunsystems.

Neben dem Erfolg der Pflanzenheilmittel gibt es auch vielversprechende Befunde aus der Forschung zu lebenden Bakterien. Präparate mit einer Vielfalt an Mikroben scheinen besonders gesundheitsfördernd zu sein. Eine vor Kurzem veröffentlichte Studie, die belegen konnte, dass Bakterien bei Depressionen helfen, setzte ein Probiotikum aus 14 Stämmen ein: vier verschiedene Bifidobakterien, acht verschiedene Lactobacillus-Arten, einen Streptococcus und einen Bacillus subtilis.[59]

Während die Bedeutung der Vielfalt von natürlichen Heilmitteln zunehmend belegt ist, ist es noch ungenügend erforscht, ob, wie bei Esswaren, auch die Matrix von pflanzlichen Heilmitteln eine Rolle bei ihrer therapeutischen Wirkung spielt. Studien belegen, dass pflanzliche Heilmittel auch ohne Matrix in Form von Extrakten und Ölen allein durch ihre Vielfalt wirken. Ich schließe aber nicht aus, dass die Matrix einen zusätzlichen Effekt haben könnte, weil durch sie die Verdauung und damit die Wechselwirkungen zwischen dem Heilmittel und unserem Körper intensiver werden.

Deshalb öffne ich gern Kapseln mit Heilpflanzen. Große Blätter oder Pflanzenteile sprechen für eine hohe Qualität. Und dass sich Probiotika in Lebensmitteln wie Sauerkraut und Joghurt als wirksamer erweisen könnten als in Beuteln oder Kapseln isolierte, würde mich beileibe nicht überraschen.

In diesem Kapitel habe ich eine neue Ernährungslehre aufgezeigt, welche den wissenschaftlichen Befunden der letzten Jahre gerecht wird. Sie erklärt die krank machende Kraft essenzieller Nährlösungen und die Schädlichkeit hoch verarbeiteter Lebensmittel und begründet, weshalb bunte Mischungen aus festen und ganzen Lebensmitteln in Studien zur Gesundheitsförderung am besten abschneiden.

Folgende Punkte scheinen mir besonders wichtig zu sein:

- Millionen von Jahren Erfahrung unseres Körpers mit ganzen Lebensmitteln hat zu einem vielstufigen Verdauungsprozess geführt, bei dem die Lebensmittelmatrix Schritt für Schritt aufgelöst wird und neue Nährstoffe entstehen.
- Aus diesem Grund sind Kalorien nicht einfach Kalorien. Kalorien aus verarbeiteter Nahrung machen besonders dick, weil sie nicht in eine Matrix eingebunden sind und als nackte Kalorien eine starke Insulinreaktion auslösen.
- Kohlenhydrate sind nicht einfach Kohlehydrate. Selbst Menschen mit Diabetes dürfen Früchte essen, weil die komplexe pflanzliche Matrix die kurzen Zucker in Früchten so einbindet, dass sie gut verträglich sind. Selbst Kartoffeln sind besser als ihr Ruf, weil ihre Zucker in Form von langen Ketten eine Matrix bilden.
- Fette sind nicht einfach Fette. Fette können eine Matrix bilden, die den Zucker bindet. Fettarmer industrieller Nahrung wird jedoch oft Zucker zugesetzt, um sie schmackhafter zu machen, was besonders schädlich ist, weil dieser dann ungehemmt in die Blutbahn gelangt.
- Pflanzenproteine haben gegenüber Tierproteinen keine Nachteile, solange man den Grundsatz der Vielfalt beachtet und Getreide, Samen, Kerne, Nüsse und Bohnen kombiniert.
- Fermentierte Speisen sind vor allem dann gesund, wenn ihre Matrix knackig ist und sie von vielfältigen Probiotika bewohnt werden.
- Getrocknete, gefrorene und in Dosen verpackte ganze Nahrungsmittel können gesund sein, solange ihre Matrix intakt ist und sie nicht mit chemischen Zusätzen und großen Mengen Salz oder Zucker angereichert sind.
- Die Abnahme des Aroma-Sinns im höheren Alter ist kein natürlicher Prozess, sondern die Folge einseitiger und indus-

trieller Ernährung, was die Alterung zusätzlich beschleunigt.[60] Achtsames Essen ist die wirksamste Methode, um diesen Teufelskreis zu durchbrechen.

- Die moderne Forschung bestätigt die therapeutische Bedeutung pflanzlicher Heilmittel, etwa von Johanniskraut und Lavendelöl, die durch ihre Fülle von Heilstoffen wirken.

ESSRITUALE UND ESSGEMEINSCHAFT

Im letzten Kapitel haben wir gesehen, dass wir bei der kulinarischen Verwandlung des Rohen behutsam mit der Matrix und der Vielfalt ganzer Lebensmittel umgehen müssen. In diesem Kapitel soll es nun um die Essgemeinschaft gehen, in der sich die Nahrung noch einmal verwandelt, nämlich in Beziehungen, Kultur und Spiritualität.

Esther, eine Patientin von mir, litt als Jugendliche nach jeder Mahlzeit an enormen Bauchschmerzen. Eine Reihe von Abklärungen an einem Universitätsspital ergab, dass sich ihr Bauch und ihr Dünndarm nicht bewegen. Sie wird deshalb seither parenteral ernährt, was viele medizinische Nachteile hat, die ich im letzten Kapitel beschrieben habe. Im Gegensatz zu Claudia, die ich in der Einleitung erwähnt habe und die unter parenteraler Ernährung schnell verstarb, verträgt Esther diese Ernährungsform besser und ist froh, dass sie dadurch keine Bauchschmerzen mehr erleiden muss. Doch auch bei ihr verläuft es nicht frei von Problemen, neben körperlichen wie Erschöpfung und Schwäche klagt sie über ein soziales: »Ich bin vom sozialen Leben ausgeschlossen. Wenn man nicht isst, hat man auch keine Freunde. Auch keinen Freund. Niemand will mit mir befreundet sein, weil ich nicht essen kann.« Stellen Sie sich einen Moment in Ihrem Leben in Esthers Schuhen vor: kein Geburtstagskuchen, kein Lebkuchen zu Weihnachten und keine romantischen Abendessen zu zweit.

Esthers Beispiel zeigt, dass Essen mehr ist als bloße Nahrungsaufnahme, vor allem wenn wir in Gesellschaft essen. Es ist ein Vorgang, bei dem das Essen von einer Stellung außerhalb des Körpers nach innen wechselt. Diese Verinnerlichung und Integration findet gleichzeitig auch auf der zwischenmenschlichen Ebene statt. Es gibt vermutlich nichts Wirksameres, um eine Gruppe zu bilden, als miteinander zu essen. So ist es kein Zufall, dass Esswaren und Getränke in allen Kulturen wichtige Symbole und Identitätsmerkmale sind. Oft gibt die Art des geteilten Essens und Trinkens die Stärke der Bindung zwischen Menschen an. Getränke ohne Mahlzeit sind unverbindlich und geeignet, den Austausch zwischen einander unbekannten oder wenig bekannten Personen zu fördern. Mahlzeiten mit Getränken sind dagegen näheren Bekannten und Freunden sowie besonderen Gäste vorbehalten. Auch der Familienzusammenhalt wird durch gemeinsames Essen bestätigt und verstärkt. Hochzeits- und Geburtstagsfeiern etwa drehen sich um eine aufwendig dekorierte Torte und zu Weihnachten stehen oft das Festessen und Süßes im Mittelpunkt. Auf den Trobriand-Inseln, die zu Papua-Neuguinea gehören, ist Sex vor der Ehe erlaubt, nicht aber das gemeinsame Essen. Dieses Verbot zeigt eindrücklich, wie wichtig das Essen für den Familienzusammenhalt sein kann. Aber nicht nur in alten Kulturen und Familientraditionen spielt das gemeinsame Essen eine zentrale Rolle, sondern es erlebt eine Renaissance in Realityshows wie *Survivor* und *Big Brother*. Wie bei uralten Essritualen fördert es auch hier den sozialen Zusammenhalt, dient als Bühne für Konflikte und Dramen und trägt wesentlich zur emotionalen Tiefe der Shows bei.

Gemeinsames Essen ist zudem eine gute Gelegenheit, einen wichtigen Aspekt von Spiritualität zu verstehen. Es geht um folgendes Paradox: In ursprünglichen Kulturen und bei einem traditionellen Essen mit Gastgeber und Gästen nimmt mit jeder Person, die am Tisch sitzt, die Menge an Kalorien, die jedem zusteht, ab. Ohne Gemeinsinn, der oft einen spirituellen Aspekt hat, wäre dies nichts als ein Nachteil. Je mehr Personen am Tisch, desto schlechter würde es allen gehen. Doch in der Realität beobachten wir das genaue Gegenteil: Gemeinsames Essen bereitet mehr Freude als das Alleinessen, und dieser Effekt ist so groß, dass es für viele Menschen emotional schwierig ist, allein zu essen, obwohl ihnen dann alle Kalorien zur Verfügung stünden. Der fragwürdige Genuss der Alleinherrschaft über alle Kalorien zeigt sich etwa darin, dass Fernseher, Smartphones und Zeitungen als Gesellschafter hinzugezogen werden. Die Freude am Teilen von Kalorien scheint also stärker zu sein als die Freude am Konsum von Kalorien. Die Vermehrung von Speisen, die in der Bibel immer wieder vorkommt, spielt unter anderem auf diese wunderbare Steigerung der Freude an. Essen hat in diesem Sinn eine antikapitalistische Note: Es geht nicht darum, sich möglichst schnell das größte Stück zu greifen, um das eigene Kalorienkapital zu mehren. Der gute Tischgenosse ist eher geduldig, teilt gern, legt Streitigkeiten vor dem Essen bei, wartet, bis die anderen angefangen haben, und bleibt am Tisch, bis der Letzte fertig ist. Dem Widerspruch, dass der Kapitalismus das Vertrauen sowie Höflichkeits- und Umgangsformen, von denen er abhängt, untergräbt und zerstört, kann mit gemeinsamen Mahlzeiten entgegengewirkt werden.

Neben den sozialen und spirituellen hat das gemeinsame Essen auch gesundheitliche Vorteile. Im ersten Kapitel habe ich beschrieben, wie das achtsame Essen den Vagus-Nerv aktiviert. Neueste Studien zeigen, dass diese Wirkung deutlich ausgeprägter ist, wenn wir mit anderen zusammen achtsam essen.[61] Interessanterweise spiegelt sich dies im Begriff der Diät, der sehr viel facettenreicher ist, als allgemein angenommen wird. Das altgriechische »diaita« bedeutet Lebensart oder Lebensweise. Diät ist aber auch verwandt mit dem noch älteren Wort »diaitáō«, das ein intensives Geben, Nehmen und Teilen meint. Auch andere altgriechische Wörter, die mit Diät verwandt sind, etwa »dais« und »daínūmi«, bedeuten sowohl essen wie auch teilen. Dies zeigt, dass die ursprüngliche Idee der Diät weit mehr umfasste als die Auswahl geeigneter Nährstoffe. Es geht vielmehr um das Teilen und die sozialen Verbindungen, welche die Nahrung vermitteln.[62] So ist es auch kein Zufall, dass Menschen in den Blauen Zonen wie Schwester André und Kane Tanaka nicht nur achtsam und gesund essen, sondern auch gemeinsam mit anderen.

Gemeinsames Essen bei psychischen Problemen

Den wichtigen sozialen Aspekt des Essens sieht man auch bei Essstörungen, die leider oft zu zwischenmenschlichen Problemen und Vereinsamung beitragen. Die Bulimie ist gekennzeichnet durch Essattacken und ungesunde Maßnahmen zur Gewichtsreduktion wie Erbrechen, Abführmittel oder exzessiver Sport. Betroffene können einen so starken Hunger bekommen, dass sie es vorziehen, ihr Essen nicht zu teilen, um alle Kalorien allein verschlingen zu können. Diese Gier und die damit verbundenen Schamgefühle führen zu einem sozialen Rückzug und zur Verheimlichung der Essstörung. Bei der Magersucht hindert der Stolz, auf Kalorien verzichten zu können, die Betroffenen, sich in die Essgemeinschaft zu integrieren. Die verbindende Kraft des gemeinsamen Appetits ist ihnen fremd. Wenn sie sich zwingen zu essen, ersticken Magen-Darm-Beschwerden, aber auch Scham- und Schuldgefühle die Tafelfreuden. Umgekehrt gilt, dass soziale Probleme, etwa Zurückweisungen, Mobbing sowie emotionaler und sexueller Missbrauch, wichtige Ursachen von Essstörungen und Übergewicht sind. Dieser Zusammenhang wird nicht nur von Studien nachgewiesen, sondern auch von folgenden Redewendungen nahegelegt: »An diesem Vorwurf hatte ich zu kauen«, »Ich hungere nach einem lieben Wort«, »Sie haben mich schmoren lassen« oder »Er hat mich weichgekocht«.

Max war ein junger Mann mit einer Leidenschaft für Zahlen und einem außergewöhnlichen musikalischen Talent. Ich lernte ihn im Rahmen einer Abklärung seines Essverhaltens kennen. Seine Liebe zu Zahlen und seine Hellhörigkeit und Sensibilität machten ihm mitunter Freude. Sie brachten aber auch Herausforderungen mit sich, insbesondere in sozialen Situationen und bei der Nahrungsaufnahme. Schon in jungen Jahren zeigte Max Anzeichen einer Sensitivität gegenüber bestimmten Texturen und Geschmacksrichtungen. Für ihn war das Essen oft unangenehm, was dazu führte, dass er viele Lebensmittel vermied und sich am Tisch unwohl fühlte. Weil man bei ihm Autismus diagnostiziert hatte, waren seine Eltern sehr verständnisvoll und versuchten, ihm alle Wünsche zu erfüllen. Dies hatte zur Folge, dass er nur noch allein und zu unregelmäßigen Zeiten aß, hauptsächlich quadratischen Schmelzkäse, weiches Weißbrot und Schokolade. Dieses gestörte Essverhalten förderte wiederum seine soziale Isolation, weil er sich dafür schämte.

Dabei zeigte Max trotz seiner Autismus-Diagnose ein hohes Maß an sozialen Fähigkeiten. Auf unsere Therapiesitzungen freute er sich sichtlich. Er konnte gezielt meine Aufmerksamkeit auf Dinge lenken, die ihm wichtig waren – sei es ein Plastikgehirn auf einem Regal oder eine Darmskizze auf meinem Schreibtisch. Solch ein Verhalten ist eher untypisch für Autismus. Daher stellte ich die Diagnose infrage und empfahl den Eltern, gemeinsam mit Max zu essen und seine Ernährung schrittweise zu diversifizieren. Dies war für die Eltern eine enorme Umstellung, da sie es gewohnt waren, Max als hilfsbedürftig anzusehen und ihm in allem entgegenzukommen. Ich unterstützte sie darin, aktiver und konsequenter zu erziehen und einen strukturierten Essensplan zu etablieren. Doch interessanterweise war Max nicht böse auf mich, obwohl die neue Diät ihm anfänglich Bauchbeschwerden und Durchfall einbrachte und er sich nur langsam an das gesunde Essen mit ganzen Früchten und Gemüsen gewöhnte. Einmal sagte er zu mir: »Irgendwie haben Sie mich durchschaut, und das ist gar nicht nett, aber irgendwann musste es ja passieren.« Unter der Therapie verbesserte sich schließlich nicht nur sein Essverhalten, sondern auch sein Sozialleben. Er trat einem Tischtennisklub bei und war eher bereit, Bekannte zu treffen und mit ihnen zu essen und zu trinken, statt sich nur online mit ihnen zu vernetzen.

Wie Max' Geschichte verdeutlicht, spielt gemeinsames Essen eine zentrale Rolle in der Therapie gegen soziale Isolation und Essstörungen. Allerdings gestaltet sich der Therapieansatz nicht immer so reibungslos. Wenn Eltern aus zeitlichen Gründen oder wegen eigener Essstörungen nicht daran teilnehmen können und in der Familie keine Tradition des gemeinsamen Essens existiert, wird die Therapie aufwendiger. In solchen Fällen können spezialisierte Kliniken für Essstörungen dank Gruppendruck und professioneller Unterstützung eine sehr hilfreiche Option sein, selbst bei schwer gestörtem Essverhalten. Manchmal genügt aber auch ein Retreat, bei dem der soziale Druck aufgebaut wird, regelmäßig und gemeinsam zu essen. Doch Vorbeugen ist immer einfacher und wirksamer als eine Behandlung. Das gemeinsame Essen mit Kindern senkt die Gefahr für psychische und körperliche Zivilisationskrankheiten. Familienrituale sind wichtige Voraussetzungen, um auch später einen Essrhythmus einzuhalten und achtsam zu essen. Je sicherer die soziale Bindung eines Kindes ist, desto leichter fällt es ihm, die Nahrung von anderen anzunehmen – oder diese auch abzulehnen.[63]

Überhaupt gehen Historiker davon aus, dass das gemeinsame Kochen und Essen der Anfang der menschlichen Kultur war. Vermutlich bezogen sich die ersten Wörter auf Essen, so wie das urtümliche Wort »Diät«, das zugleich Essen und Teilen meint. Beim Essen erleben wir unsere Schwächen, unsere geheime Lust, unseren Appetit, der uns eint. Ausdrücke wie »gemeinsam in den sauren Apfel beißen«, »seinen Senf dazugeben«, »die Suppe auslöffeln« und »für jemanden die Kastanien aus dem Feuer holen« sind ein Beleg, wie stark die Nahrungsaufnahme und das Sozialleben bis in unsere Zeit sprachlich verknüpft sind. Gewissermaßen ist das gemeinsame Essen der Vorläufer der Psychotherapie. Und Max konnte, leicht verspätet, zusammen mit seinen Eltern diesen Ursprung aller Kultur doch noch erfahren.

Gemeinsames Essen und die Hormone der Liebe

Essen zu teilen, ist nicht nur eine große kulturelle Leistung, sondern auch eine hormonelle Herausforderung und Chance. Tiere fressen allein oder in Gruppen, aber nur Menschen speisen wirklich zusammen. Bei Tieren gibt es eine physiologische Konkurrenz zwischen Essen und sozialem Verhalten. Die Hungerneuronen unterdrücken soziale Interessen, damit sich das

Tier verstärkt um die Nahrungsaufnahme kümmert. Die Ausschüttung der Hormone Leptin und Neurotensin wiederum fördert Bewegung, soziale Kontakte und die Sexualität, indem sie den Hunger unterdrücken.[64] Bei Eulen ist diese Wechselwirkung besonders ausgeprägt. Eulen-Männchen zeigen ihre Fortpflanzungsbereitschaft, indem sie dem Eulen-Weibchen ihr Essen anbieten und dadurch ihren eigenen Hunger aushalten müssen. Diese Großzügigkeit wird mit Sex belohnt. Die Fähigkeit, den Hunger zu unterdrücken, ist auch das Zeichen, dass die Eule bereit ist, die Vaterrolle zu übernehmen und für die Verpflegung der Familie zu sorgen.

In der menschlichen Erotik spielt die Hunger-Askese dagegen keine entscheidende Rolle. Vielmehr sind es der geteilte Appetit, das gemeinsame Erleben von kulinarischen Genüssen und das Teilen von Kochkünsten, die Hormone wie Oxytocin, Leptin und Neurotensin stimulieren und somit eine tiefere Verbindung und Anziehungskraft fördern. Das Märchen *Der Mann ohne Herz* veranschaulicht dies eindrücklich. Ein alter Mann behauptet, ohne Herz zu leben. Er offenbart seiner jungen Haushälterin, dass sich sein Herz in einem Vogel befindet, der die Nahrung verweigert und in einer uralten Kirche gefangen ist. Die Haushälterin, verzweifelt über die Unfähigkeit, dem Alten zu mehr Liebe zu verhelfen, erzählt das Geheimnis einem attraktiven jungen Wanderer, der sich bereit erklärt, den Vogel zu suchen. Die Haushälterin packt ihm viel zu essen und zu trinken ein und wünscht ihm Glück. Auf der Wanderung setzt er sich zu den Essenszeiten auf den Boden und ruft: »Holla! Nun wollen wir schmausen! Herbei, wer mein Gast sein will!« Sein erster Gast ist ein Ochse, der sich's schmecken lässt und sagt: »Habe du großen Dank, und wenn du einmal jemand brauchst, dir in Not und Gefahr zu helfen, so rufe nur in Gedanken nach mir, deinem Gast.« Sein zweiter Gast ist ein Schwein, das zum Abschied sagt:

»Habe Dank, bedarfst du mein, so rufe dem Schwein!« Sein dritter Gast ist ein großer Vogel, der anschließend sagt: »Brauchst du mich, so rufe mich!« Alle drei Gäste halten Wort. Der große Vogel führt den Wanderer zu der Kirche, in der der gefangene Vogel verzweifelt herumflattert. Die Kirche ist jedoch von einem tiefen Wassergraben umgeben, den der Wanderer nicht überwinden kann. Doch der dankbare Ochse kommt im Eiltempo zu Hilfe und säuft den Graben in einem Zug leer. Die letzte Hürde ist die dicke Kirchenmauer, die keine Türen und Fenster hat. Bei diesem Problem hilft das Schwein, das willig herbeirennt und mit seinen Hauern ein Loch unter der Kirchenmauer hindurch gräbt. Der Wanderer schlüpft hinein, fängt den abgemagerten Herzvogel und übergibt ihn der Haushälterin. Als er seinen letzten Bissen, der von seiner Wegzehrung übrig ist, mit der Haushälterin teilt, kriegt auch der Vogel Appetit und isst mit. In diesem Moment schließt der alte Mann erlöst seine Augen für immer. Die junge Frau verliebt sich in den großzügigen Wanderer, der so gern teilt und isst, und wenn sie nicht gestorben sind, dann lieben sie sich noch heute.

Der oscarprämierte Film *Babettes Fest*, basierend auf einer Erzählung von Karen Blixen, verdeutlicht eindrucksvoll die verbindende Kraft des gemeinsamen Essens in einer größeren Gemeinschaft. Die Handlung spielt in einer abgelegenen dänischen Küstenstadt im 19. Jahrhundert, in der streng religiöse Bewohner unter der Führung der Töchter eines verstorbenen Pastors leben. Diese Gemeinschaft vermeidet Vergnügungen und beschränkt sich auf ein eher einfaches, fades Essen. Trotz ihrer tiefen christlichen Überzeugungen werden Spannungen, Neid und Missgunst immer präsenter. Eines Tages erscheint Babette, die aus Frankreich geflohen ist und um Unterkunft und Arbeit bei den Schwestern bittet. Nach und nach gewinnen die Schwestern Vertrauen zu ihr und schätzen ihre Hingabe und Unterstützung. Als Babette in einer französischen Lotterie 10 000 Francs gewinnt, beschließt sie, das Geld für ein opulentes Festmahl zu verwenden, das die Gemeinschaft verwandelt. Es ist faszinierend zu beobachten, wie Babette, trotz ihrer Position als Außenseiterin, durch das Essen Brücken baut und verlorene Beziehungen wiederherstellt. Durch ihre liebevolle Zubereitung des Festmahls gelingt es ihr, die Herzen der Menschen zu öffnen und Differenzen zu überwinden. Der Film unterstreicht eindringlich die transformative und verbindende Wirkung eines mit Leidenschaft zubereiteten Essens auf sozialer und spiritueller Ebene.

Die Psychologie der Essgemeinschaft

Die Hormone, die das gemeinsame Essen stimuliert, wirken auf die Psyche. Der britische Psychologe Robin Dunbar, der an der Universität Oxford lehrt, hat dazu eine interessante Studie durchgeführt.[65] Er konnte nachweisen, dass gemeinsames Essen das Vertrauen in andere stärkt, was eine typische Oxytocin-Wirkung ist. Dies führt dazu, dass die Interaktionen persönlicher werden und zwischenmenschliche Beziehungen entstehen können. Der Effekt hing nicht allein von den Menschen ab, sondern auch von den Essenszeiten. Menschen, mit denen man Abendmahlzeiten einnimmt, fühlt man sich im Durchschnitt besonders nah, weil diese meistens nicht zeitlich beschränkt sind, kein äußeres Ziel verfolgen und dabei mehr Alkohol getrunken wird, was den sozialen Austausch zusätzlich fördert (mehr dazu am Ende des Kapitels). Menschen, die man an sich binden möchte, lädt man deshalb am besten zum Abendbrot ein.

Dunbar fand außerdem heraus: Je mehr Menschen beim Essen anwesend sind, desto mehr wird gelacht und in Erinnerungen geschwelgt. Wenn die Stimmung in einer kleinen Tischgenossenschaft nicht in Schwung kommen will, kann es also eine gute Idee sein, noch mehr Personen dazuzuholen, vor allem natürlich heitere.

Auch für Vorgesetzte, die als übermäßig abgehoben und narzisstisch gelten, kann es hilfreich sein, gemeinsam mit den Kollegen zu essen, denn Tischgenossen erleben sich im Durchschnitt als angenehmer und sympathischer als im normalen Leben und begegnen sich eher auf Augenhöhe. Das zeigt sich darin, dass bestimmendes und unterwürfiges Verhalten am Esstisch zugunsten zustimmender Gesten abnehmen. Falls man hingegen als Chef Mühe hat, sich Respekt zu verschaffen und sich durchzusetzen, kann es hilfreich sein, dem Tisch der Mitarbeitenden fernzubleiben und sie individuell zu treffen, für Besprechungen mit klaren Zielen.

Das gemeinsame Essen ist auch eine gute Gelegenheit, sich auf eine Person, die man nicht versteht und nicht einordnen kann oder von der man sich nicht verstanden fühlt, tiefer einzulassen, weil Essen intensive körperliche Erfahrungen und Handlungen beinhaltet und man sich weniger als bei einem normalen Gespräch verstecken kann. Ein wichtiger Teil unserer körperlichen Wahrnehmung sind die Spiegelneuronen, die sowohl aktiv werden, wenn wir selbst eine Handlung ausführen, als auch, wenn wir andere Personen beobachten, die sich ähnlich wie wir bewegen. Das gemeinsame Essen ist ein Fest für Spiegelneuronen, die bei so viel ähnlichen und vergleichbaren Bewegungen der Arme, Hände und Gesichtsmuskulatur einen wahren Rausch erleben. Das ist gut, weil die Neuronen uns helfen, auf einer körperlichen und intuitiven Ebene das Gegenüber kennenzulernen und zu verstehen. Dies erkennt man daran, dass die Gespräche und der Austausch konkreter, lebendiger und persönlicher werden. Langfristig führt dies dazu, dass einem die Person, mit der man im Spiegelneuronen-Austausch stand, weniger fremd und unverständlich vorkommt. Das erklärt auch, warum Claudia und Esther, die aufgrund ihrer Darmkrankheit nie in der Lage waren, mit anderen zu essen, sich nicht nur vom kulinarischen Genuss, sondern auch allgemein vom Leben ausgeschlossen fühlten. Diese Einsamkeit trug wiederum negativ zu ihrem Gesundheitszustand bei.

Aromen als sozialer Kitt

Wie ich schon angedeutet habe, spielen auch Gerüche beim sozialen Zusammenhalt eine wesentliche Rolle. Am Tisch mischen sich die Aromen der Speisen mit den Aromen der Menschen. Auf Dauer führt das zu einer Angleichung der Essensvorlieben und der Darmbakterien. Das erklärt, weshalb Tischgemeinschaften einen lebenslangen Halt geben können und zur kulturellen Identität beitragen. Der Vorläufer der Tischgemeinschaft ist die Schwangerschaft, während der die Mutter mit ihren Gerüchen und Essvorlieben ihr Kind nachhaltig prägen kann. Gut untersucht ist dies etwa bei der Vorliebe für Knoblauch, die sich mit der Milch von der Mutter auf das Kind überträgt.

Die Zeit an der Mutterbrust ist aber nicht nur für die Knoblauch-Liebe, sondern ganz allgemein für das Heimatgefühl und das Vertrauen in Esswaren und Menschen wichtig. Neugeborene haben eine sehr gute Aroma-Wahrnehmung, um vertraute Menschen zu erkennen. Kinder im Alter von sechs Wochen können bereits die Brust ihrer Mutter geschmacklich von einer anderen Brust unterscheiden. Auch Mütter empfinden den Geruch ihrer Kinder als angenehm und ziehen ihn dem Geruch eines fremden Kindes vor. Dass anziehende Menschengerüche mit den Aromen von Speisen zu tun haben, sieht man daran, dass beliebte Parfüms nach Lebensmitteln riechen. Sie enthalten häufig Vanille, Zitrone, Orange, Bergamotte, Mandarine und Pampelmuse, aber auch Kokosnuss- und Mandel-Aromen sowie Extrakte aus Grüntee, Schwarztee, Kamille, Minze und Gurke. Die Bibel weiß überdies zu berichten, dass Frauen des persischen Königs Ahasveros zwölf Monate damit verbrachten, sich mit den köstlichsten Lebensmitteln zu parfümieren, bevor sie ihn empfingen.

Nicht nur bei Kindern, sondern auch bei Erwachsenen haben die Aromen des gemeinsamen Essens eine verbindende Kraft, weil sie ein wichtiger Anker unseres Gedächtnisses sind und helfen, sich langfristig an die geteilte Zeit mit den Tischgenossen zu erinnern. Mahlzeiten, die intensiv riechen, etwa ein Braten, fördern dabei die Erinnerung an Tischgenossen im Durchschnitt mehr als wenig riechende Speisen wie Wasser und Eis. Nicht zufällig ist das wohlriechende Brot das bevorzugte Bindemittel des Christentums. Bekannte von mir, die sich mit dem Verkauf von Immobilien auskennen, empfehlen sogar, ein Brot zu backen, bevor man mögliche Kunden zur Besichtigung einlädt, denn so erhöht sich die Chance, dass sie sich wie zu Hause fühlen und bereit sind, einen hohen Preis zu zahlen.

Menschen, die Gerüche nicht gut wahrnehmen können, sind von diesen subtilen Interaktionen ausgeschlossen. Personen, die nach einer Coronainfektion mit einer Geruchsstörung zu kämpfen hatten, aßen vermehrt Fast Food und verloren ihren Essrhythmus. Auch ihre sozialen Beziehungen litten darunter, ihr Mitgefühl nahm ab und sie wurden als abwesend und unpersönlich wahrgenommen, was zu Frustration, Angst, depressiver Stimmung und sozialer Isolation beitrug. An diesen Problemen leiden auch Menschen, die mit einer schlechten Aroma-Wahrnehmung zur Welt kommen. Sie haben im Durchschnitt weniger Freunde, stehen Familienmitgliedern weniger nah und verbringen mehr Zeit allein.[66] Aber auch Menschen, die über einen übermäßig guten Geruchssinn verfügen und den kleinsten Parfüm- oder Mundgeruch als unangenehm intensiv und überwältigend erleben, leiden an sozialem Rückzug und schlechter Ernährung, weil bei ihnen die Aromen kein Heimatgefühl, sondern Ekel, Abneigung und Stress erzeugen.

All diese Befunde sprechen dafür, dass Aromen eine wichtige Rolle bei der Wahrnehmung von Geborgenheit und Heimat spielen. Diese Verbindung hat nicht nur tiefe Wurzeln in unserem persönlichen Leben, sondern auch in der Evolution. Ein eindrückliches Beispiel sind die Lachse, die in einem Fluss zur Welt kommen, den größten Teil ihres Erwachsenenlebens im Meer verbringen, um gegen Ende ihres Lebens zum Laichen zu ihrem Ursprung zurückzukehren. Als Jungfische bauen sie ein Aroma-Gedächtnis auf, das ihnen später hilft, den Weg zu finden. Auch bei Elefanten nimmt man an, dass sie nach langen Wanderungen die Landschaft ihrer Kindheit wiederfinden, weil sie chemische Erinnerungen an Vegetationen, Mineralien und Wasserlöcher besitzen, ja selbst an den Geruch des Regens.

Darmbakterien als Vermittler von Beziehungen

Wie oben schon kurz erwähnt, spielen auch unsere Darmbakterien eine wichtige Rolle bei der Bildung von Aroma-Gemeinschaften. Je länger und intensiver wir mit anderen Menschen zusammen leben und zusammen essen, desto ähnlicher werden unserer Darmbakterien und damit auch unsere Essvorlieben und Körpergerüche.[67] Je größer und vielfältiger unsere Tischgemeinschaften sind, desto vielfältiger werden unsere Darmbakterien, was wiederum die soziale Freude und die soziale Offenheit verstärkt.

Studien an Zwillingen mit identischem Erbmaterial belegen, dass die Verdauung und das Körpergewicht stärker von den untereinander ausgetauschten Darmbakterien als von den Genen abhängen. Das bedeutet, dass die Tischgenossenschaft unseren Appetit und unseren Stoffwechsel langfristig maßgebend beeinflusst.[68] Diese neuen wissenschaftlichen Erkenntnisse wecken die Hoffnung, dass zahlreiche Erkrankungen, darunter Übergewicht, Depression, Autismus und Autoimmunkrankheiten, mittels Austausch von Darmbakterien verbessert werden können.

Wie groß das Bedürfnis geworden ist, sich über die Darmbakterien mit anderen Menschen und auch Tieren zu verbinden, zeigen folgende Beispiele. Kathy High, eine amerikanische Künstlerin, die an Morbus Crohn, einer entzündlichen Darmkrankheit, leidet, entschied sich, ihre Probleme mit einer Fäkaltransplantation behandeln zu lassen. Das ist ein medizinischer Eingriff, bei dem der Stuhl eines gesunden Spenders in den Darm des Patienten eingeführt wird, um das Mikrobiom anzureichern. Bei bestimmten Darminfektionen wird diese Methode bereits erfolgreich eingesetzt. Die größte Schwierigkeit besteht darin, einen gesunden Spender zu finden. Wer ist schon wirklich gesund und trägt garantiert keine Keime bösartiger Krankheiten in seinem Darm? High beschloss, selbst auf Stuhlsuche zu gehen, und fragte bei dem britischen Popstar David Bowie an, den sie bewunderte. Sie schickte ihm einige Fotos, auf denen sie sich wie er angezogen und geschminkt hatte, um ihre tiefe Verehrung zu bezeugen. Bowie starb jedoch leider, bevor er antworten konnte. Einen ähnlichen Wunsch hatte der kanadische Künstler und Biologe François-Joseph Lapointe, der nach Guinea reiste, um dort den Stuhl von Fledermäusen, seinen Lieblingstieren, zu sammeln und in seinen Darm zu transplantieren. Gemäß seinen Aussagen half ihm diese Methode, sich einen Fledermaus-Tanz auszudenken und aufzuführen. Beide Beispiele belegen, wie sehr die neuen Erkenntnisse zu Darmbakterien die Fantasie anregen, auch wenn sie jeweils unseriös waren und auf keinen Fall zur Nachahmung empfohlen werden können.

Auch ein Bekannter von mir nahm nach ausführlichen Abklärungen eine Behandlung mit Darmbakterien in Anspruch. Er ist ein erfolgreicher Biochemiker und Universitätsprofessor, der seit seiner Kindheit an Darminfektionen und Allergien litt, etwa auf Eier und Blütenpollen. Nach der Fäkaltransplantation, die er an der Taymount Clinic in England durchführen ließ, erlebte er eine starke und anhaltende Verbesserung seiner Symptome. Er kann wieder Eier essen und hat seither keine Infektionen mehr gehabt. Dies ist ein Einzelfall und keine Studie, aber immerhin eine verlässliche Quelle. Er sagte mir, dass er überzeugt sei, dass die anaeroben Bakterien für seine Gesundheitsprobleme relevant seien. Diese können nicht in einem Labor kultiviert werden und sind in keinem Probiotikum enthalten, weil sie Sauerstoff nicht vertragen.

Der Grund, warum diese Methode der Bakterientransplantation nicht breiter angewendet wird, ist neben der Schwierigkeit, geeignete Spender zu finden, dass es dabei zu schweren Nebenwirkungen kommen kann. Solange das nicht gelöst ist, sollte man auf natürliche Methoden des Bakterien-Austauschs zurückgreifen, allen voran auf das gemeinsame Essen. Besonders wirksam ist übrigens das schweizerische Fondue, das die Tischgemeinschaft aus einem einzigen Topf isst. Dabei reichern die vielfältigen Mikroben der Tischgenossen die Probiotika des Käses an.

Geschmacksgemeinschaften

Neben den hormonellen und psychischen Faktoren sowie den Gerüchen sind auch der Geschmack und die Chemie des Essens für die Tischgemeinschaft bedeutsam. Wenn alle Wein trinken und ich an einem Kamillentee nippe, fühle ich mich ausgeschlossen. Auch wenn alle einen Braten mit Pommes essen und ich nur Rohkost auf dem Teller habe, ist meine Verbundenheit mit der Essgemeinschaft eingeschränkt. Beim Alkohol ist die Erklärung einfach. Dieser verstärkt die Wirkung des beruhigenden Hirnbotenstoffs Gamma-Aminobuttersäure, kurz GABA, was zu einer Verlangsamung und Enthemmung des Gehirns und einer Emotionalisierung des Denkens führt. Das alles ist der Gemütlichkeit sehr zuträglich. Wer in einer solchen alkoholisierten Gemeinschaft einen Kamillentee trinkt, hat oft Mühe, sich mit den anderen zu synchronisieren und sich auf der gleichen mentalen Ebene auszutauschen. Vergleichbares könnte bei Koffein der Fall sein, welches das Hirn weckt und beschleunigt. Kräuterteetrinker können deshalb in einer Kaffeegemeinschaft zu trägeren Außenseitern werden.

Die soziale Abstimmung durch ähnliche Esswaren ist nicht so gut erforscht, weil wir noch viel zu wenig wissen, wie ganze Lebensmittel mit ihrer Vielfalt an Nährstoffen auf das Hirn einwirken. Naheliegend scheint mir aber, dass die herzhaften und sättigenden Umami-Aromen, die buddhistische Mönche entwickelten, um pflanzliche Nahrungsmittel attraktiver zu machen, auch eine soziale Qualität haben. Beliebte Gerichte wie Pizza, Spaghetti Bolognese, Thaicurry, Nudelsuppen, Sushi und Nasigoreng, die wie kaum eine andere Speise weltweit mit Kindheitserinnerungen verknüpft sind und so den globalen Zusammenhalt fördern, sind wahre Umami-Bomben.

Ein Lebensmittel, das besonders umami schmeckt, ist das Ei. Für viele Kinder ist das Ei das erste Lebensmittel, das sie selbst kochen. Es ist zudem das heidnische Symbol des christlichen Osterfestes und zeigt schon damit, dass es unterschiedliche Traditionen miteinander vereinen kann. Und es ist Teil von Bräuchen, etwa des Ostereiertickens, das im gesamten deutschen

Sprachraum beliebt ist und eine große Vielfalt an regionalen Bezeichnungen trägt, etwa »ditschen«, »tippen«, »kitschen«, »tütschen« oder »kicken«, womit jeweils »zusammenstoßen« gemeint ist. Zwei Spieler nehmen je ein hart gekochtes Ei in die Hand. Ein Spieler fängt an und schlägt mit der Spitze seines Eis auf die Eispitze seines Gegenspielers, mit der Absicht, dessen Schale zu zerbrechen. Sieger ist, wessen Ei zum Schluss noch unversehrt ist. In der Familie wird dieses Spiel am Ostermorgen reihum am Tisch gespielt. Diese alte Tradition belegt eindrücklich, dass Lebensmittel nicht nur einen Nährwert, sondern auch eine soziale und symbolische Bedeutung haben.

Um die verschiedenen Formen des Umami-Einsatzes zu illustrieren, sei hier das Versöhnungsritual der chilenischen Schriftstellerin Isabel Allende erwähnt, das sie in ihrem autobiografischen Buch über die erotischen Freuden des Essens beschreibt.[69] Nach einem Ehestreit kochte sie eine Suppe, die voller Umami-Aromen steckte. Dazu verwendete sie gehackte Portobello-Pilze, gehackte Steinpilze, braune Pilze, Knoblauch, getrüffeltes Olivenöl, Portwein, Gemüsebrühe, Pfeffer, saure Sahne und eine großzügige Menge Salz. Sie fügte nicht den ganzen Portwein und nicht das ganze Olivenöl zu, sondern ließ ein paar Tropfen übrig, die sie sich als Aphrodisiakum hinter die Ohren tupfte. Sie zerkleinerte alles im Mixer und kochte es, bis die Suppe eine leicht dickflüssige Konsistenz hatte und einen Duft, der den Speichelfluss anregte und auch andere Sekrete von Körper und Seele weckte. Dann zog sie ihr bestes Kleid an, lackierte ihre Fingernägel rot und servierte ihrem Mann die Suppe in vorgewärmten Schüsseln, garniert mit einem Klecks saurer Sahne.

Um die verbindende Wirkung von Aromen direkt zu erfahren, habe ich in einem Selbstversuch 50 verschiedene Düfte getestet und für jeden festgehalten, in welchem Maße sie mich an soziale Gemeinschaftserlebnisse oder Momente der Einsamkeit erinnerten. Zu meinem Erstaunen hatten fast alle sozialen Aromen mit Süßem zu tun, was ich als Diät eher nicht empfehle: geröstetes Brot, geröstete Haselnuss, geröstete Mandel, Kekse, Karamell, Kaffee und Butter. Am wenigsten soziale Gefühle lösten Ingwer, schwarzer Pfeffer, Kokosnuss, Gras, getrocknete Feigen, Minze und Apfel aus, obwohl ich all diese Aromen sehr gern mag. Dieses Experiment zeigte mir, dass es für meinen Geschmack introvertierte Aromen gibt, etwa das Grasaroma, die mich in innere Welten und in die Natur führen, sowie extravertierte, hauptsächlich Röst- und Back-Aromen, die mich in mein Elternhaus und in soziale Welten versetzen. Interessanterweise sind diese sozialen Aromen keine Naturprodukte, sondern neue Verbindungen, die durch langes, sorgfältiges Erhitzen entstehen. Dass sie – zumindest bei mir – vorwiegend in süßen Speisen vorkommen, mag daran liegen, dass Zucker wie kein anderer Nährstoff das Hirnbelohnungssystem aktiviert. Jedenfalls hat das Experiment mein Verständnis für Menschen vertieft, die gern Süßigkeiten essen oder sie ihren Kindern geben. Wobei wichtig ist zu betonen, dass bereits das Riechen dieser Aromen angenehme, heimatliche Gefühle auslösen kann, ohne dass der Konsum erforderlich ist. An den Geburtstagen meiner Tochter hat allein schon das Auspacken von Süßigkeiten einen großen sozialen Wert, der sich in Kichern und Lachen manifestiert. Diese geteilte Freude verdeutlicht, dass der soziale Wert oft nicht unbedingt im Verzehr von Süßem liegt, sondern in der Vorstellung davon.

Wie bereits erwähnt, können saure und bittere Aromen als Alarmsignale für die Angst vor Vergiftung dienen. Dennoch können auch diese Aromen die Gemeinschaft fördern, wenn sie in eine nationale oder spirituelle Tradition eingebunden sind. In Südamerika gibt es eine Tradition der Indianer, bei der bitterer

Matetee in einer Kalebasse in der Mitte einer Gemeinschaft feierlich zubereitet wird. (Weil sich alternative englische Bezeichnungen nicht problemlos ins Deutsche übertragen lassen, wird im Folgenden von »Indianer« gesprochen, sofern Sammelbezeichnungen nötig sind. Die Native American Association of Germany e.V. betont auf ihrer Website, dass es bei der Bezeichnung »Indianer« weniger um die Bezeichnung an sich, sondern vielmehr um den Sachzusammenhang, in dem der Begriff verwendet wird, geht. Eine stereotypische Darstellung soll in diesem Buch in keinem Fall stattfinden). Der Gastgeber trinkt den Aufguss aus Mateblättern und heißem Wasser zuerst, da er oft besonders bitter schmeckt. Dies demonstriert seine Tapferkeit, was die Gruppe inspiriert, Bitterkeit gemeinsam zu ertragen und zu genießen. In Südkorea ist das saure Kimchi, eine würzige, fermentierte Beilage aus Chinakohl und anderen Zutaten wie Knoblauch, Ingwer, Chilipulver und Fischsoße, ein zentraler Bestandteil der Kultur und der nationalen Identität. Es wird fast zu jeder Mahlzeit serviert, sei es als Beilage zu Reis oder als Zutat in verschiedenen koreanischen Gerichten wie Kimchi-Pfannkuchen, Kimchi-Suppe und Kimchi-Reis. Kimchi wird oft in Gemeinschaftsarbeit hergestellt, bei der Familien und Nachbarn zusammenkommen, um große Mengen für den Winter vorzubereiten. Dies fördert soziale Bindungen und den Zusammenhalt. In der jüdischen Tradition ist das Verspeisen von bitteren Kräutern während des Passahfestes tief verankert. Dazu gehören Chicorée, Löwenzahn, Endivie und Römersalat. Die Bitter-Aromen erinnern die Juden an die Bitterkeit und das Leid, das ihre Vorfahren während der Zeit der Versklavung in Ägypten erlebt haben. Die Tradition kann als Resilienz-Übung verstanden werden und als Mahnung, dass Freiheit nur gemeinsam errungen werden kann.

Auch das Teilen von Gerichten hat eine verbindende Qualität. In arabischen, afrikanischen und asiatischen Kulturen ist es oft üblich, dass viele verschiedene Gerichte gleichzeitig auf dem Tisch stehen und von allen Gästen gemeinsam genossen werden. Dieses Gemeinschaftsessen spiegelt den Wert von Familiensinn, Großzügigkeit und Gastfreundschaft wider. Es fördert außerdem die Erweiterung des Geschmackshorizonts und vereinfacht es, auf die 30 Arten von Pflanzen zu kommen, die ich im letzten Kapitel bei der Vielfalt der Nahrung erwähnt habe.

Die Großzügigkeit des Kochens

Auch das Kochen ist für viele Menschen, mich eingeschlossen, eine Resilienz-Übung. Was mögen die Gäste? Was auf keinen Fall? Und was alles schieflaufen kann: versalzen, verbrennen, verkochen, verbraten, verzuckern – und das nicht aus Nachlässigkeit, sondern wegen eines Übermaßes an Engagement und Sorge. Kochen beinhaltet fast immer Großzügigkeit, Intimität und eine Form der Liebe, die Gegenliebe sucht. Ferner bewerten die Essenden die zubereiteten Speisen intuitiv im Mund, in der Nase und im Darm, sodass ihre Beurteilung nur teilweise gefiltert und beschönigt werden kann. Doch gerade diese Verwundbarkeit, die jede Köchin und jeder Koch kennt, ist eine Voraussetzung für tiefere soziale Bindungen und Freundschaften. Kochen und gemeinsames Essen sind deshalb besonders geeignet, um neue Freunde zu gewinnen und alte Freundschaften zu pflegen.

Das gemeinsame Fasten kann ebenfalls Bindungen stärken, etwa dank des gemeinschaftlichen Erlebens, an seine Grenzen zu stoßen, oder durch den gemeinsamen Wunsch, einen Neuanfang einzuleiten. Fast alle spirituellen Traditionen kennen gemeinsame Fastentage oder Fastenperioden, welche die Gemeinschaft zusammenhalten und die Solidarität fördern, weil sie daran erinnern, dass Gemeinschaft immer mit einem Verzicht auf persönliche Bedürfnisse einhergeht, also ein Selbstopfer beinhaltet.

Aromen als Vermittler von spirituellen Beziehungen

Duftaromen spielen in vielen spirituellen Traditionen und Praktiken eine bedeutende Rolle und werden oft als Mittel zur Erreichung von spiritueller Erfahrung und Bewusstseinserweiterung eingesetzt. Wie ich an anderer Stelle erwähnt habe, haben wir für Gerüche keine richtige Sprache, sondern müssen auf Vergleiche zurückgreifen, etwa: Es riecht nach Verbranntem. Diese Komplexität und Unfassbarkeit kann ein höheres Bewusstsein fördern. Geräuchertes Baumharz wie Weihrauch und Myrrhe sowie der warme Holzgeruch des Sandelbaums werden besonders häufig in Gottesdiensten und Ritualen verwendet, um eine Verbindung zur spirituellen Welt herzustellen.

Warum kommt gerade diesen Holzaromen eine spirituelle Bedeutung zu? Es hat damit zu tun, dass auf der ganzen Welt Opferrituale im Zentrum des spirituellen Lebens standen, bei denen Fleisch und andere Lebensmittel über dem Feuer erhitzt wurden. Sich um das Feuer zu versammeln und ein großes, getötetes Tier zu braten, war ein hoch emotionaler Akt für unsere Vorfahren, den sie mit göttlicher Bedeutung aufluden. Wir können deshalb davon ausgehen, dass Spiritualität ursprünglich mit dem Einatmen von rauchigem Barbecue-Duft in Verbindung stand. Bereits in den ältesten indischen Ritualen hatten Feuerdüfte die Aufgabe, die Götter zu beruhigen und an den Tisch der Menschen einzuladen, um die gegrillten Speisen mit den Menschen zu teilen. Wie unberechenbar und mächtig die

Götter auch waren, die indischen Priester hatten nie einen Zweifel daran, dass sie die menschliche Schwäche für Grilldüfte teilten. Auch am Anfang der jüdisch-christlichen Kultur standen rauchige Gerüche. Im Alten Testament heißt es: »Und Aarons Söhne sollen das Holz auf dem Altar zum Brandopfer anzünden. Das ist ein Feuer zum Wohlgeruch dem Herrn.« Die alten Hebräer verfügten über eine differenzierte Vorstellung der Aroma-Wahrnehmung Gottes. »Nase« und »Zorn« haben im Hebräischen die gleiche sprachliche Wurzel. Der falsche Rauch konnte zur Reizung der göttlichen Nase und zu Zornesschnauben führen.[70]

In der weiteren Entwicklung der Spiritualität lösten pflanzliche Räucheraromen die ursprünglichen Barbecue-Düfte ab. Die Friedenspfeife ist eine in Nordamerika verwendete rituelle Pfeife und diente den Stämmen der Lakota Cheyenne oder Pawnee dabei, soziale und spirituelle Verbindungen zu pflegen und Konflikte zu lösen. Tabak war beliebt, weil die entspannende und stimmungsaufhellende psychische Wirkung begleitet wird vom Rauch, der schöne Formen bildet, zum Himmel aufsteigt und damit die spirituelle Dimension des Friedens bestätigt. Neben Tabak wurden auch Bärentrauben, Königskerze, Lavendel, Salbei, Pfefferminz und Wachholder in der Pfeife geopfert. In der europäischen Antike wiederum ersetzte der Rauch von Baumharzen das ursprüngliche Tieropfer, um mit den höheren Mächten in Verbindung zu treten. Und die Mexikaner nehmen am Tag der Toten mittels Brot-Aromen Kontakt mit ihren verstorbenen Ahnen auf. Der dazu genutzte Altar wird mit Blumen, einem Kreuz, einem Bild des Verstorbenen, Backwaren, Maiskolben, Früchten, Weihrauch und wohlriechendem Brot bestückt. Dem Brotgeruch wird die Kraft zuerkannt, die Ahnen für eine Weile zurück an den Tisch der Lebendigen zu holen.

In allen Religionen, in denen nicht nur überweltliche Sphären, sondern auch bestimmte lebende oder verstorbene Menschen spirituelle Kräfte ausstrahlten, kam es zudem zu einer Kultivierung des Körpergeruchs. Die alten Ägypter entwickelten Methoden zur Einbalsamierung der Toten. Sie hatten den Zweck, die Toten in unsterbliche Götter zu verwandeln. Neue Studien zeigen, dass die Ägypter weltweiten Handel betrieben, um die besten Duftstoffe zu kaufen und damit die Gemeinschaft mit ihren göttlichen Ahnen angenehm zu gestalten. Bei dem besonders wichtigen Balsam mit dem ägyptischen Namen »antiu« handelte es sich nicht um Myrrhe oder Weihrauch, wie bisher angenommen, sondern um eine Mischung aus Zedern- und Zypressenöl. Es gab besondere Balsame für jedes Organ. Pistazienharz und Rizinusöl wurden ausschließlich für den Kopf verwendet, Wacholder war für die Leber bestimmt, Milchfett und Bienenwachs garantierten eine ewig-schöne Haut.[71]

In der indischen Tradition gab der Körpergeruch Auskunft über das Karma. Der Buddha soll wunderbar nach Sandelholz gerochen haben, das für seine beruhigende und kühlende Wirkung bekannt ist. Dieses Holzaroma steht in der weltweiten Tradition der Barbecue-Gemeinschaften, die sich im Westen zum reinen Rauchopfer verfeinert hat. Im Buddhismus tritt das Feuer ganz zurück, weil der Buddha, das große spirituelle Genie, die Opferriten restlos in mentale Prozesse verwandelte. Nur dem Holzaroma blieb er treu, weil es wie kein anderer Sinnesreiz auf den Ursprung aller Verbundenheit verweist.

Im Christentum riecht der Sohn Gottes nach Brot und ist dafür verantwortlich, dass sich der angenehme Geruch des ewigen Lebens in jeden Winkel der Welt ausbreitet. Das zeigt sich eindrücklich bei der Wiedererweckung von Lazarus, der schon vier Tage tot war und in Luthers Sprache nicht nur übel roch, sondern richtiggehend stank. Jesu spirituelle Künste vermochten, diesen Gestank des Todes in den Wohlgeruch des Lebens zu verwandeln. Lazarus' Schwester Maria verwendete als Dank ein Pfund teures und würziges Öl, um Jesus damit zu salben. Sie nahm so viel Öl, dass sie seine Füße mit ihren Haaren abtrocknen musste, wodurch sie mit ihm in eine Duftgemeinschaft eintrat. Der Duft breitete sich im ganzen Haus aus. Da gerieten die Jünger in Aufregung: »Was für eine Verschwendung! Man hätte das Öl verkaufen und das Geld den Armen geben sollen!«, riefen sie. Doch Jesus verwies sie auf die spirituelle Aromagemeinschaft, indem er ihnen befahl, den Duft für sein Begräbnis aufzubewahren. Das Einsalben mit wohlriechenden Aromen ist im Christentum so zentral, dass Jesus die Namen Christus und Messias erhielt. Beide Wörter stammen von dem griechischen beziehungsweise hebräischen Verb für »salben« ab. Nach Jesu Tod am Kreuz blieb der Todesgeruch wundersamerweise aus und an seine Stelle trat ein beruhigender Wohlgeruch. Das Aroma war ein kleiner Hinweis, dass er der Sohn Gottes ist.

Um das spirituelle Potenzial von Rauch- und Holzaromen auszuloten, führte ich eine Reihe von Selbstexperimenten durch. Eine gute Bekannte, die katholische Religion unterrichtet, gab mir die notenwendigen Utensilien, um ein Weihrauchexperiment durchzuführen: den Räucherkelch, den Sand, die Kohle und den Weihrauch, der aus gelben, roten, schwarzen und weißen Harzkügelchen bestand. Gemäß ihrer Anleitung streute ich den Sand auf den Grund des Kelchs. Dann hielt ich die Kohle mit einer Zange darüber und zündete sie mit einem Streichholz an. Sie sprühte gelb-orange Funken. Ich legte sie auf den Sand und wartete, bis sie grau wurde. Dann streute ich etwas Sand darauf und danach die bunten Harzkügelchen. Mich überraschte, wie schön der Rauch aufstieg. Er roch nach Feuer, und die glühende Kohle erinnerte an das ursprüngliche Brandopfer. Süßere, balsamisch-würzige und zitronige Töne veredelten den Rauch und gaben ihm eine geheimnisvolle Note. War dies bereits das Zeichen einer höheren Kraft, die das Leben verbrannte und erneuerte, es mit nicht auslotbaren Tiefen und Geheimnissen anreicherte und in Räume führte, die sich der Sprache entzogen? Der Rauch breitete sich schnell in der ganzen Wohnung aus. Nicht einen Winkel konnte ich vor ihm schützen. Ich hoffte auf eine intime Erfahrung, doch die blieb aus. Vielmehr übte der Weihrauch eine Ehrfurcht gebietende Kraft auf mich aus, die meinen Blick nach außen und auf große Dinge lenkte. Ich sah den Riesenaltar von Pergamon mit dem Giganten-Relief, den ich in Berlin bewundert hatte. Dann sah ich die mächtige Rauchsäule, die von Abels Opfer stolz zum Himmel stieg und Kains mörderischen Neid entfachte. Dann sah ich in die Kuppeln der Sixtinischen Kapelle und beobachtete Noahs Großfamilie, die gemeinsam das Opferfeuer bewacht und zwei Schafsböcke als Opfergabe darbringt. Die Weihrauch-Aromen offenbarten mir den ursprünglichen gesellschaftlichen Charakter des Duftes. Sie schienen weniger für eine intime Selbstbesinnung geeignet zu sein, sondern vielmehr eine Einladung zu prachtvollen Festlichkeiten und Mysterienkulten darzustellen. Sie riefen Bilder einer großen Gemeinschaft hervor, die mit Marmoraltären, imposanten Reliefs, majestätischen Rauchsäulen und beeindruckenden Schafsböcken einen reizbaren Gott ehren und besänftigen wollten.

Für das zweite, schamanische Experiment verwendete ich einen Zopf amerikanischen Süßgrases, den mir eine Bekannte schenkte, die sich in den USA über viele Jahre mit Schamanismus beschäftigt hatte. Für meine Bekannte bedeutet dieses Gras das duftende Haar der Mutter Erde. Und tatsächlich roch es nach schwarzer Erde, aber auch nach Flusswasser, Honig und Vanille. Der Duft des Grases kann Erlebnisse und Erinnerungen wachrufen, von denen man oft nicht einmal wusste, dass man sie vergessen hatte. Der Rauch des Grases kann die Aura reinigen und genutzt werden, um gute Geister anzurufen. Deshalb brannte auch ich ein Ende des Graszopfs an. Es entstand ein angenehm würziger und süßlicher Duft. Beim Einatmen erlebte ich eine starke Naturverbundenheit. Die holzigen Noten erinnerten mich an die Lagerfeuer, an denen ich als Pfadfinder gesessen hatte. Dann hörte ich im Hintergrund schamanisches Trommeln, und Stimmen sangen ein Lied, das ich in einem Kurs über nordamerikanischen Schamanismus gelernt habe: »Hey hey hey Wakan Tanka hey hey hey.« Dies alles führte dazu, dass ich in eine leichte Trance eintrat, in eine andere Zeit, die nicht mehr linear, sondern zyklisch war. In diesem Zustand ging alles fort und alles kam zurück, alles schien wie ein Rad zu rollen. Alles starb, alles blühte wieder auf, alles verabschiedete sich, alles grüßte sich wieder und blieb sich ewig treu. Die Mitte der Zeit war überall und fühlbar hier und jetzt in den verbrannten Haaren der Mutter Erde.

Bei meinem dritten Selbstexperiment zur Spiritualität von Aromen wollte ich den karmischen Duft des Sandelholzes erfahren. Eine Bekannte, die in einer Parfümerie arbeitet, empfahl mir, dafür Parfüms zu verwenden, weil bis heute einige der teuersten und geheimnisvollsten Parfüms nach Sandelholz riechen, das auf Französisch »santal« heißt. Sie schenkte mir kleine Testfläschchen: Santal von Guerlain, Santal Blanc von Van Cleef & Arpels, White Sandalwood von Goldfield & Banks, Molecule 04 von Escentric Molecules und Most Wanted von Azzaro. Tatsächlich waren all diese Düfte kühlend und beruhigend. Der billigste Sandelholzduft von Azzaro enthielt am wenigsten Geheimnisse. Sein Name Most Wanted sagt es klipp und klar: Der Holzgeruch soll wie ein Lagerfeuer oder ein rituelles Feuer die Menschen entflammen und an sich binden. Ein angenehmer Duft, doch für mein spirituelles Experiment war er mir zu flach und zu gefällig. Das Sandelholz von Guerlain schien mir allzu weiblich und das australische von Goldfield & Banks allzu männlich für meine Zwecke. Escentric Molecules stellt laut meiner Bekannten Parfüms her, die man nur subtil riecht und unbewusst wahrnimmt. Der Duft mit der Nummer 4 ist reines Sandelholz. Tatsächlich roch ich ihn nicht bewusst, doch schien er mich zu entspannen und ein Gefühl von Verbundenheit zu erzeugen. Diese Subtilität war für mein Experiment jedoch ebenfalls ungeeignet. Meine Wahl fiel daher auf Santal Blanc von Van Cleef & Arpels, das in seiner klaren Duftsprache ein beruhigendes und verbindendes Lagerfeuer in Reinform war.

Zu Hause sprühte ich mein Zimmer mit Santal Blanc ein. Meine Kinder, die bei meinem Weihrauchexperiment Angst vor einem Hausbrand hatten und den Rauch des schamanischen Süßgrases naserümpfend als zu intensiv ablehnten, schnüffelten nun begeistert. Nachdem ich sie ins Bett gebracht hatte, roch ich spät am Abend direkt am Fläschchen, doch leider stellte sich keine Vision ein. Es war einfach ein angenehmer Zustand. Deshalb entschied ich mich an einem anderen Tag, ein intensiveres Sandelholzexperiment durchzuführen. Dazu verwendete ich den Räucherkelch, den Sand und die Kohle, die ich beim Weihrauchexperiment benutzt hatte, doch statt Weihrauchharz verbrannte ich diesmal Sandelholzspäne. Zusätzlich tat ich etwas fein gemahlenes Sandelholz, das als Gewürz und Färbemittel für Backwaren verkauft wird, auf meine Zunge. Mit der Nase roch ich an einem Tuch, das ich mit Santal Blanc besprüht hatte. Zusammen ergab dies ein extrem intensives Aroma, das eine Vision auslöste:

Ich stehe mit anderen um ein Feuer, eingehüllt in Tierfelle, und rieche das erhitzte Fett einer Stierkeule, die Fetttropfen, die vom Rost fallen, blitzen im Feuer. Wir singen und schauen hinauf zum Sternenhimmel und wissen, dass wir nicht allein sind auf dieser Welt. Dann verwandeln sich die Felle in feine Tücher, die sich angenehm weich anfühlen, und ein alter Mann, vermutlich ein Brahmane, singt seltsam klingende Verse, die mit einem »Om« enden. Dann kommt ein zweiter alter Mann mit einem langen Bart, der die Nase rümpft. Man sieht, dass unsere Fleischgerüche seine große Nase unangenehm reizen. Dann erlischt das Feuer und das Fleisch verschwindet. Wir stehen betreten um das Feuer und streuen warme Asche auf unsere Köpfe. Dies löst einen kurzen Taumel aus, bei dem ich den Sinn für Ort und Zeit verliere. Als ich daraus erwache, stehe ich in einem Kloster vor einer Buddha-Statue, die stark nach Sandelholz riecht. Die Mönche lachen fröhlich, obwohl es nichts zu lachen gibt. Ich lache herzhaft mit. Im Hintergrund erklingt der Ton einer Klangschale. Dann sitze ich mit vielen anderen an einem großen Tisch. Ein junger Mann mit langen Haaren hält eine Rede. Die Stimmung ist ernst. Er bricht ein Stück duftendes Holzofenbrot ab und sagt bedeutungsvoll-widersprüchliche Worte. Wir alle legen das Stück Brot, das wir erhalten, auf die Zunge. Es schmeckt wunderbar nach Holz und Kohle. Der Mann ruft uns auf, dieses langsam und würdevoll zu essen, weil er selbst dieses Brot sei. Er sei das Brot des Lebens und der Duft des Lebens. Und auf einmal bin ich als junger Mann in den USA und fühle mich einsam. Jemand winkt mir und ruft: »Barbecue, Barbecue! Do you want to join?« Ich nicke und folge ihm. Stolz legt er ein saftiges Steak vom Grill auf meinen Teller, das wunderbar riecht, und seine Frau und Kinder lachen mich an. In breitem Amerikanisch erzählen sie mir aufgeregt von einem Cowboy, der einen Grillwettbewerb gewinnt. Ich kann ihrer Begeisterung nur halbwegs folgen, doch fühlt es sich an, als gehörte ich schon seit ewigen Zeiten zu dieser Aroma-Gesellschaft.

Dann legte ich mich ins Bett und schlief rasch ein. Es war beeindruckend, die Wirkung dieses Aromas selbst zu erleben. Sie riefen Erinnerungen an die Erfahrungen wach, die ich in meinem Buch *Higher Self* erkundet hatte.

Die verbindende Kraft des Alkohols

Ein Kapitel über die Essgemeinschaft zu schreiben, ohne auf Alkohol einzugehen, wäre eine schwere Unterlassung. Schon seit dem Jahrtausende vor Jesu gelungenen Versuch, die Menschen mit Wein vom göttlichen Wesen der Gemeinschaft zu überzeugen, kamen dem Alkohol wichtige soziale und spirituelle Rollen zu, etwa um Zugang zu anderen Menschen zu erhalten oder in Kontakt mit Ahnen und Göttern zu treten.

Alkohol zu verdauen, ist für unseren Körper eine große Herausforderung. Ein ganzes Zehntel der unzähligen Enzyme unserer Leber beschäftigt sich mit dem Abbau von Alkohol. Die Abbaukapazität ist jedoch trotz dieses Aufwands beschränkt, sodass größere Mengen Alkohol die Leber, das Herz und das Hirn schädigen. Es gibt die Theorie, dass unsere relativ gute Fähigkeit, kleine Mengen Alkohol zu verdauen, uns einen entscheidenden Vorteil in der Evolution verschaffte, weil wir dadurch Zugang zu haltbaren Kalorien erhielten, etwa wenn ein Bienenstock zu Boden fiel, sich mit Regenwasser mischte und zu gären begann. Es gab aber auch noch einen anderen, sozialen Aspekt des Alkoholkonsums: Weil man betrunken leicht verunglücken, sich verlaufen oder einem Feind zum Opfer fallen konnte, mussten Menschen sich zusammentun, um sich im alkoholisierten Zustand gegenseitig zu schützen. Auch Schimpansen, denen Alkohol zur Verfügung steht, trinken ihn fast nie allein, sondern beim geselligen Zusammensein.

Wie wichtig der Alkohol für den menschlichen Zusammenhalt ist, belegen die Rituale der Carba-Indianer in Bolivien, die aus genetischen Gründen Alkohol schlecht vertragen.[72] Schon nach wenigen Schlucken wird ihnen schwindelig und speiübel. Trotzdem trinken sie bei Ritualen hochprozentigen Zuckerrohrschnaps, weil es die Zusammengehörigkeit stärkt – dafür nehmen sie die körperlichen Nebenwirkungen gern in Kauf.

Alkohol führt zu einer überaus starken Dopaminausschüttung und macht deshalb besonders sozial. Ferner führt er zu einer Ausschüttung von GABA, dem wichtigsten beruhigenden Botenstoff des Gehirns, was soziale Ängste und Hemmungen unterdrückt. Die alkoholische Stimulierung des Endorphinsystems lässt körperlichen und psychischen Schmerz vergessen, was zu einer größeren Bejahung anderer Menschen und Meinungen und von sich selbst führt. Das bedingungslose Ja-Sagen zum Leben nennt man auch Mystik, im Gegensatz zur Nüchternheit, die rechnet, beurteilt, teilt und trennt.

Doch leider ist die Wirkung des Alkohols nicht immer prosozial, sondern kann auch ins Gegenteil kippen. Er kann großzügig und geschwätzig machen, aber auch uninteressiert und gleichgültig; verliebt, aber auch eifersüchtig und gereizt; geistreich, aber auch einfältig. Er kann Herz und Hirn stimulieren, diesen Organen aber auch bleibenden Schaden zufügen. Deshalb verstärkt der Konsum von Alkohol nicht nur soziale Rituale, sondern braucht selbst Rituale, in Bezug auf Menge und Geschwindigkeit, um die entfesselten psychischen Energien in eine positive Richtung zu lenken. Der Umgang mit Alkohol hat uns Menschen gelehrt, dass wir Spiritualität im Sinne von Selbstbeschränkung und Ritualen benötigen, um unser soziales und mystisches Potenzial anzuzapfen und zu realisieren. Es ist kein Zufall, dass Schwester André, die spirituelle Langlebekünstlerin, sich jeden Tag ein Glas Wein zum Mittagessen mit den anderen Heimbewohnerinnen gönnte.

VERWANDLUNGEN DER NÄHRENERGIE

In diesem Kapitel möchte ich das achtsame Essen erweitern mit einem Blick auf die Energien, in die sich die Nahrung in unserem Körper verwandelt. Claudia, die ich in der Einleitung erwähnt habe, war nicht in der Lage, die künstliche Ernährung langfristig in einen Lebensstrom umzuwandeln, weshalb sie leider sehr jung starb. Esther, die ich im letzten Kapitel vorgestellt habe, hatte Mühe, die Nährenergie in zwischenmenschliche Energie umzuwandeln. Im Gegensatz dazu gelang es Kane Tanaka, Schwester André und Oma Anna, ihre achtsam gegessene Nahrung in körperliche, soziale und spirituelle Energie zu verwandeln, was sich an ihrem langen Leben, ihrer Dankbarkeit und ihrem Einsatz für ihre Mitmenschen ablesen lässt.

Wenn ich hier von Energie spreche, meine ich damit sowohl die objektiven Energien des Körpers als auch die Energie, die wir subjektiv spüren und wahrnehmen. Der Energiehaushalt des Körpers wird maßgeblich vom limbischen System und insbesondere vom Hypothalamus gesteuert. Dieser kleine, aber entscheidende Teil des Gehirns hat direkten Kontakt mit den Sinnesnerven und den Nährstoffen in der Hirnflüssigkeit. Deshalb kann er auf Ernährung, Umgebungswechsel und emotionale Wahrnehmungen schnell reagieren. Über Neuropeptide beeinflusst er andere Hirnregionen, etwa das limbische System, das für Emotionen zuständig ist. Durch Hormone sowie den Vagus-Nerv und den Stressnerv kann er die energetischen Ströme im gesamten Körper regulieren. Dies wird vor allem bei akutem Stress deutlich: Der Körper reagiert auf einen bedrohlichen Hund mit einem erhöhten Energieverbrauch, was als Angst, Hitzeempfindungen, erhöhter Puls oder Schweißausbruch zum Ausdruck kommt.

In Asien haben Gelehrte die Existenz dieses Energiesystem bereits vor 3000 Jahren erahnt, weil sie sich in der Anatomie von Tieren bestens auskannten und Meditationstechniken entwickelten, die sie befähigten, Energieströme im Körper zu spüren und zu visualisieren. Sie begriffen, dass es in Verbindung mit der Wirbelsäule wichtige Energiezentren gibt, und nannten sie »Chakren«, was auf Sanskrit Rad oder Scheibe bedeutet. Chakren können sich öffnen und schließen wie Blüten, was ein gutes Bild für die Funktionsweise der Hormondrüsen ist, die durch die chemischen Signale des Hypothalamus aktiviert oder deaktiviert werden. Dazu gehören die Schilddrüse, die Nebennieren, die Eierstöcke und die Hoden, die dem Halschakra, dem Bauchchakra beziehungsweise dem Sakralchakra zugeordnet sind. Die Chakren entsprechen aber auch den Nervengeflechten, in denen sich der Vagus-Nerv und der Stressnerv verbinden und die entlang der Wirbelsäule angeordnet sind. Das größte Geflecht, der Solarplexus, wird dem Nabelchakra zugeordnet, das für die Verdauung zuständig ist. Die Chakren sind in der indischen Vorstellung Verwandler von Energie, etwa von Nährenergie in sexuelle oder soziale Energie. Diese Energiewandler sind über Kanäle untereinander verbunden, die auf Sanskrit »Nadi« heißen, was wörtlich übersetzt Röhre, Nerv oder Puls bedeutet. Die Gelehrten gingen davon aus, dass es 350 000 Nadi in unserem Körper gibt, was dem Nervensystem entsprechen könnte. Sie unterschieden einen Hauptkanal und zwei Nebenkanäle. Alle drei verlaufen entlang der Wirbelsäule und der Hauptkanal zudem direkt durch die Chakren, was wiederum den nervlichen Verbindungen zwischen den Nervengeflechten entlang der Wirbelsäule entspricht. Links und rechts davon liegen die beiden Nebenkanäle, welche die Hormonströme darstellen, analog zur anatomischen Tatsache, dass Hormondrüsen Paare bilden: Geschlechtsdrüsen und Nebennieren finden sich auf beiden Körperseiten, die Schilddrüse und der Thymus bestehen aus linken und rechten Lappen. Im indischen Denken gibt es keinen Kreislauf in den Kanälen, was dagegenspricht, die Nadis als Blutgefäße zu verstehen. Die Nährströme fließen vielmehr in eine Richtung, wie Wasser in einem Baum von der Wurzel zur Krone steigt, oder wie ein Wind, der Regenwolken über die Felder treibt. Die ältesten östlichen Vorstellungen der Körperenergien stammen von indischen Hebammen, die den Nährstrom in der Nabelschnur von Mutter zu Kind als Grundlage nahmen, um die Energieflüsse in Beziehungen zu verstehen.

Über Jahrhunderte diente die Vorstellung von Chakren und Nadis dazu, das Funktionieren des Körpers zu erklären. Die Energie, die in diesem System fließt, heißt in Indien Prana und in China Qi, wo auf Grundlage dieser Energielehren Heilmethoden wie Akupunktur weiterentwickelt wurden. Das Energiekonzept half, den Zusammenhang zwischen Stoffwechsel und Bewusstsein zu verstehen und eine Psychologie der Triebe, Emotionen und Motivationen zu erarbeiten. Im Laufe dieser Entwicklung entstand der Begriff »Tantra«, der viel mehr als Sexualität umfasst. Die tantrische Lehre, die auf alle östlichen Traditionen wie Buddhismus und Hinduismus einen bedeutsamen Einfluss hatte, geht davon aus, dass Verunreinigungen und Blockaden in den Chakren und Nadis Krankheiten und Störungen des Wohlbefindens verursachen und dass Heilmethoden wie Akupunktur, Akupressur, Shiatsu, chinesisches Schattenboxen und tantrische Sexualtechniken die Möglichkeit bieten, die Blockade der Energieflüsse zu lösen und damit das psychische und körperliche Wohlbefinden zu verbessern.

Diese Energielehren trugen nicht nur zu einflussreichen Heilmethoden bei, sondern auch zur Entwicklung der östlichen Spiritualität. Ähnlich wie im Westen dominierte in den Anfängen des indischen Denkens die Vorstellung, dass Körper und Geist strikt voneinander getrennt seien. Im Gegensatz zum Westen wurde diese Zwei-Welten-Lehre in Indien jedoch viel früher kritisiert, weil sie dem östlichen Verständnis von Ganzheit und Verbundenheit widersprach. Über Jahrhunderte versuchten Gelehrte, einen Ausweg aus diesem Dilemma zu finden. Die *Bhagavad Gita*, ein wichtiger Text der indischen Tradition, der verschiedene Denkrichtungen miteinander verknüpft, löst das Leib-Körper-Problem auf, indem sie eine Nährenergie annimmt, die alles verbindet. Der Gott der Nahrung steht für die Heiligkeit des Lebens, für die kraftvolle, unerschütterliche Feststellung, dass das Eine immer auch die körperlich-geistige Zweiheit meint. In der *Bhagavad Gita* spricht der Gott der Nahrung: »Ich bin beides, die Lebenskraft und der Lebensstoff, beides zugleich.«[73] Die Nahrung gibt uns jeden Tag die Möglichkeit, diese verbundene Zweiheit direkt zu erleben, nämlich als Lebensmittel und als Lebensenergie.

Im Westen werden diese östlichen Lehren oft missverstanden, weil die westliche Philosophie Materie und Geist derart strikt getrennt hat, dass die Energien der Chakren und Nadis rein geistig gedeutet werden. Der spirituelle oder »feinstoffliche« Aspekt der Lehre bezieht sich in der indischen Überlieferung zwar auf das bewusste Erleben und Visualisieren von

Energien und deren bewusste Beeinflussung, doch diese Energien sind eben nicht rein geistig, sondern beziehen sich auf unseren realen Körper und unsere Ernährung. Im Laufe der Zeit haben sich jedoch Verwandtschaften zwischen östlichen und westlichen Traditionen entwickelt. Das griechische Ideal des Athleten etwa beinhaltet eine solche Energielehre, die davon ausgeht, dass die körperliche Fitness die Voraussetzung für die moralische, persönliche und intellektuelle Entwicklung ist. Dieses Konzept lebt im modernen Sportunterricht weiter. Im Christentum steht die energetisch-feinstoffliche Natur von Brot und Wein im Zentrum des Abendmahls. Im Judentum und im Islam haben sich mystische Traditionen herausgebildet, in denen sich Nahrungsenergien in gasförmige, aufsteigende Spiritenergien verwandeln. Auch die moderne westliche Tiefenpsychologie enthält einige Grundgedanken der östlichen Energielehre. Wenn Sigmund Freud und C. G. Jung von der Libido oder Lebenskraft sprechen, die blockiert, fixiert, abgewehrt, abgespalten oder verdrängt ist, übernehmen sie bewusst oder unbewusst das indische Energiekonzept. Inzwischen übt diese ganzheitliche Sichtweise auch auf die Neurowissenschaften einen zunehmenden Einfluss aus. Am 9. November 2023, dem Tag, da ich diesen Abschnitt schreibe, erscheint in der führenden naturwissenschaftlichen Fachzeitschrift *Nature* ein Editorial mit dem Titel: »Brain and body are more intertwined than we knew« (Gehirn und Körper sind stärker miteinander verwoben, als wir bislang wussten). Es ist ein Aufruf an die Neurowissenschaftler, über das Gehirn hinauszublicken auf den ganzen Körper, und an die Klinikerinnen, die den Körper behandeln, dessen Verbindungen zum Hirn im Auge zu behalten. Die neuen Wissenschaftsgebiete der Psychoendokrinologie (Hormonlehre), der Stressforschung, der Psychoneuroimmunologie, der Epigenetik und der Neuroplastizität befassen sich alle mit der Verbindung zwischen Bewusstsein, Psyche und Körper.

Ein aktuelles Beispiel für die große Bedeutung des körperlichen Energiesystems für unser Wohlbefinden stammt aus der Psychoneuroimmunologie: die autonome Dysregulation, die bei einer Coronainfektion auftreten kann – eine Störung des autonomen Nervensystems, das aus Vagus-Nerv und Stressnerv besteht. Ein Grund der Störung sind Antikörper, die die Geflechte des Nervensystems im Sinne einer Autoimmunreaktion schädigen. Ein objektives Zeichen für die fehlerhafte Funktionsweise ist ein starker und anhaltender Abfall des Blutdrucks, wenn man nach dem Schlafen aufsteht, was sich als Schwindel bemerkbar macht. Weil alle Teile des autonomen Nervensystems betroffen sind, können eine Fülle von lähmenden Symptomen auftreten, von Atemnot, Brustschmerzen, Herzklopfen, unerklärbarer Müdigkeit, unerklärbarer körperlicher Erschöpfung, Angstzuständen, Magen-Darm-Beschwerden bis hin zu Durchfall. Diese Symptome können selbst nach einer leichten Erkrankung wochenlang oder noch länger anhalten – die Betroffenen erfahren also buchstäblich am eigenen Leib, was es heißt, wenn die Körperenergie nicht optimal verwandelt und verteilt wird. Zum Glück bildet sich der Schaden über Wochen bis Monate fast immer zurück.

Im Folgenden werde ich das Energiesystem anhand der Chakralehre veranschaulichen und zeigen, wie wir über Visualisierungen, Körperübungen und Ernährung Einfluss darauf nehmen können. Die wissenschaftliche Grundlage dafür ist die zentrale Regulierung der Körperenergien im Hypothalamus, der direkt unter dem Wahrnehmungsstrom des Thalamus und unmittelbar hinter der Kreuzung der Sehnerven liegt. Seine derart vernetzte Lage im Gehirn macht es plausibel, dass gelenkte Wahrnehmung, Meditation und Energievisualisierungen den

Energiehaushalt des Körpers verändern können. Praktisch geht es mir darum, das achtsame und bewusste Essen durch die Erfahrung der Nährenergien und Nährströme zu erweitern, in die sich die Nahrung verwandelt. Damit greife ich sowohl östliche Traditionen als auch die von Hildegard von Bingen auf. Sie war überzeugt, dass wir nach dem Essen nicht schlafen oder uns ablenken, sondern achtsam bleiben sollten, bis der Geschmack, der Saft und der Geruch der verzehrten Lebensmittel an den richtigen Platz gelangt sind. Andernfalls können sie, so Hildegard, wie Staub, der hin und her geweht wird, am falschen Ort landen.

Nabelchakra (Energie der Verdauung)

Medizinisch lässt sich die Speicherung und Verwandlung der Nährenergie mit einem kleinen Kühlschrank in der Wohnung und einer großen Tiefkühltruhe im Keller vergleichen. Die Nahrungsenergie wird primär im Kühlschrank als Zuckerketten in der Leber gespeichert, und nur wenn er voll ist, wandern die Lebensmittel in den Keller, wo sie als Fett gelagert werden. Umgekehrt gilt, dass wir nur dann Energie aus dem Tiefkühler im Keller holen, wenn der Kühlschrank in der Wohnung fast leer ist. Das Hormon Insulin ist wesentlich an dieser Entscheidung beteiligt. Wenn viel Insulin in unserem Blut ist, ist es unwahrscheinlich, dass wir im Keller Energie holen, weil Insulin die Botschaft in sich trägt: »Speicher füllen!« Wir bringen also eher noch mehr Energie in den Keller. Ein tiefer Insulinspiegel, etwa durch Fasten oder eine kohlenhydratarme Diät, birgt dagegen das Potenzial, die großen Energiespeicher im Fettgewebe anzuzapfen. Dies erklärt die paradoxe Erfahrung, dass der Verzicht auf Kalorien die Körperenergie steigert und Menschen, die wegen einer metabolischen Störung einen erhöhten Blutzucker aufweisen, oft an Angst, Energiemangel und Tagesmüdigkeit leiden.

Neben dem Insulin, das auf Snacks und verzuckerte Nahrung reagiert, schließen auch die Stresshormone, die über den Hypothalamus gesteuert werden, den Tiefkühler im Keller. Darum verfügen gestresste Menschen über wenig Energie und neigen dazu, im Bauchraum Fett anzusammeln. Bei anhaltendem Stress ernährt sich unser Körper nur noch aus dem kleinen Kühlschrank in der Wohnung, und es kann der falsche Eindruck entstehen, dass dieser Kühlschrank unser gesamtes Energiepotenzial umfasst. Burn-out-Betroffene erinnern sich gelegentlich, dass sie bedeutsame Dinge im Keller lagern, doch vor lauter Stress vergessen sie es gleich wieder. Für viele gestresste Menschen braucht es schon eine Krise, eine Lebensumstellung, eine große Entbehrung oder eine Reise, um in den Keller zu gehen. Entspannung durch Meditation, Atemtechniken und Yoga helfen, mit dem energetischen Potenzial der Kellerräume (also dem Fettspeicher) in Kontakt zu bleiben.

Diese Speicherung und Verwandlung der Nährenergie wird als Nabelchakra visualisiert. Die Farbe des Chakras ist das Gelb des Feuers, das für den Metabolismus und die verbrennende Verwandlung steht. Dazu gehören auch die optimale Transformation und Vorbereitung der Nährenergien beim Kochen und die Zerstörung von Nährenergien bei der industriellen Überhitzung. Das Chakra wird mit der Wurzel eines Baumes verglichen, die Energie speichern und abgeben kann. In der östlichen Tradition haben Bäume eine große spirituelle Bedeutung – der Buddha etwa fand unter einem Baum zur Erleuchtung –, deshalb überrascht es nicht, dass sich die östlichen Weisen die Energieströme des Körpers als Baum vorstellen. In den alten ayurvedischen Schriften entspricht der Darm der Wurzel und dem

Baumstamm, aus dem wie Äste die anderen inneren Organe sprießen, etwa die Leber, die Gallenblase und die Bauchspeicheldrüse. Interessant an dieser Vorstellung ist, dass sie gut mit der modernen Evolutionslehre, aber auch mit der modernen Embryologie übereinstimmt – am Anfang war der Darm.

Das Nabelchakra liegt auf der Höhe des Nabels unmittelbar vor der Wirbelsäule, wo sich anatomisch der Solarplexus befindet, aber auch die Bauchspeicheldrüse, die mit ihrem Insulin zentral für die Regulierung der Nährenergie ist. Aus moderner Sicht würde man auch das Darmnervensystem zu diesem Chakra zählen, das über 500 Millionen Nervenzellen verfügt, mehr als doppelt so viele wie das Rückenmark und das vegetative Nervensystem zusammen und fast so viele wie bei einer ausgewachsenen Katze. Das Darmnervensystem reagiert unabhängig vom Hirn auf die Nahrung und trifft selbstständig energetisch wichtige Entscheidungen zur Blutverteilung, Muskelaktivität, Ausscheidung von Verdauungssäften, Immunabwehr bis hin zum bewussten Spüren und Erleben der Verdauung. Bauchschmerzen erinnern uns daran, dass sich im Darm das erste Nervensystem unseres Körpers entwickelte und unsere ältesten Vorfahren kurzen Därmen glichen, deren einzige Reaktion auf ihre Umgebung das Zusammenziehen war, um etwas Schädliches wieder loszuwerden. Dieses Darmbewusstsein lebt in uns weiter.

Obwohl wir Menschen ein ausgeklügeltes Darmnervensystem haben, ist unser Darm im Vergleich zum Hirn ausgesprochen klein. Wir gleichen deshalb großen Bäumen mit kleinen Wurzeln und haben dadurch eine natürliche Neigung zur Kopflastigkeit. Ferner kann das Nervensystems des Darms komplett unbewusst arbeiten, was die Gefahr der gefühlsmäßigen Abkoppelung von der Nährenergie fördert. Die fehlende Wahrnehmung der Energie unserer Nahrung führt dann oft zu einer mangelnden Sättigung und zum Überessen. Umgekehrt kann eine bessere mentale Verwurzelung im Nabelchakra dazu beitragen, die Kalorienmenge zu reduzieren und damit den Energiehaushalt zu entlasten.

Blockaden von Energieflüssen und die Anstauung von Energie in einem Chakra haben gemäß den östlichen Gelehrten einen Einfluss auf die Persönlichkeit. Die Fähigkeit des Organismus, die Nährenergie im Bauchraum zurückzuhalten und zu kontrollieren, ist in der Chakralehre ein Zeichen der Macht. Deshalb zeichnet sich die Energie des Nabelchakras durch Willenskraft und Durchsetzungsvermögen aus. Eine Dominanz dieses Chakras ist jedoch vergleichbar mit einem Staat, der über große Ölquellen verfügt und dessen Politik sich vorwiegend darum dreht, die Einnahmen aus dem Ölverkauf auf eine kleine Gruppe von privilegierten Personen zu verteilen, worunter die Entwicklung des Landes als Ganzes leidet. Demgegenüber sind Menschen mit einem schwachen Nabelchakra willensschwach, ihnen fehlt es an Fokus und Selbstbeherrschung. Sie sind von den Ölquellen abgekoppelt. Das lateinische Wort »focus« kann helfen, diese Lehre intuitiv zu verstehen – es bedeutet Herd, Feuerstelle. Im Leben einen Fokus zu haben, meint, über ein Feuer zu verfügen, auf dem man bewusst Energie bündeln und in Antrieb und Zielorientierung umwandeln kann. Fehlender Kontakt zur metabolischen Feuerstelle führt zu dem Unvermögen, das wohltuende und belohnende Ankommen der Nahrungsenergie nach einer Mahlzeit achtsam zu genießen, was zu Essanfällen, Überernährung und Übergewicht beiträgt. Wenn ich mich hungrig, willenlos und unfähig fühle, mich auf eine Aufgabe zu konzentrieren, betrachte ich deshalb gern meinen Bauch, um mir darüber klar zu werden, dass ich in diesem Moment mein energetisches Potenzial nicht optimal ausschöpfe. Ich sage dann zu ihm: »Unlock your potential!«, was mir wie ein Mantra hilft, neue Energie zu schöpfen.

Achtsames Essen ist die einfachste und beste Methode, um mit der Nährenergie des Bauchraums in Kontakt zu treten. Laut der indischen Lehre kann die bewusste Bauchatmung während und nach dem Essen den Fluss der Nährenergien zusätzlich fördern. Bei Stress, der die Darmwahrnehmung einschränkt, kann es helfen, die Hände auf den Bauch zu legen, um seine Wölbung während des Atmens bewusster wahrzunehmen. Ich selbst habe die Erfahrung gemacht, dass Visualisierungen von Flammen und gelber Energie mir helfen können, meine Verdauung anzuregen. In der Ayurveda-Tradition gelten gelbe Nahrungsmittel wie Mais, Bananen und Gelbwurz (Kurkuma) als förderlich für das Nabelchakra. Yoga-Posen, die die Bauchmuskulatur stärken, etwa das Boot oder der Schmetterling, sowie Pilates-Übungen, die den Körper zentrieren, tragen ebenfalls dazu bei. Eine Abfolge von Yoga-Posen, die dem Sonnengruß ähneln, ist geeignet, die Energie aus dem Nabelchakra in den gesamten Körper zu verteilen. All diese Methoden haben allerdings auch ihre Grenzen. Claudia etwa, deren Darm nicht funktionierte, wodurch die Nährenergie nicht richtig verdaut wurde, hätte diese Energiearbeit allein vermutlich nicht retten können.

Sakralchakra (Lebensenergie)

Unmittelbar unter dem Nabelchakra befindet sich das Sakralchakra. Nach indischer Überlieferung verwandelt dieses die Nährenergie in allgemeine Lebenslust, die Sinnlichkeit und Sexualität beinhaltet, aber weit darüber hinausgeht – es ist die Basis für das Interesse an der Welt. Laut Freud lernen wir im ersten Lebensjahr, der sogenannten oralen Phase, die Lust an der Nahrung zu einer generellen Lebenslust zu erweitern. »Oral« bedeutet »auf den Mund bezogen« und weist darauf hin, dass beim Säugling der Mund als primäre Quelle der Befriedigung dient, zum Beispiel durch Nuckeln und Saugen. Der Säugling erfährt, dass in der nährenden Energie der Muttermilch die Freude an der Brust mitschwingt, die sich allmählich auf die ganze Mutter und ihre Umwelt ausdehnt. In dieser Phase lernen wir, unsere Existenz als lustvoll und lebenswert wahrzunehmen. Freuds Theorie geht auf die Beobachtung zurück, dass bei starkem Stress und großer Unsicherheit die allgemeine Lebenslust schrumpft und orale Bedürfnisse zunehmen, etwa das Bedürfnis nach nackten Kalorien, nach Zigaretten oder der Zwang, an den Fingernägeln zu kauen. Diese orale Gier kann sich später als Depression manifestieren. Die Theorie der oralen Phase ist aber auch evolutionsbiologisch interessant, weil sich an der vorderen Öffnung des Urdarms – also am Urmund – die ersten größeren Gruppen von Darmnervenzellen bildeten, aus denen sich schließlich unser Hirn samt seinen vielfältigen Funktionen und Interessen entwickelte.

Das Sakralchakra befindet sich im Bereich des Unterbauchs, etwa zwei Fingerbreit unterhalb des Bauchnabels, wo in der Tiefe der Nervenplexus liegt, der die Geschlechtsorgane steuert. Um dieses Chakra zu stärken, eignet sich die Atmung in den Unterbauch. Seine Energie wird als orange beschrieben, daher bietet sich eine Visualisierung als pulsierende, orangefarbene Energiekugel an. Die Mantras »Meine Emotionen fließen frei« oder »Ich bin in Kontakt mit meiner Kreativität« können dabei behilflich sein, sich mit dem Sakralchakra in Beziehung zu setzen. Die Yoga-Posen Krieger II, Schmetterling oder Fisch können dazu beitragen, die Sakralenergie in Balance zu bringen. Der Ayurveda empfiehlt Lebensmittel mit einem orangen Farbspektrum, wie Orangen, Mangos, Karotten und Süßkartoffeln, sowie ätherische Öle mit Zitrus- und Orangen-Aromen, um die sakrale Kreativität zu fördern. Auch entspannende Bäder oder eine Meditation am Wasser können dieses Chakra aktivieren, weil es mit dem Element Wasser verbunden ist. Und auch kreative Aktivitäten wie Malen, Schreiben, Tanzen oder Musizieren und die Auseinandersetzung mit Kunstwerken sind geeignet, die sakrale Chakraenergie im Gleichgewicht zu halten.

Wurzelchakra (Bodenhaftung und materielle Sicherheit)

Gemäß der indischen Lehre liegt das Wurzelchakra am untersten Ende der Wirbelsäule, dem Steißbein. Sein ursprünglicher indischer Name ist »Muladhara«, was wörtlich übersetzt Wurzel-Unterstützung bedeutet. Es hat eine dunkelrote Farbe und ist dem Element Erde zugeordnet. Seine Energie verbindet den Körper mit der Erde und der physischen Welt. In Freuds Entwicklungslehre entspricht dieses Chakra der analen Phase, in der die Kontrolle über den Kot im Mittelpunkt steht, wofür der Steißbeinplexus zuständig ist, der den Enddarm, den Darmverschluss und die Darmentleerung steuert.

Freud hat dem Enddarm in seiner Psychologie eine große Rolle eingeräumt. Er ging davon aus, dass sich die anale Phase vom 18. Monat bis zum dritten Lebensjahr eines Kindes erstreckt. Die praktischen Entwicklungsaufgaben bestehen laut Freud darin, die Fähigkeit zur Kontrolle der Darmausscheidung zu erlernen und zu festigen. Der Kot sei das erste Produkt, das das Kind selbst herstellt und das es seinen Eltern schenken oder verweigern kann, was ein Vorlauf zum Umgang mit Geld und Macht sei. Ob die Eltern das Kind frei gewähren und sich verschmutzen lassen, ihm einfühlsam helfen, mit seinem Produkt umzugehen, oder es ihm brutal entreißen, hat nach Freud einen Einfluss auf die Entwicklung der Persönlichkeit. Eine übermäßige Betonung der Kontrolle kann gemäß der psychoanalytischen Theorie zu einer analen Fixierung führen, die sich in Eigenschaften wie Sturheit, Ordnungsliebe oder Kontrollsucht manifestiert. Eine allzu lasche Haltung kann zu chaotischer Lebensführung, Haltlosigkeit, Verschwendungssucht und finanziellen Problemen beitragen.

Wissenschaftlich ist diese Theorie der analen Phase nicht, aber der Ausdruck des »analen« Charakters der Ordnungsliebe, Pünktlichkeit, Sauberkeit, Genauigkeit und des Sinns für das Finanzielle und Materielle hat sich durchgesetzt. Interessant ist auch, dass die indische Lehre dem Darmbereich genau die gleichen psychischen Qualitäten zuschreibt, nämlich Sicherheit und Stabilität der materiellen Existenz. Im Gegensatz zu Freud betont sie allerdings weniger die Kindheit und mehr die lebenslange Aufgabe, dieses Chakra zu nähren und zu pflegen. Ein gesundes Wurzelchakra geht mit Sicherheit, guter Erdung und Heimatgefühlen einher. Angst und Stress sind typische Störfaktoren der Wurzelenergie. Wenn jemand einen Schlag einstecken muss und sich innerlich einigelt, zieht er automatisch seine Köröffnungen zusammen, einschließlich Mund und Darmausgang. Seine Atmung wird flach. Entsprechend meint das Wort »Angst« ursprünglich eng oder Verengung. Damit entkoppelt man sich stückweise vom Fluss der Lebensenergie, der über die Nahrung und die Atmung durch uns fließt. Das mag kurzfristig richtig sein, doch wird diese Reaktion regelmäßig oder anhaltend, entsteht ein Gefühl der Entfremdung, der Erstarrung und des Energiemangels. Die chinesisch-taoistische Tradition geht davon aus, dass gestaute Energie im Wurzelchakra, die nicht durch die Hauptkanäle abfließen kann, sich Neben- und Sickerwege sucht, was sich als unwillkürliche Bewegungen und Empfindungen wie Schmerz, Juckreiz, Kälte, Wärme und Tinnitus sowie als Verstopfung bemerkbar macht.

In der indischen Überlieferung ist das Zusammenziehen der Schließmuskeln des Anus für ein paar Sekunden, gefolgt von einer bewussten Entspannung, eine einfache Übung, um das Wurzelchakra zu beleben. Danach ein Mal durch den Mund ein- und ausatmen, um das gesamte Verdauungssystem zu öffnen und die Energie zum Schwingen zu bringen. Bei der Wurzelchakra-Meditation wird auch empfohlen, sich auf die Nasenspitze zu konzentrieren. Das könnte daran liegen, dass der Hirnteil, der das Wurzelchakra repräsentiert, mit der Nase verbunden ist. Ferner ist die Nase auf Höhe des Hypothalamus, der mittels des Wachmacherhormons Hypokretin die Aufmerksamkeit steigert, was die erdigen Wurzelenergien zum Blühen bringt. Da es dem Element Erde zugeordnet wird, ist das Wurzelchakra direkt mit dem Geruchssinn verbunden. Es geht darum, zu riechen, was wir und andere riechen möchten. Unterstützend können bei der Meditation Mantras wie »Ich bin sicher und geschützt«, »Ich vertraue dem Leben« oder »Ich bin fest mit der Erde verwurzelt« eingesetzt werden.

Zur Ernährung des Chakras empfiehlt der Ayurveda Wurzelgemüse wie Karotten, Kartoffeln, Pastinaken, Radieschen, Rüben, Zwiebeln, Knoblauch und eiweißreiche Nahrungsmittel wie Eier, Fleisch, Bohnen, Tofu, Sojaprodukte und Erdnussbutter. Die passenden Gewürze sind Schnittlauch, Paprika und Pfeffer. Neben diesen Nahrungsmitteln erwähnt der Ayurveda auch das Berühren oder Tragen von Erdungskristallen wie schwarzem Onyx, braunrotem Hämatit oder rotem Jaspis. Diese Steine sollen dabei helfen, das Wurzelchakra zu kräftigen und auszubalancieren.

Das Wurzelchakra hat neben der energetischen und gesundheitlichen Bedeutung eine besondere spirituelle Dimension. In esoterischen und spirituellen Traditionen, vor allem aus dem Hinduismus und einigen Strömungen des Yoga, wird das spirituelle Potenzial des Wurzelchakras als eine Schlangenenergie namens »Kundalini« vorgestellt, die am unteren Ende der Wirbelsäule zusammengerollt schläft. Das Erwachen und Aufsteigen der Kundalini wird als Prozess der Reinigung und Durchflutung aller Chakren mit Energie verstanden, wodurch die Befreiung von Blockaden, spirituelles Wachstum und ein tieferes Energiebewusstsein erreicht wird. Es ist jedoch wichtig zu betonen, dass dieses Erwachen auch gefährlich sein kann. Wenn die frei gewordene Energie außerhalb der drei Kanäle fließt, können sich ein Verlust des Realitätssinns und psychotische Zustände entwickeln. Dies alles weist daraufhin, dass materielle Sicherheit, Selbstkontrolle und sozialer Halt keine Hindernisse, sondern Voraussetzungen der spirituellen Höherentwicklung sind.

Herzchakra (soziale Energie)

Nachdem ich das Absteigen der Nährenergie tief in den Körper zu den Zentren der Lust, der Macht und der Erdverbundenheit beschrieben habe, wende ich mich nun der Energie zu, die aus diesen Zentren zum Herzen aufsteigt. Diesem Aufstieg wird sowohl in der ayurvedischen Heilkunde wie auch in der östlichen Spiritualität höchste Bedeutung beigemessen. Die Welt mit dem Herzen zu erfahren, ist aber auch ein christliches Gebot.

Laut indischer Vorstellungen kann beim Aufstieg der Nährenergie viel schiefgehen. So kann sie sich etwa auf viele Nebenkanäle verteilen und verzetteln, was alle Spielarten von Anhaftung, Abstoßung und Illusion nährt, was wiederum Verlangen, Gier, Hass, Neid und Sucht zur Folge hat. Je mehr es gelingt, den Zentralkanal zu öffnen und alle Energie in diesen einen Herzkanal zu überführen, desto größer wird das Gefühl von Elan, Antrieb, Freiheit, Ausgeglichenheit und Mitgefühl. Die Tantra-Meditation, die auch »Yoga des inneren Feuers« genannt wird, hat genau dieses Ziel: Die Körperenergien zentral zu bündeln und frei ins Herzchakra fließen zu lassen, wo diese in subtilere und herzlichere Energie umgewandelt werden.

Ein blühendes Herzchakra zeigt sich gemäß der indischen Lehre als Empathie, Liebesfähigkeit, soziale Offenheit und emotionale Intelligenz, aber auch als spirituelle Gefühle dieser Art: »Die ganze Welt ist in mir«, »Ich bin in allem« oder »Alles ist verbunden«. Die Meditation der liebevollen Güte eignet sich meiner Erfahrung nach besonders, die Nährenergie in Liebe und Wohlwollen gegenüber sich selbst und anderen zu verwandeln. Zuerst schickt man liebevolle Gedanken an sich selbst, erweitert dies dann auf einem nahestehende Menschen, dann auf wenig bekannte und unbekannte Personen und schließlich auf die ganze Welt. Dabei sollte man darauf achten, dass viel Energie in den Brustkorb fließt. Außerdem kann es hilfreich sein, Mantras wie »Ich liebe und akzeptiere mich selbst« oder »Ich öffne mein Herz für Liebe und Mitgefühl« leise oder laut zu sprechen. Auch Yoga-Übungen können dazu beitragen, das Herzchakra zu stärken. Beispiele dafür sind Rückbeugen wie Krieger I, Krieger II oder das Kamel. Ferner kann es helfen, Zeit in der Natur zu verbringen, besonders an Orten, die friedvoll und entspannend sind. Zu guter Letzt ist liebevolles und uneigennütziges Verhalten gegenüber anderen stets eine ausgesprochen wirksame Methode, das Herzchakra zu öffnen und die Nährenergie in Mitgefühl zu verwandeln.

Halschakra (Kommunikations- und Sprachenergie)

Das Halschakra ist in der östlichen Tradition ein Energiezentrum, das mit Atmen, Sprechen, Kommunikation, Kreativität, Authentizität und Selbstausdruck in Verbindung gebracht wird.

Es beinhaltet die Schilddrüse, die vom Hypothalamus gesteuert wird und Hormone produziert, die den Metabolismus im ganzen Körper regulieren. Schilddrüsenhormone sind insbesondere wichtig für das normale Wachstum und die Entwicklung von Geweben, Organen und des Nervensystems. Biologisch haben Schilddrüsenhormone das Potenzial, das Körpergewicht zu senken, die Motivation zu steigern und die Stimmung aufzuhellen. Deshalb werden sie auch in der Psychiatrie eingesetzt, um die Wirkung von Antidepressiva zu verstärken.

Lange vor der Entdeckung der Schilddrüsenhormone brachten westliche wie östliche Heillehren das Halschakra mit Übergewicht in Verbindung. Der griechische Philosoph Aristoteles beobachtete, dass Esssüchtige die Nahrung ausschließlich in ihrem Hals empfinden, was zu Unersättlichkeit führt. Der indische Weise Patanjali, der die Yoga-Lehre maßgebend geprägt hat, betrachtete den Hals ebenfalls als Ort der Unersättlichkeit. Er empfahl das folgende Mantra, um Hunger und Durst auszuhalten: »Hunger-Röhre im Rachen, löse dich auf!« Auch Flüssigkeiten wie Wasser, Kräutertee und klare Suppe helfen, die Gier des Halses zu besänftigen.

Energetisch gesprochen bleibt bei einem geschlossenen Halschakra die Nährenergie im Hals stecken, wodurch sie das Sakral- und das Wurzelchakra nicht erreicht. Menschen mit einer solchen Blockade schrieb Freud einen oralen Charakter zu. Diesen fällt es schwer, Halt zu finden und auf eigenen Füßen zu stehen. Sie klammern sich an andere und sind nicht gern allein. Gelegentlich wenden sie sich zwar von allem ab, können aber nur für sich sein, weil Nähe die orale Lust ins Unerträgliche steigern würde. Sie leiden fast immer an innerer Leere, da die Nahrung eben stecken bleibt und sie nicht erfüllt. Oft haben sie Stimmungsschwankungen und depressive Schübe. Nicht selten haben sie das Gefühl, die Welt schulde ihnen etwas. Die Ausdrücke

»großmäulig«, »den Mund zu voll nehmen« und »verkniffener Mund« beschreiben ihre gestauten Halsenergien gut. Mögliche Folgen davon sind verkrampfte Kaumuskeln und schmerzhafte Störungen des Kiefergelenks. Im Gegensatz dazu sind Verstummen und Wortkargheit sowie abstraktes, unanschauliches und negatives Denken Anzeichen dafür, dass das Halschakra energetisch unterversorgt ist.

Weil Menschen nicht nur im Körper, sondern auch in der Sprache zu Hause sind, können kommunikative Halsenergien von großem Wert für Wohlbefinden und Gesundheit sein. Sie ermöglichen es, Gefühle, Empfindungen und Erfahrungen in Sprache zu verwandeln und sich damit mit sich selbst und anderen Menschen zu verbinden. Besonders geeignet, das Halschakra zum Blühen zu bringen, ist die körpernahe, intuitive Sprache von Mantras, Gedichten und Gesang. Dagegen können Gefühle, die nicht versprachlicht und anerkannt werden, auch nicht vollständig gefühlt werden. »Ich fühle mich niedergeschlagen«, »Ich fühle mich ausgeschlossen«, »Ich fühle mich angegriffen«, »Ich fühle mich beschämt«, »Ich fühle mich ungeliebt«, »Ich fühle mich hoffnungslos«, »Ich fühle mich verurteilt«, »Ich fühle mich einsam« – all diese Gefühle werden allzu oft übersetzt in: »Ich fühle mich hungrig«. Dieser Übersetzungsfehler verwandelt sie zurück in metabolische Bedürfnisse, was es unmöglich macht, aus ihnen zu lernen, an ihnen zu wachsen und sie zu verarbeiten.

Die ausgleichende Wirkung der Sprache ist in allen Kulturen belegt. In der griechischen Mythologie hat das Wort des Meeresgottes Poseidon die Kraft, die Wellen zu beruhigen und zu glätten. In der Bibel geht Jesus auf das Wasser und stoppt mit einem Wort den Sturm. Die östliche Spiritualität hat Meditationstechniken entwickelt, um das Halschakra zu stärken. Der buddhistische Mönch Thich Nhat Hanh sagte: »Ein achtsamer

Atemzug ist wie ein kleiner Snack für Ihren Körper und hilft, starke Gefühle zu erkennen und zu umarmen. Danach haben Sie vielleicht weniger Lust, sich mit Essen abzulenken. Ihr Körper wurde durch Ihren Atem genährt.«[74]

Aus all diesen Gründen ist es wichtig, sich klar und authentisch auszudrücken, beim Sprechen bis in den Bauch zu atmen und achtsam zu kommunizieren. Atemübungen, Singen und Tagebuchschreiben sind geeignet, diese Fähigkeiten zu stärken. Die indische Tradition stellt sich das Halschakra als hellblaue, pulsierende Energie vor, die sich vom Hals auf den ganzen Körper ausbreitet. Dieses Bild kann bei der Meditation helfen. Blaue Kleider, Steine und Halsketten können die Meditation zusätzlich unterstützen. Auch bestimmte Yoga-Posen können dazu beitragen, das Halschakra zu öffnen. Dazu gehören Schulterbrücke, Fisch und Pflug.

Stirnchakra (Einsichts- und Weisheitsenergie)

Das Stirnchakra, auch als Ajna-Chakra oder Drittes Auge bezeichnet, ist in östlichen Traditionen ein Energiezentrum, das mit Wahrnehmung, Intuition, Erkenntnis, Vorstellungskraft und geistigem Bewusstsein in Verbindung gebracht wird. Es liegt mitten zwischen den Augen an der Nasenwurzel, was der Höhe des Übergangs zwischen dem Thalamus, der die Wahrnehmung koordiniert, und dem Hypothalamus, dem Energiezentrum, entspricht. Das Stirnchakra ist gemäß der indischen Überlieferung der Sitz von Weisheit und Einsicht, Fantasie, Intelligenz und Vertrauen – es hilft, die Dinge im Blick zu behalten. In diesem Sinne hatten Wissenschaftler wie Albert Einstein, Mystikerinnen wie Hildegard von Bingen und Psychiater wie C. G. Jung ein blühendes Stirnchakra, das ihnen half, abstrakte physikalische, theologische und psychologische Vorstellungen mit Energie zu füllen und Geist, Körper und Materie miteinander zu verbinden. Kunstschaffende wie Frida Kahlo und Picasso benutzten ihre gut vernetzte Stirnenergie, um ihre außerordentliche Wahrnehmung in Kunstwerke zu verwandeln, die Generationen von Menschen inspirieren.

Wenn Thalamus und Hypothalamus nicht ausreichend miteinander kommunizieren, entsteht der abgehobene Charaktertyp, den man sich als geschlossenes Stirnchakra denken kann. Betroffene sind blind vor Erwartungen und fixen Vorstellungen und frustriert, dass die Welt und die Mitmenschen ihren Erwartungen nicht entsprechen. Geist und Körper fühlen sich getrennt an. Dieser Typ isst wahllos, einseitig oder chaotisch, und ein Teil der Nahrungsenergie fließt nicht nach unten, sondern in unverarbeiteter Form nach oben. Das führt zu einer Spaltung von Denken, Fühlen und Körperempfindungen. Das Denken verliert dadurch den Bezug zur sozialen Welt und zu konkreten Dingen. Dies entspricht einem energetischen Rückzug von der Welt, aber auch vom Körper. Intime, gefühlsbetonte Beziehungen werden vermieden. Körperlich kann dies durch ein kaltes Gesicht, kalte Händen und Füßen zum Ausdruck kommen. Die Augen nehmen selten Kontakt auf. Die Gesichtsmuskeln sind oft verspannt und das Gesicht wirkt wie eine Maske. Kopfschmerzen und Migräne sind typisch. Ein solcher Charakter geht einher mit geringen, flachen Gefühlen, die aber, sobald die angestaute Energie einen Ausweg findet, explosiv in Wut und Feindseligkeit umschlagen können. Im günstigen Fall entwickelt sich aus der Kopflastigkeit und Überempfindlichkeit eine Faszination für die Kunst und philosophische Systeme, die den Erwartungen des abgehobenen Typs besser entsprechen als die reale Welt.

Die Stirnchakraenergie hat eine indigoblaue Farbe, entsprechend gelten im Ayurveda blaue Beeren, schwarze Beeren, Himbeeren, Traubensaft, Lavendelöl und Gewürze wie Mohn als geeignet, das Chakra zu nähren. Zu den ätherischen Ölen, die für das Stirnchakra förderlich sind, gehören Lavendel, Weihrauch oder Bergamotte. Man kann für diese Öle einen Diffusor verwenden oder sie verdünnt auf die Haut auftragen.

Für die Stirnchakra-Meditation sollten gemäß indischer Überlieferung die Augen geschlossen und die Atmung auf den Bereich zwischen den Augenbrauen gelenkt werden, um das Dritte Auge möglichst tief zu entspannen. Grundsätzlich ist jede Meditation und jede Achtsamkeit im Alltag geeignet, die Augenenergie zum Fließen zu bringen, solange sie die Verbindung zwischen der Wahrnehmungsfunktion des Thalamus und der Energieregulation des Hypothalamus fördert. Körperfokussierte Meditation und das Führen eines Traumtagebuchs tragen dazu bei, die innere Wahrnehmung zu stärken und Einblicke in das Unbewusste zu geben. Zu den Stirnchakra-Yoga-Posen gehören Kindhaltung, Adlerhaltung und Erde.

Kronenchakra (universelle Energie)

Das Kronenchakra ist das höchste Energiezentrum, das gemäß der indischen Energielehre für das höhere Bewusstsein und die Verbindung zu universellen Energien zuständig ist. Es befindet sich über dem Scheitel des Kopfes, also etwas außerhalb des Körpers in der energetischen Aura, dargestellt als aufblühender Lotus oder strahlende Krone. Ein ausgeglichenes Kronenchakra trägt zu einem tiefen Verständnis des Daseins, innerem Frieden und spirituellem Wachstum bei.

Im 15. Kapitel der *Bhagavad Gita* gibt es eine rätselhafte Stelle, an der ein innerer Baum erwähnt wird. Es heißt, dieser Baum sei unvergänglich, und wer ihn erklimme, gelange zu höherer Erkenntnis. Im Gegensatz zu dem Baum, der den Darm und das Nabelchakra darstellt, steht dieser unvergängliche Baum verkehrt herum. Seine Wurzeln befinden sich in unserem Kopf und schauen nach oben, weil sie mit dem Universum verbunden sind, sein Stamm und seine Äste wachsen nach unten in den Körper und stellen die flüchtigen Sorgen, Ängste und Begierden dar. Den Baum zu erklimmen bedeutet, sich von materiellen Zwecken und kurzfristigen Zielen ab- und höheren Dingen und universellen Werten zuzuwenden. Tatsächlich ist der Baum ein gutes Bild für das Kronenchakra, das die Nährenergie von unten mit der spirituellen Energie von oben verbindet. Biologisch ist das Kronenchakra der Zirbeldrüse zugeordnet, deren Botenstoffe Serotonin und Melatonin den Tag-Nacht-Rhythmus und andere zeitliche Rhythmen regulieren, was darauf hindeutet, dass der umgekehrte Baum auf das Eintreten in eine größere Zeit und den Kontakt mit dem Ursprung verweist.

Die Farbe des Kronenchakras ist Violett, entsprechend sind dunkle Kirschen, die das Schlafhormon Melatonin enthalten, mit dieser Energie verwandt. Außerdem stimulieren laut Ayurveda Sandelholz- und Lotus-Aromen sowie die Räucherkräuter Salbei und Wacholder die Kronenenergie. In vielen spirituellen Traditionen ist Fasten eine bewährte Methode, um den umgekehrten Baum zu entdecken, weil es uns dazu anregt, Nahrung, die nicht auf dem Teller serviert daherkommt, zu erschließen. Für fortgeschrittene Yogi eignet sich der Kopfstand, um das Hirn als Wurzel zu erleben. Die Kronenchakra-Meditation zielt nicht nur darauf ab, unser verborgenes Inneres und unser vielschichtiges Selbst zu ergründen, sondern auch darauf, unsere geheimnisvolle Ausdehnung in den Raum zu erfahren. Die Chakravisualisierung beinhaltet violette und weiße Energie, die von oben herabfließt. Mit diesem Bild können wir endlich verstehen, warum die Chakraenergie im indischen Denken nicht als Kreislauf im Körper gedacht ist, sondern als Teil eines umfassenderen Stroms: Die Verwandlungen der Nährenergie sollen uns in den Kreislauf des Kosmos einbinden.

REINIGUNG

Die Umwandlungen der Nährenergien, die ich gerade beschrieben habe, sind niemals vollständig. Es bleibt stets ein Nahrungsrest übrig, der nicht verwandelt werden kann und ausgeschieden werden muss. Die Reinigung dieses Rückstands ist entscheidend für unsere Gesundheit, da nicht Verarbeitetes problematische Wechselwirkungen mit unserem Körper verursachen kann, die sich beispielsweise als Arterienverkalkung, Nierenverkalkung, Arthrose, Leberverfettung und Demenz manifestieren können.[75] Es gibt auch höhere Energien, von denen wir uns reinigen müssen, etwa eingeklemmte Herzenergien, die sich als Entfremdung, Verlangen, Gier, Hass und Neid zeigen können. Körperliche und psychische Reinigungspraktiken weisen Ähnlichkeiten auf, beispielsweise die Anwendung von Hitze in der Sauna, die den Körper von überflüssigen Mikronährstoffen, aber auch von negativen Gefühlen und Anspannung reinigt. In diesem Kapitel ziehe ich daher Parallelen von Verstopfung und Darmentleerung über Körperhygiene bis hin zur spirituellen Reinigung, einschließlich Darmreinigungen, Schwitzhütten und Teezeremonien.

Erinnern wir uns kurz an die Verwandlung der Nahrung in unserem Körper, die viele Stadien durchläuft, in denen Nährstoffe zerkleinert werden und neue Stoffe entstehen. All diese Verdauungsprozesse sind von größter Bedeutung, wie das Leiden von Claudia und Esther eindrücklich zeigt. Durch die Flüssignahrung mit reinen Nährstoffen wurden bei ihnen diese Verdauungsvorgänge umgangen, was zu schweren körperlichen und psychischen Problemen führte.

Was ist Verdauung? Sie hat ihren Anfang im Mund, indem wir die Speisen mit den Zähnen zerkleinern und mit dem Speichel vermischen, der Verdauungsenzyme enthält. Mit Enzym meint man ein Eiweiß, das unser Körper herstellt, um einen bestimmten Stoffwechselprozess zu ermöglichen. Das Speichelenzym Amylase hat die Aufgabe, Zucker rasch abzubauen, um zuckerliebenden Bakterien, die Karies erzeugen, das Überleben in der Mundhöhle zu erschweren. Mit industrieller Nahrung sind die Amylasen leider komplett überfordert, weshalb wir sie mit Zähneputzen unterstützen müssen. Darüber hinaus regt das Kauen, aber auch der Geschmack und der Geruch des Essens, die Magenbewegungen und den Magensaft an. Je achtsamer wir essen, desto besser funktioniert diese Vorbereitung und Zusammenarbeit. Im Magen angekommen, werden die Speisen durch Magenbewegungen, Magensäure und weitere Verdauungsenzyme noch stärker zerkleinert und verflüssigt. Im Dünndarm helfen die Gallensäuren aus der Leber und der Saft der Bauchspeicheldrüse, aus den Speisen einen halb flüssigen Brei zu machen, damit der Dünndarm die darin enthaltenen Nährstoffe verwandeln und aufnehmen kann. Auf den Dünndarm folgt der Dickdarm, wo Bakterien ins Spiel kommen, um schwer verdauliche Speisen zu zersetzen. Unser Körper produziert etwa 75 000 Enzyme, um Stoffwechselprozesse zu steuern. Im Vergleich dazu verfügen unsere Darmbakterien über mehr als 20 Millionen Enzyme. Dank ihnen erreicht die Verdauung im Dickdarm eine Raffinesse darin, Nährstoffe abzubauen, zu verwandeln und neue herzustellen, die wir uns noch kaum vorstellen können. Im Gegensatz dazu bedeutet das Essen industrieller Nahrung, deren unverbundene, banale Nährstoffe bereits im oberen Dünndarm aufgenommen werden, einen Verzicht auf die so viel mächtigere Verdauungsmaschinerie im Dickdarm, was aus medizinischer Sicht der schiere Wahnsinn ist, allein schon, weil auf diese Weise – wie bei Claudia und Esther – viele Schadstoffe unverdaut in den Körper gelangen können.

Der Verlauf der Verdauung müsste für jeden einzelnen Nährstoff etwas anders erzählt werden. Die Verdauung von Kohlenhydraten etwa beginnt im Mund. Dabei gilt jedoch: Je länger ein Kohlenhydrat, desto weniger kann der Mund es zerkleinern, und es muss tiefer im Darm weiterverarbeitet und aufgenommen werden. Manche langen und komplexen Kohlenhydrate können erst durch die Darmbakterien im Dickdarm abgebaut werden. Man nennt sie Präbiotika, weil sie eine Voraussetzung für das Gedeihen der Darmflora sind. Auch die Fettverdauung kann im Mund durch besondere Enzyme beginnen, findet jedoch hauptsächlich im Dünndarm statt, und zwar mithilfe von Gallensäuren aus der Leber und dem Verdauungssaft der Bauchspeicheldrüse. Proteine werden im Magen mit einem besonderen Enzym abgebaut und im Dünndarm weiterverarbeitet. Bei all dem spielen die Größe der Makronährstoffe und die Gitter, welche sie zusammenhalten, also die Lebensmittelmatrix, maßgebende Rollen – sie entscheiden mit, wo und auf welche Weise Nährstoffe abgebaut und in welche Stoffe sie verwandelt werden. Aus diesen Gründen haben ganze Lebensmitteln den Vorteil, dass sie es bis zu den Darmbakterien im Dickdarm schaffen, wo sie auf viel komplexere Art gereinigt und umgewandelt werden als im Mund, im Magen oder im Dünndarm.

Am Ende steht die Darmentleerung, also das Ausscheiden von Kot aus dem Verdauungstrakt über den Anus. Diese komplexe Funktion erfordert eine Koordination zwischen dem Magen-Darm-Trakt, dem Darmnervensystem, dem Sakralplexus und der Bauch-, Rücken-, Becken-, Atem- und Beinmuskulatur. Der Prozess beginnt mit dem Transport von Kot vom Dickdarm zum Enddarm, wodurch der Darmentleerungsreflex ausgelöst wird, der das Zusammenziehen des Enddarms und die Entspannung des Anus beinhaltet. Die Entleerung erfolgt ohne willentliche Steuerung vom Dickdarm zum inneren Teil des Anus, wo glatte Muskeln den Kot nach außen drücken. Am äußeren Anus erfolgt der Stuhlgang jedoch unter bewusster Kontrolle, sodass es uns möglich ist, den Stuhl zurückzuhalten. Der Prozess der Darmentleerung ist also eine faszinierende Zusammenarbeit zwischen bewussten und unbewussten Vorgängen. Hier birgt Achtsamkeit das Potenzial, diese Vorgänge optimal aufeinander abzustimmen.

Achtsame Darmentleerung

Zur Unterstützung von Menschen mit Verstopfung, Reizdarm und anderen Magen-Darm-Beschwerden habe ich eine Toilettenmeditation entwickelt, die durch Achtsamkeit den Stuhlgang optimieren und erleichtern soll. Die Abkürzung *ABEND* dient dabei als Gedächtnisstütze für die einzelnen Schritte der Meditation. Zudem empfiehlt es sich, die Füße auf einen Toilettenhocker zu stellen, um die Knie höher als die Hüfte zu positionieren. Dies hilft, die Darmmuskulatur zu entspannen und eine vollständige Darmentleerung zu fördern.

- *A* steht für Achtsamkeit und Atmung: In diesem ersten Schritt geht es darum, sich der eigenen Gedanken, Gefühle und Körperempfindungen bewusst zu werden. Am besten arbeitet man sich langsam nach oben: Wie fühlen sich meine Füße an? Wie erlebe ich die Räume zwischen den Zehen? Wie fühlen sich die Waden, die Knie, die Oberschenkel, das Becken, der Bauch und der untere Rücken an? Wo genau kommt mein Körper mit dem WC-Sitz in Berührung? Beim Wasserlassen, egal ob im Sitzen oder im Stehen, geht man bei diesem ersten Schritt dann wieder zurück zu den Füßen und konzentriert sich auf die Berührung mit den Schuhen und dem Boden. Welche Gefühle löst diese Wanderung durch meinen Körper in mir aus? Welche Gedanken habe ich dabei? Wie tief ist meine Atmung?

- *B* steht für Bild: In dieser Phase ist es hilfreich, sein Becken, den Enddarm, den Kot und den Anus zu visualisieren. Man kann sich den Kot auch lebendig vorstellen, als ein Wesen, das den Körper verlassen will. Beim Wasserlassen macht man sich ein Bild von der Blase und der vielen Flüssigkeit, die sich darin befindet und in den Kreislauf der Erde zurückfließen will. Man sollte sich Darm und Blase als voll, kräftig und fähig vorstellen – bereit zur Teamarbeit während der Entleerung.
- *E* steht für Entspannung: Die Darmentleerung hängt maßgeblich von der Entspannung des gesamten Körpers ab, insbesondere vom Beckenboden und vom Anus. Dazu prüft man am besten den ganzen Körper von oben bis unten: Wie locker sind mein Gesicht und meine Kaumuskeln? Sind meine Nacken- und Schultermuskeln entspannt? Wie steht es um meine Hände und Finger? Sind der Bauch, die Beine und die Füße entspannt? Die Atmung sollte dabei im Bauch spürbar sein. Eine langsame Ausatmung hilft, sich körperlich und psychisch zu entspannen. Falls die Entspannung Probleme bereitet, kann es helfen, Wasser aus dem Hahn fließen zu lassen, da das Geräusch fließenden Wassers entspannt und die Entleerung in der Vorstellung vorwegnimmt.
- *N* steht für Nachgeben und Nachhelfen: Es ist von entscheidender Bedeutung, die Stuhl- und Blasenentleerung be-

wusst zuzulassen und zu ermöglichen. Wie bereits erwähnt, haben wir die Fähigkeit, den Entleerungsvorgang willentlich zu blockieren. Diesen Widerstand zu lösen, ermöglicht es den Organen, ihre natürliche Reinigungsfunktion auszuüben. Mit Nachgeben ist also gemeint, den Widerstand aufzugeben, einzulenken und weich zu werden, sowohl auf mentaler als auch auf körperlicher Ebene. Oft ist dies schon ausreichend. Manchmal jedoch kann ein bewusster Druck, eine Veränderung der Körperhaltung oder eine vertiefte Atmung hilfreich sein. Nachhelfen kann hier auch ein gewisses Nachdrücken bedeuten. Dabei sollte stets eine achtsame und sanfte Herangehensweise im Vordergrund stehen, die auf respektvoller Zusammenarbeit basiert statt auf Zwang. Die achtsame Körperwahrnehmung unterstützt dieses sanfte Vorgehen.

- *D* steht für Dankbarkeit: Wie bei jeder erfolgreichen Zusammenarbeit sollten wir am Ende Dankbarkeit für unseren Partner empfinden – in diesem Fall für unseren Körper und speziell den Darm. Es ist ein Anlass, stolz darauf zu sein, einen natürlichen Prozess effizient und erfolgreich durchlaufen zu haben. Der Körper wiederum zeigt seine Dankbarkeit durch ein Gefühl der Erleichterung und manchmal sogar durch Freude. Diese Reaktionen haben sowohl mechanische als auch neurologische Gründe. Durch die Entleerung wird der Unterbauch von innerem Druck befreit, wodurch sich die Muskulatur des Darms, der Blase und des Beckenbodens entspannen kann. Zudem wird der Vagus-Nerv stimuliert, der vom Hirnstamm bis zum Dickdarm verläuft. Die Aktivierung dieses Nervs kann sowohl ein leichtes Schütteln als auch ein Gefühl von Wärme und eine Blutdrucksenkung hervorrufen. Auf neurologischer Ebene zeitigt die Vagus-Nerv-Stimulation eine beruhigende und angstlösende Wirkung im Gehirn. All diese Faktoren tragen zu einem gesteigerten Wohlbefinden bei, das sich vor allem nach einem umfassenden Stuhlgang manifestiert. Dies erklärt, warum dieser oft als besonders befriedigend und angenehm empfunden wird.

Nach der Stuhlentleerung lohnt es sich, sein Produkt anzuschauen. Gesunder Stuhl ist im Allgemeinen fest, glatt und hat eine wurstförmige Struktur, ist dabei jedoch noch ausreichend weich, um sich mühelos und ohne starken Druck aus dem Darm zu lösen. Das Hinauszögern des Stuhlgangs kann dazu führen, dass der Körper dem Stuhl Wasser entzieht, wodurch er verhärtet und die Entleerung erschwert wird. Daher ist es wichtig, über den Tag hinweg eine gewisse Darm-Achtsamkeit zu entwickeln, um den natürlichen Entleerungsreflex nicht zu verpassen. Wenn der Reflex schwach ausgeprägt ist, kann er durch ein Glas Wasser oder Tee vor dem Frühstück verstärkt werden.

Ein harter Stuhl, der mit Anstrengung verbunden ist, kann zu gesundheitlichen Problemen wie chronischer Verstopfung, Hämorrhoiden und Analfissuren führen. Bei Erwachsenen sollte die Farbe des Stuhls normalerweise Braun sein. Ein helles Rot im Stuhl könnte auf frisches Blut aus dem unteren Verdauungstrakt oder dem Anus hinweisen. Schwarz gefärbter Stuhl kann durch den Verzehr bestimmter Lebensmittel wie Blaubeeren, Lakritz oder Eisentabletten verursacht werden, kann jedoch auch ein Zeichen für Blutungen im oberen Verdauungstrakt sein, bei denen das Blut durch den Verdauungsprozess dunkel wird. Bei plötzlichen Veränderungen im Stuhl oder Schmerzen während des Stuhlgangs, die ohne ersichtlichen Grund auftreten oder sich nicht innerhalb weniger Tage verbessern, ist es ratsam, einen Arzt oder eine Ärztin aufzusuchen.

Wie stark ist unser Körper von Nähr- und Umweltabfällen verschmutzt?

Wir erleben gerade einen Boom an Detox-Behandlungen, die davon ausgehen, dass unser Körper Mühe hat, die Essensreste aus dem Körper zu schaffen, und er deshalb Hilfe braucht, etwa in Form von Tees, Fruchtsäften, Einläufen, Darmreinigungen oder Abführmittel. Als Medizinstudent wollte ich mir selbst ein genaues Bild von den Abfällen im menschlichen Körper machen und habe deshalb die Leichen, die wir sezierten, penibel auf Verunreinigungen untersucht – fand aber keine schädlichen Ansammlungen. Denn solange die Entleerung richtig funktioniert, hat unser Darm die erstaunliche Fähigkeit, sich von Essensresten vollständig zu reinigen. Stattdessen kann man an vielen Leichen eine große Menge Fettgewebe feststellen, das weite Teile des Bauchraums füllt und den Magen, die Leber und die Därme umgibt. Man nennt dies auch das Bauchfett oder viszerales Fett, das laut Studien die Gefahr von Herzkrankheiten und Diabetes stärker erhöht als Fett unter der Haut. Viszerales Fett kann auch das Herz umschließen und damit seine Beweglichkeit einschränken. Dies bestätigt einmal mehr, wie wichtig es ist, nicht zu viel zu essen und das Bauchfett durch eine regelmäßige, gesunde und achtsame Ernährung, wie ich sie in den vorherigen Kapiteln beschrieben habe, nicht anwachsen zu lassen.

Bei meinen Untersuchungen mit dem Mikroskop sah ich, dass die Fettzellen nicht nur die Organe umgaben, sondern auch in die Organe gewandert waren und diese durchsetzt hatten. Besonders eindrücklich ist das bei der Fettleber, in der jede einzelne Leberzelle Fetttropfen enthält. Dies macht die Leber schwer, gespannt und schränkt ihre entgiftende Funktion ein. Die Hauptursache der Fettleber ist eine dauerhafte

Ernährung mit großen Mengen an Zucker und anderen kurzen Kohlenhydraten ist die Hauptursache der Fettleber. Ferner führt übermäßiger Alkoholkonsum (etwa mehr als ein Glas Wein täglich bei Frauen und zwei Gläser bei Männern) zur sogenannten alkoholischen Fettleber. Alkohol ist ein Lebergift und enthält viele Kalorien. Diese Kombination führt besonders schnell dazu, dass Fett die Leber durchsetzt und ihre Funktionen einschränkt. Dies ist schwerwiegend, weil die Leber das große Entgiftungsorgan des Körpers ist: Fällt die Leber komplett aus, ist man innerhalb von Stunden tot. Sie verwandelt alle Arten von Giftstoffen, die den Darmbakterien entwischt sind, in harmlose Substanzen und entsorgt überflüssige Blutzellen. Über die Zeit führt das angesammelte Fett zu Entzündungen und Schäden in der Leber, weil sie es als Fremdkörper wahrnimmt. Das Resultat davon ist die Leberzirrhose, bei der Bindegewebe zerstörte Leberzellen ersetzt. All diese Prozesse, die durch das Leberfett verursacht werden, erhöhen die Gefahr von Leberkrebs. Auch bei der Fettleber geht es allerdings nicht darum, dass Nahrung uns direkt verunreinigt und verschlackt, sondern eher um einen Teufelskreis, in dem eine ungesunde und übermäßige Ernährung sowie Alkohol die natürliche Entgiftung des Körpers stört, was den ungesunden Lebensstil noch schädlicher und unseren Körper noch verletzlicher macht.

Neben der Verfettung des Körpers war die Verhärtung von großen Blutgefäßen, etwa der Aorta oder der Beinarterien, etwas, das ich bei sorgfältigen Untersuchungen von Leichen feststellen konnte. Die nahezu knochenharten Verdickungen der Gefäßwand und die Steifheit dieser ansonsten elastischen Schläuche waren für mich eindrückliche Tasterfahrungen. Augenblicklich wurde mir klar, warum verhärtete Blutgefäße die häufigste Todesursache überhaupt sind. Für das Herz ist es eine große Herausforderung, Blut durch ein erstarrtes Kanalsystem zirkulieren zu lassen. Außerdem bedarf es nur geringfügiger Veränderungen, dass ein derart steifer und eingeengter Kanal zusammenbricht oder sich verengt, wodurch der Blutfluss gänzlich unterbrochen wird. Besonders gefürchtet sind solche Verkalkungen an den Blutgefäßen des Herzens, den Koronararterien. Deren Blockade kann unmittelbar zum Absterben von Teilen des Herzmuskels führen. Unter dem Mikroskop sieht man in den Arterienwänden viele Fasern und darin eingelagert Fett, sodass die Arterienwände oft entzündet und verkalkt sind. Diese Veränderungen nennt man Arteriosklerose. Die Krankheit beginnt mit Fetteinlagerungen in den Arterienwänden, die die Durchblutung einschränken. So kommt es zu einem Teufelskreis: Je mehr Fett eingelagert ist, desto höher wird der Blutdruck, was wiederum zu mehr Schädigungen und Fetteinlagerungen führt. Die Hauptursachen dafür sind Rauchen, Übergewicht und fehlende körperliche Aktivität. Wie schon mehrfach erwähnt, mag der Körper keine vollen Speicher und keine überschüssigen Gewebeanteile. Daher nimmt er das eingelagerte Fett zunehmend als Fremdkörper wahr, was zu einer Entzündung führt. Im Gegensatz zur Leber ist es aber nicht nur Bindegewebe, das sich im Fett einlagert, sondern eben auch Kalk. So entsteht ein zweiter Teufelskreis: Je größer die Verkalkung, desto härter werden die Arterien, was zu einem weiteren Blutdruckanstieg führt, der wiederum die Verkalkungen fördert.

Die Medizin hat eine Reihe von Therapien entwickelt, um diesen Prozess zu stoppen, darunter Blutdrucksenker sowie Medikamente (Statine), welche die Verfettung der Arterien verhindert und teilweise rückgängig macht, aber auch chirurgische Methoden, um die Verhärtungen und Verkalkungen, etwa an der Halsschlagader, zu entfernen. Zudem gibt es Hinweise, dass die Ernährung mit ganzen Gemüsen und Früchten der Verfettung und Verkalkung der Gefäße vorbeugt und sie vielleicht sogar rückgängig machen kann.[76] Dafür sind die antioxidativen und entzündungshemmenden Stoffe in der Nahrung verantwortlich, die einer Entzündung der Arterienwände entgegenwirken. Besonders wirksam zur Vorbeugung von Arterienverkalkung könnten laut vorläufigen Befunden die Tausende von reinigenden Stoffen in Tomaten sein. Dies mag ein Grund dafür sein, warum unter den Menschen in den Blauen Zonen des Mittelmeerraums, wo Tomaten fast zu jeder Mahlzeit gehören, die Gefahr für Herzinfarkte relativ gering ist.

Obwohl ich in den Leichen, die ich untersucht habe, keine Plastikansammlungen gefunden habe – außer chirurgisches Nahtmaterial aus Kunststoffen –, ist der zunehmende Verzehr von Mikroplastik für unseren Körper eine Herausforderung. Muscheln, die ihre Nahrung aus dem küstennahen Meereswasser filtrieren, enthalten besonders viel Plastik. In Europa essen Belgier pro Kopf die meisten Weichtiere, weil Moules-frites (Muscheln mit Pommes frites) eines ihrer Nationalgerichte ist. So nehmen sie jährlich im Durchschnitt 11 000 Mikroplastikpartikel zu sich. Über mögliche Schäden, die dadurch verursacht werden, wissen wir noch wenig. Das Plastik scheint sich nicht im Darm anzusammeln, hat aber sicher negative Auswirkungen auf unsere Darmflora. Untersuchungen an Tieren, die mit Mikroplastik gefüttert wurden, haben gezeigt, dass dieses zu Störungen der Darm-Blut-Schranke, einer Abnahme der Bakterienvielfalt, einer Zunahme von ungewöhnlichen, plastikliebenden Bakterien und zu entzündlichen Reaktionen führen kann.[77,78]

Im Vergleich zum Darm hat die Lunge eine viel geringere Fähigkeit, sich von Abfall zu befreien. In westlichen Industrieländern atmen wir jedes Jahr eine Plastikmenge ein, die zusammengepappt die Größe einer Kreditkarte hätte. Dieses Plastik verschwindet nicht einfach, sondern kann bei Operationen oder Autopsien in den tiefen Teilen der Lunge gefunden werden. Ferner lagern sich in den Lungen auch Ruß- und Tabakpartikel an. All diese Abfallprodukte erzeugen Entzündungen, die die Atmung beeinträchtigen und langfristig die Gefahr von Lungenkrebs erhöhen.[79] Das ist mit ein Grund, warum Rauchen ausgesprochen ungesund ist und die Lebenserwartung um zehn Jahre verkürzt. Zur Erhaltung und Förderung der natürlichen Selbstreinigung eignen sich regelmäßige Spaziergänge in der Natur, durch Gärten, Felder und Wälder, wo die Luft natürlich gesäubert wird, vor allem nach Regenfällen. Bei der Atmung ist es wichtig, nicht nur mit dem Brustkorb zu atmen, weil dies zu Verkrampfungen der Brustmuskulatur und zu einer geringeren Belüftung der unteren Lungenanteile führen kann. Geeigneter ist die Bauchatmung: Sie trägt zur Reinigung aller Lungenlappen bei und aktiviert den Vagus-Nerv, was die Produktion von reinigendem Schleim in der Lunge fördert und Entzündungen hemmt. Sport, Sauna und Atemübungen können helfen, die Atmung zu verbessern. Nach dem Einatmen sollte man eine kurze Pause machen und dann langsam ausatmen. Es kann helfen, dabei zu zählen, etwa bis vier beim Einatmen, bis vier bei der Atempause und bis acht beim Ausatmen. Außerdem sollten die Wohn-, Schlaf- und Arbeitsräume regelmäßig gelüftet werden, damit man möglichst viel Sauerstoff und möglichst wenig Feinstaub und Giftstoffe einatmet.

Was ist von Darmreinigungen zu halten?

Aufgrund möglicher Schadstoffe in Nahrungsmitteln und mangelnden Vertrauens in die natürliche Darmentleerung betrachten immer mehr Menschen gelegentliche Darmreinigungen als sinnvolle Maßnahme zur Gesundheitsvorsorge. In der Schulmedizin dienen Darmreinigungen oft der Vorbereitung auf medizinische Untersuchungen des Darms, beispielsweise einer Darmspiegelung. Einige Heilpraktiker empfehlen Darmreinigungen jedoch auch für andere Zwecke, etwa zur Entgiftung des Körpers. Es ist allerdings wichtig zu betonen, dass Darmreinigungen nur selten aus medizinischer Notwendigkeit durchgeführt werden müssen. Wie bereits erwähnt, sammelt sich im Darm kein Abfall an, und eine intakte Darmflora mit ihren zahlreichen Enzymen ist äußerst effizient bei der Verarbeitung und Ausscheidung von Schadstoffen. Bei einer Darmspülung werden oft große Mengen Flüssigkeit, angereichert mit Kräutern, Kaffee oder anderen Zusätzen, durch den Darm gespült. Dies erfolgt durch einen Schlauch, der in den Enddarm eingeführt wird. In einigen Fällen verbleiben kleinere Wassermengen für kurze Zeit im Dickdarm, bevor sie entfernt werden. Anhänger von Darmreinigungen behaupten, dass Ablagerungen im Magen-Darm-Trakt verschiedene Gesundheitsprobleme wie Arthritis und Bluthochdruck verursachen könnten. Sie glauben, dass Darmreinigungen die Gesundheit verbessern, indem sie diese Ablagerungen entfernen, die Energie steigern und das Immunsystem stärken. Es gibt jedoch keine wissenschaftlichen Beweise für solche Ablagerungen. Die natürliche Darmentleerung in Zusammenarbeit mit der Darmflora scheint bei gesunden Menschen bis ins hohe Alter äußerst effektiv zu sein. Vielmehr besteht sogar die Gefahr, dass Darmreinigungen schädlich sein können, denn die Darmoberfläche ist sehr groß, dünn und empfindlich und Reinigungslösungen können die Schleimhaut, die Darmbakterien und den Flüssigkeitshaushalt des Körpers aus dem Gleichgewicht bringen. Zudem gibt es Berichte über Todesfälle im Zusammenhang mit Kaffeeeinläufen, da Kaffee Substanzen wie Koffein und Säuren enthält, die die Darmschleimhaut reizen, übermäßig stimulieren und entzünden können. Dies kann zu Blutungen, Geschwüren oder

Löchern in der Darmwand führen. Nebenwirkungen können auch Krämpfe, Blähungen, Durchfall, Übelkeit und Erbrechen sein. Daher sollte eine Darmreinigung nur unter ärztlicher Aufsicht und nach sorgfältiger Abwägung der Risiken in Erwägung gezogen werden.

Das geheimnisvolle Gefühl der Verstopfung

Nachdem ich die Angst vor der Darmverschlackung sowie den möglichen Optimismus hinsichtlich des Heilpotenzials der Darmreinigung etwas gedämpft habe, möchte ich mich einem sehr häufigen Gesundheitsproblem zuwenden: der Verstopfung. Laut Statistiken leidet jede fünfte Person an chronischer Verstopfung. Obwohl das Problem also ein häufiges ist, gibt es keine einheitliche Definition. Manche Ärztinnen und Ärzte schauen dafür auf die Häufigkeit des Stuhlgangs: Üblicherweise gelten weniger als drei Darmentleerungen pro Woche als Verstopfung. Ein Problem dieser Definition ist, dass wir unsere Stuhlhäufigkeit meistens stark unterschätzen, weil wir nicht achtsam aufs Klo gehen, sondern uns dabei ablenken. Hier können eine regelmäßige ABEND-Meditation, die ich oben erwähnt habe, und ein Stuhltagebuch helfen, die Stuhlhäufigkeit verlässlich zu ermitteln. Das zweite Problem dieser Definition ist, dass die Stuhlhäufigkeit nur wenig über die Transportgeschwindigkeit des Darms aussagt, die auf eine Darmstörung oder Darmlähmung hinweisen könnte. Neun von zehn Personen, die über Verstopfung klagen, haben eine normale Transitzeit, womit die Zeit gemeint ist, die die Nahrung braucht, bis sie vom Darm ausgeschieden wird. Die durchschnittliche Transitzeit beträgt bei Frauen 2,4 Tage und bei Männern 1,9 Tage, die sich folgendermaßen verteilen: im Magen ein bis drei Stunden, im Dünndarm zwei bis sechs Stunden und im Dickdarm ein bis drei Tage. Dem Dickdarm räumt die Verdauung also am meisten Zeit ein, was ein weiterer Hinweis darauf ist, dass die Ernährung mit ganzen Lebensmitteln entscheidend ist, weil dem Dickdarm die meisten Enzyme zur Verfügung stehen, um Nahrung optimal zu verdauen. Industrielle Nahrung umgeht diesen essenziellen Verwandlungs- und Reinigungsprozess des Dickdarms, weil sie keine Matrix hat und deshalb bereits nach wenigen Stunden im Dünndarm aufgenommen wird. Paradoxerweise verlängert das die Transitzeit, weil im Dickdarm kein Nachschub ankommt, weshalb das dort Gelagerte länger liegen bleibt.

Eine massive Verlängerung der Transitzeit tritt bei seltenen Darmkrankheiten auf, etwa bei der Hirschsprung-Krankheit, einer schweren Entwicklungsstörung des Darmnervensystems, die sich bereits nach der Geburt durch schwere Bauchblähungen und fehlenden Stuhlgang äußert. Ferner ist eine Verlängerung der Transitzeit typisch für die Verstopfung bei jungen Frauen, die nur selten Stuhlgang haben (ein Mal pro Woche oder weniger). Das Problem beginnt oft in der Pubertät. Hier kann ballaststoffreiche Ernährung helfen, das Stuhlgewicht zu erhöhen und die Transitzeit im Dickdarm zu verkürzen, wodurch die Verstopfung gelindert wird. Personen, die aufgrund einer Darmkrankheit eine extrem lange Transitzeit haben, sprechen allerdings schlecht auf Ballaststoffe an. In solchen Fällen ist der Gang zum Arzt angeraten.

Bei anhaltender Verstopfung kann es sinnvoll sein, seine Transitzeit zu kennen. Die präzise Standardmessung der Transitzeit ist leider aufwendig: Der Patient muss in regelmäßigen Abständen kleine, strahlendichte Teilchen schlucken; durch wiederholte Röntgenaufnahmen des Bauches kann so die Transportgeschwindigkeit des Darms genau erfasst werden.

Es gibt jedoch auch eine viel einfachere Methode, die zwar etwas ungenauer ist, aber von jedem selbst durchgeführt werden kann. Dazu müssen Sie lediglich zwei Muffins essen, die königsblauen Lebensmittelfarbstoff enthalten. Anschließend verfolgen Sie, wie lange es dauert, bis Ihr Stuhl blau wird. Studien zu dieser Methode zeigen, dass die Transitzeiten bei gesunden Menschen zwischen einem halben und vier Tagen variieren können. Dieselben Studien zeigen auch, dass Personen mit langer Transitzeit eher dazu neigen, viel Bauchfett zu haben und nach dem Essen im Blut größere Spitzen bei Zucker- und Fettwerten aufzuweisen, was wesentlich zur Arterienverkalkung beitragen kann. Dies unterstreicht die Bedeutung täglicher körperlicher Aktivität – ein halbstündiger Spaziergang ist schon gut – und der Aufnahme ganzer Lebensmittel mit Ballaststoffen, um die Transitzeit nicht unnötig zu verlängern.[80]

Viele Betroffene verstehen unter Verstopfung jedoch nicht die Seltenheit des Stuhlgangs, sondern Probleme beim Stuhlgang wie starkes Pressen, harter, klumpiger Stuhl, unvollständige Entleerung, Völlegefühl oder ein geblähter Bauch. Weil die Stuhlhäufigkeit und die Transitzeit in den meisten Fällen im Normalbereich liegen, beginnt nun auch die Medizin vermehrt, Verstopfung gemäß dieser Symptome zu definieren. Ein besonderes Augenmerk gilt dabei der Stuhlbeschaffenheit. Wie ich schon erwähnt habe, sollte der Stuhl wie ein glatte Wurst mit rissiger Oberfläche aussehen. Harte Klumpen weisen auf eine Verstopfung hin, allzu weiche Klumpen und Fetzen auf Durchfall. Eine vorübergehende Verstopfung ist allerdings durchaus normal. Ein Problem besteht erst, wenn sie chronisch ist, weil der harte Stuhl den Anus verletzen kann, was zu Schmerzen und Angst vor dem Toilettengang führt, was wiederum die Verstopfung verstärkt.

Weil die Ernährung mit ganzen, ballaststoffreichen Lebensmitteln (zum Beispiel Mais, Pflaumen und Kiwi), neben einer Erhöhung der Wasserzufuhr und der körperlichen Aktivität, die wichtigste Maßnahme zum Weichmachen des Stuhls ist, tritt gelegentlich die Frage auf, ob etwa Maiskörner in der Toilettenschüssel ein Problem darstellen. Dies ist zum Glück nicht der Fall, es ist sogar eher ein Zeichen einer gesunden Ernährung. Unverdaute Lebensmittelteile im Stuhl belegen, dass der Dickdarm richtig ernährt und durch die Nahrung herausgefordert wird, sodass er einen Anreiz hat, noch besser zu werden. Nur eine starke Zunahme unverdauter Lebensmittel im Stuhl weist auf eine Verdauungsstörung hin, darunter Durchfall, Darmentzündungen und Reizdarm.

Nicht jede Verstopfung hat mit der Ernährung zu tun. Etwa ein Fünftel der Menschen, die unter chronischer Verstopfung leiden, haben mit einer Entleerungsstörung zu kämpfen, die nicht ausschließlich auf die Ernährung zurückzuführen ist. Diese Form der Verstopfung wird häufig durch Analfissuren, Hämorrhoiden, mangelnde Koordination oder eine Schwäche der Beckenbodenmuskulatur sowie Verkrampfungen im Beckenboden verursacht. Faktoren wie übertriebene Hygienepraktiken, Schwangerschaft und sexueller Missbrauch spielen ebenfalls eine Rolle. Länger bestehende Verletzungen im Bereich des Anus sollten unbedingt medizinisch abgeklärt und behandelt werden. Bei Störungen der Beckenmuskulatur haben sich Pilates und spezifische Beckenbodentherapien sowie Biofeedback als wirkungsvoll erwiesen. Sitzbäder, insbesondere Kaltwasserbäder und Heiß-Kalt-Kontrastbäder, sind ebenfalls ein wirksames Mittel gegen Trägheit im Beckenbereich und eine Gelegenheit, die Achtsamkeit für die Darmentleerung zu erhöhen. Um einer Entleerungsstörung vorzubeugen, empfiehlt sich neben einer ballaststoffreichen Ernährung die achtsame und bewusste Darmentleerung, wie ich sie zu

Beginn dieses Kapitels erläutert habe. Diese Methode beinhaltet ein natürliches Biofeedback, wodurch mögliche Störungen frühzeitig erkannt werden können, und verhindert durch optimale Entspannung Verletzungen im Analbereich.

Die häufigste medizinische Maßnahme bei Verstopfung sind Abführmittel, die zur Unterstützung der Ausscheidung eingenommen werden. Sie wirken auf vielfältige Weise. Quellstoffe haben das Ziel, den Stuhl größer und weicher zu machen. Dazu gehören Flohsamen, Leinsamen und Weizenkleie. Diese können allerdings Blähungen und Völlegefühl verursachen, besonders zu Beginn der Behandlung. Es ist außerdem darauf zu achten, genügend Wasser zu trinken, weil es sonst zu einer unerwünschten Stuhlverhärtung kommen kann, die die Verstopfung verstärkt. Abführende Salzmischungen, etwa Glauber- oder Bittersalz, führen zu einer Zunahme der Wassermenge im Darm und machen dadurch den Stuhl weicher und gleitfähiger. Durchfall ist die häufigste Nebenwirkung dieser Therapie. Auch besteht besonders bei älteren Menschen die Gefahr, dass die zusätzliche Salzzufuhr den Salzhaushalt aus dem Gleichgewicht bringt. Dann gibt es noch Abführmittel, die den Darm direkt stimulieren, sodass er sich mehr bewegt und mehr Schleim produziert Diese Methoden haben den Nachteil, dass sich der Darm irgendwann daran gewöhnen und dadurch noch kraftloser und apathischer werden kann. Allgemein gilt daher auch hier, dass eine ballaststoffreiche Ernährung mit ganzen Lebensmitteln vorzuziehen ist.

Der ganze Körper ist an der Reinigung beteiligt

Neben dem Darm ist die Haut ein wichtiges Ausscheidungsorgan. Es lohnt sich deshalb, die Haut zu pflegen und sie regelmäßig zu reinigen, um abgestorbene Hautzellen und die Abfallstoffe, die sich beim Schwitzen auf der Haut bilden, zu entfernen. Als Nächstes folgen die Nieren, die für unsere innere Reinheit so wichtig sind, dass wir sie in doppelter Ausführung haben. Sie filtrieren Abfall- und Schadstoffe aus dem Blut, steuern den Wasser- und den Salzhaushalt, scheiden überschüssige Säuren und Basen aus und regulieren den Blutdruck. Ein Mensch kann die vollständige Funktion einer Niere verlieren und trotzdem weiterleben, weil die andere Niere, wenn sie gut funktioniert, in der Lage ist, die Last allein zu tragen. Der beste Weg, die Nieren zu unterstützen, ist, genügend sauberes Wasser zu trinken.

Unter normalen Ernährungs-, Bewegungs- und Klimabedingungen beträgt die minimale Urinausscheidung bei gesunden Menschen etwa einen halben Liter pro Tag. Eine Flüssigkeitsaufnahme von mehr als einem halben Liter führt zur Ausscheidung von reinem Wasser. Die Vorstellung, dass wir alle unter einem Flüssigkeitsmangel leiden, und die entsprechenden Empfehlungen, möglichst viel zu trinken, basieren nicht auf wissenschaftlichen Studien, sondern ist eine Marketingstrategie der Getränkeindustrie. Das Gegenteil ist der Fall: Die Filtrierung großer Mengen Wasser aus dem Blut strengt die Nieren an und führt über die Jahre zu Abnützung. Für die meisten jungen und gesunden Menschen ist es am besten, einfach zu trinken, wenn sie durstig sind. In Sport- und Hitzesituationen verstärkt sich das Durstgefühl automatisch. Ältere Menschen müssen dagegen darauf achten, ausreichend Flüssigkeit zu sich zu nehmen, da das Durstempfinden ab einem Alter von etwa 70 Jahren nachlassen kann.

Ein weiterer wichtiger Reinigungsmechanismus ist das Lymphsystem. Es transportiert die sogenannte interstitielle Flüssigkeit zwischen den Zellen dieses Gewebes zurück in den Blutkreislauf. Dabei durchläuft die Flüssigkeit die Lymphknoten, wo sie auf Krankheitserreger überprüft und gereinigt wird.

Außerdem nimmt das Lymphsystem im Darmtrakt Nährstoffe auf, insbesondere Fette, und stellt diese dem Körper zur Verfügung. Anders als Blut hat die Lymphe keine Pumpe, die sie durch ihre Gefäße befördert, die sich in jeden Winkel des Körpers erstrecken. Stattdessen entsteht der Lymphfluss durch die Bewegung der umliegenden Muskeln und der Atembewegung. Deshalb tragen körperliche Aktivität und eine achtsame Atmung zur Reinigung unseres Körpers bei.

Ist die Monatsblutung auch eine Reinigung?

Als meine Tochter in die Pubertät kam und mir eine Binde mit rotem Blut zeigte, fragte sie schlicht: »Warum?« Spontan sagte ich: »Das ist eine Reinigung.« Erst später merkte ich, dass dies nur ein Teil einer größeren Antwort ist. Antike Ärzte wie Galen behaupteten, dass Frauen jeden Monat überschüssiges Blut ausscheiden. Tatsächlich könnte die Ausscheidung von Eisen dazu beitragen, dass Frauen länger leben als Männer – nach dem Gesetz, dass leere Speicher langfristig besser sind als volle, was besonders auf Eisen zutrifft. Der Nachteil daran ist, dass eine Blutarmut eintreten kann. Wenn diese zu Müdigkeit und Erschöpfung führt, muss sie gelegentlich mit Eisen behandelt werden. Eine zweite Reinigung bezieht sich auf die Bakterien, die durch Spermien nach dem Sexualverkehr in die Gebärmutter einwandern können und mit der Menstruation ausgespült werden.

Blut- und Bakterienreinigung beantworten aber nicht die folgende Frage: Warum ist Menstruation in der Natur dann so selten? Die meisten Säugetiere, bis auf ein paar Affen- und Fledermausarten, kennen sie nicht. Neueste Forschung gibt Hinweise auf eine Antwort. Demnach könnte es damit zu tun haben, dass beim Menschen Mutter und Fötus ausgesprochen eng und lang zusammenleben, sodass sie manche Blutgefäße und Immunzellen miteinander teilen. Diese enorme Offenheit der Schleimhaut der Mutter gegenüber ihrem Kind ist nur möglich, wenn sie zur Vorbereitung auf eine mögliche Schwangerschaft jeden Monat zerstört und neu aufgebaut wird.[81]

Das Periodenblut ist übrigens besonders interessant, weil es Eiweiße enthält, welche die Wundheilung fördern. Aktuell wird versucht, mit diesen Eiweißen Störungen der Wundheilung zu behandeln, etwa nach einer Verbrennung oder einer Operation. Hildegard von Bingen, deren Grünkraft wir bereits kennengelernt haben, schien alle diese Erklärungen intuitiv verstanden zu haben. Sie schrieb: »Der Menstruationsfluss einer Frau ist ihre erzeugende Grünkraft, ihre Blüte, denn so wie ein Baum durch seine Grünkraft Blüten und Blätter und Früchte hervorbringt, so bringt eine Frau durch die Grünkraft der Menstruation Blüten und Blätter als Frucht ihres Schoßes hervor.«[82] Als Erste erkannte sie, dass Ausscheiden und Erblühen zusammengehören, und hatte den Mut, dies auch festzuhalten und zu unterrichten.

Achtsamer Umgang mit Körpergerüchen

Die achtsame Wahrnehmung des Körpergeruchs kann uns helfen, Störungen und Krankheiten frühzeitig zu erkennen. Ein süßlicher Mundgeruch kann auf eine bakterielle Infektion hinweisen. Süßlich-fauliger ist zum Beispiel typisch für Scharlach, eine Infektion, die mit Halsschmerzen, Fieber und einer erdbeerartigen Zunge einhergeht und auf Antibiotika gut anspricht. Ein Atemgeruch nach frischem Brot ist ein Zeichen von Typhus, einer Salmonelleninfektion, die meistens durch verschmutztes Wasser übertragen wird. Sie ist durch Durchfall, Verstopfung und Hautveränderungen gekennzeichnet. Unbehandelter Typhus kann schwerwiegende Komplikationen verursachen, einschließlich Darmperforationen und Blutvergiftung, weshalb eine frühe Diagnose und Behandlung mit Antibiotika sehr wichtig sind.

Ein säuerlicher Atemgeruch kann auf eine Refluxkrankheit hinweisen, bei der Magensäure in die Speiseröhre gelangt. Eine einfache Maßnahme dagegen ist das Anheben des Kopfendes des Bettes, um während des Schlafs die Magensäure im Magen zu halten. Ein Atem, der nach Obst und Azeton riecht, deutet auf eine Stoffwechselstörung mit schneller Fettverbrennung hin, meist verursacht durch Insulinmangel bei Diabetes oder Kohlenhydratmangel bei extremen ketogenen Diäten. Der Azetongeruch stammt von den Ketonkörpern, die in geringen Mengen gesund sind und normalerweise nicht in den Atem gelangen. Die Behandlung umfasst Flüssigkeitszufuhr und Verabreichung von Insulin.

Ein ammoniakartiger Atem weist auf eine Nierenkrankheit hin, bei der Abfallprodukte nicht mehr über die Nieren ausgeschieden, sondern im Blut angesammelt und über die Lungen ausgeatmet werden. Ein Geruch nach roher Leber, Lehm oder vergammelten Eiern kann auf eine akute Leberkrankheit hinweisen. Bei anhaltenden Körpergerüchen ist es ratsam, einen Arzt aufzusuchen, der mittels einer einfachen Blutuntersuchung die Funktion von Leber und Nieren überprüfen kann.

Ein tierischer Geruch der Haut, oft mit Moschusnote, ist ein sehr frühes Zeichen der Parkinsonkrankheit, das lange vor den Bewegungsstörungen auftreten kann. Dieser Geruch entsteht durch Veränderungen in der Talgproduktion am oberen Rücken und der Stirn. Bei Verdacht ist es ratsam, eine Untersuchung beim Hausarzt oder einem Neurologen durchführen zu lassen.

Fischgerüche von Penis und Vagina deuten auf eine Dysbiose hin, also ein Ungleichgewicht der Darmflora. Die Geschlechtsteile sollten leicht sauer sein, um sie vor schädlichen Bakterien zu schützen. Der Fischgeruch lässt darauf schließen, dass dieser Säureschutz fehlt. Regelmäßige Körperreinigung und häufiger Wechsel der Unterwäsche helfen, dieses Problem zu beheben.

Viel häufiger als eine schwere Krankheit ist eine gestörte Mundflora die Ursache von schlechtem Atemgeruch. Leider gewöhnt man sich an diesen Geruch und nimmt ihn an sich selbst oft nicht wahr. Um üblen Mundgeruch festzustellen, kann man schlicht Bekannte fragen oder einen Selbsttest durchführen. Dazu leckt man das Handgelenk oder den Handrücken mit der Zunge ab und wartet zehn Sekunden. Anschließend riecht man an der getrockneten Haut, an der ein Teil des Mundgeruchs haften bleibt.

Unser Mund enthält Unmengen von Bakterien, deutlich mehr etwa als der Anus, weil das Innere des Munds den Bakterien die perfekte Umgebung bietet: Es ist dunkel, warm und feucht, und die Speisen und Getränke, die wir zu uns nehmen, liefern ihnen Nährstoffe im Überfluss. Da industrielle Lebensmittel viel Zucker enthalten, vermehren sich schädliche Bakterien und verdrängen die guten und schützenden. Die schädlichen Bakterien lieben unsere Zähne und unser Zahnfleisch, die sie intensiv besiedeln und mit der Säure, zu der sie den Zucker umwandeln, nachhaltig schädigen. Die Folge sind Löcher in den Zähnen und Entzündungen des Zahnfleischs. Die schädlichen Bakterien in unserem Mund können sich aber auch negativ auf den gesamten Körper auswirken und die Gefahr von Erschöpfung, Diabetes, Herzerkrankungen, Atemwegsinfektionen und Demenz steigern. Sich zu küssen, kann daher rein theoretisch gefährlich sein, weil man dabei mit schlechten Bakterien in Kontakt kommen könnte. Sehr viel wahrscheinlicher sind aber die positiven Effekte des Küssens, weil sich dadurch die Diversität der Mundbakterien erhöht.

Achtsame Körperpflege von Mund bis Fuß

Weil Zucker die Hauptursache der gestörten Mundflora ist, lohnt es sich, nach jeder Mahlzeit und nach jedem Snack die Zähne zu putzen. Dabei geht es primär um eine mechanische Entfernung von klebrigem Zucker und von den schlechten Bakterien, die an unseren Zähnen haften. Viele Zahnpasten enthalten Fluorid, das ein Naturprodukt ist und auf natürliche Weise die Zähne vor den säurebildenden Bakterien schützt. Außerdem fördert die sanfte Massage des Zahnfleischs die Durchblutung und beugt Zahnfleischschwund vor. Das Zähneputzen nach jeder Mahlzeit ist aber nicht nur gut für die Zähne, sondern hilft auch, das Mikro-Fasten bis zur nächsten Mahlzeit einzuhalten, schließlich will man ja nicht den ganzen Tag seine Zähne putzen.

Der Nasen-Rachen-Bereich bildet den oberen Teil des Atemtrakts und ist wie der Mund ein Körperteil, der direkt der Außenwelt und somit schädlichen Bakterien und Viren ausgesetzt ist. Die Nasendusche gilt als eine der effektivsten Maßnahmen zum Schutz vor Erkältungen und Allergien, gleichzeitig verbessert sie den Geruchssinn, der für achtsames Essen von großer Bedeutung ist. Die Reinigungslösung kann man leicht selbst herstellen, indem man destilliertes oder abgekochtes Wasser (oder gutes Leitungswasser) mit einem Teelöffel Kochsalz mischt. Um die Nase zu spülen, neigt man den Kopf seitlich über das Waschbecken und führt die Tülle der Nasendusche in das obere Nasenloch ein. Während man durch den Mund atmet, gießt man vorsichtig die Salzwasserlösung in das obere Nasenloch, sodass sie durch das untere Nasenloch wieder abfließt. Diesen Vorgang kann man anschließend auf der anderen Seite wiederholen. Diese Methode war bereits den alten Weisen des Ayurveda bekannt, die dafür das Neti-Nasenspülkännchen entwickelt haben. Dieses ist in Apotheken,

Reformhäusern und online erhältlich. Ähnlich funktionieren auch Salzwasser-Nasensprays, die die Nase befeuchten, jedoch nicht die gleiche Reinigungswirkung wie die Nasendusche haben. Bei sehr trockenen Nasen empfiehlt der Ayurveda die Behandlung der Nase mit Sesamöl, eine Methode, die auch in der Schulmedizin bei ausgeprägter Nasentrockenheit Anwendung findet.

Die Füße gehören ebenfalls zu den Körperteilen, die direkten Kontakt mit der Umwelt haben. Daher ist es eine sinnvolle Praxis, vor dem Schlafengehen die Füße zu waschen, insbesondere wenn man keine Zeit für eine Dusche oder ein Bad hat. Außerdem braucht man dafür nicht mehr als warmes Wasser, einen Waschlappen und eine Seife. Ich persönlich verwende eine Sheabutterseife, wer raue Fersen oder Hornhaut hat, kann aber auch von einer Seife mit vulkanischem Bimsstein profitieren. Fußwaschungen sind in vielen spirituellen Traditionen verbreitet und dienen dazu, Körper und Psyche zu stärken. Unabhängig davon ist es eine wunderbare Sache, die Füße nach einem langen Tag zu reinigen – es ist erfrischend, kühlend und vorbeugend, da viele Unreinheiten durch die Fußsohlen in den Körper gelangen können. Und es ist eine hervorragende Gelegenheit für eine kleine Achtsamkeitsübung vor dem Zubettgehen: Nehmen Sie sich Zeit und konzentrieren Sie sich auf die Zehenzwischenräume, die Fußsohlen, die Knöchel und den Fußrücken. Danach die Füße gründlich abtrocknen.

Die reinigende Wirkung des Schlafs

Als ich im Jahr 2004 als junger Forscher in den USA den Zusammenhang zwischen einer kurzen Schlafdauer von weniger als sechs Stunden und der stetigen Zunahme des Körpergewichts nachweisen konnte, löste dies ein enormes Medienecho aus.[83] Zahlreiche Journalisten riefen mich an, um mit mir über diesen »revolutionären« Befund zu sprechen. Dabei hatte eine spanische Forschungsgruppe bereits ein paar Jahre vorher die negative Auswirkung von kurzem Schlaf auf den Stoffwechsel belegt, was von den Medien anscheinend übersehen wurde, vermutlich weil unsere Studie an jungen Erwachsenen für ihr Publikum interessanter war. Seither sind Hunderte weitere Studien zu diesem Zusammenhang durchgeführt und veröffentlicht worden, sodass wir immer besser über die reinigende Funktion des Schlafs Bescheid wissen.

Die große Bedeutung des lymphatischen Systems habe ich bereits erwähnt. Nun aber hat man kürzlich herausgefunden, dass ein solches System auch im Gehirn existiert. Dort nennt man es glymphatisches System, weil es etwas anders funktioniert: Im Hirn gibt es keine Muskeln, die den Lymphfluss regulieren, vielmehr ziehen sich die Zellen im Gehirn während des Schlafs leicht zusammen, was dazu führt, dass sich die Zwischenräume zwischen den Zellen vergrößern. Dies ermöglicht eine effizientere Filterung von Abfallprodukten, Giftstoffen und den Überschüssen von Mikronährstoffen wie Kalzium, Zink und Selen aus dem Gehirn. Aus diesem Grund schützt Bettruhe vor Hirn-Ablagerungskrankheiten wie der Demenz.

Eine weitere entscheidende Rolle des Schlafs: Er erlaubt es dem Gehirn, unnötige Gedächtnisspuren zu löschen und die wichtigen Erfahrungen besser zu ordnen, indem sie in Form von sogenannten Engrammen abgespeichert werden. Dieser überlebenswichtige Prozess beinhaltet die Reaktivierung von alten Gedächtnisspuren, wodurch das Gehirn eine zweite Gelegenheit erhält, ihre emotionale Bedeutung in Bezug auf Belastung oder Belohnung neu zu bewerten. Da die Schlafzeit begrenzt ist, hat das Gehirn eine Art Wiedergabeprogramm entwickelt, das die Gedächtnisspuren fünf- bis 20-mal schneller abspielt. Träume können Einblicke in diesen Reinigungsprozess des Gehirns eröffnen.[84]

Schlaf ist aber nicht nur für das Gehirn, sondern für die Erholung des gesamten Körpers von zentraler Bedeutung. Viele Hormone folgen einem Tagesrhythmus: Das Stresshormonlevel beispielsweise sinkt in der Nacht ab und steigt morgens an, um uns auf den bevorstehenden Tag vorzubereiten. Zudem werden in der Nacht vermehrt Melatonin und bestimmte Wachstumshormone ausgeschüttet, die das Wachstum, die Zellreparatur und die Gewebeerneuerung fördern. Außerdem bietet der Schlaf der Leber die nötige Zeit und Energie, um Giftstoffe und Abfallprodukte zu verarbeiten, die sich im Laufe des Tages angesammelt haben.

Des Weiteren zeigen neueste Forschungsergebnisse, dass kurzer und unregelmäßiger Schlaf zu einer Störung der Darmbakterien führt, was wiederum zu Gewichtszunahme und Stoffwechselstörungen beitragen kann. Auch schwächt Schlafmangel die Darm-Blut-Schranke, was Entzündungsprozesse und Autoimmunkrankheiten begünstigt. Darüber hinaus bietet eine intakte Darmflora Schutz vor Nervengiften wie Blei, Kadmium und Quecksilber. Daher können Schlafstörungen Menschen empfindlicher für diese schädlichen Substanzen machen.

Menschen, die Schwierigkeiten haben einzuschlafen oder nachts oft aufwachen, sollten sich in Bezug auf Reinigungs- und Erneuerungsprozesse aber keine Sorgen machen. Die Ruhe und Inaktivität im Liegen ist das Entscheidende, und es ist wichtiger, regelmäßig zur gleichen Zeit ins Bett zu gehen und am Morgen zur gleichen Zeit aufzustehen. Studien zeigen zudem, dass eine frühere Bettgehzeit mit einer geringeren Versuchung verbunden ist, unnötige Kalorien zu konsumieren.

Spirituelle Reinigung in der Schwitzhütte

Wie der Schlaf gehen urtümlich-spirituelle und schamanische Methoden der Reinigung mit einem veränderten Bewusstsein einher. Ein lebendiges Beispiel für diese Tradition ist das jahrhundertealte Ritual der Schwitzhütte der Indianer Nord- und Mittelamerikas. Dafür wird eine kleine, bienenkorbförmige Hütte verwendet, die oft aus Weidenzweigen, Holzstangen und Tierfellen oder Decken besteht und typischerweise auf einem offenen Platz gemeinsam errichtet wird. Der gemeinsame Aufbau fördert den Zusammenhalt und die Versöhnung in der Gemeinschaft.

Obwohl die Schwitzhütte selbst klein ist, spiegelt sie laut schamanischer Vorstellung das gesamte Universum wider, in dem Menschen mit der Geisterwelt verschmelzen. Der Feuermacher legt Steine in die Grube in der Mitte der Hütte, die außerhalb in einem Feuer erhitzt wurden. Auswahl und Hitze der Steine sind entscheidend für den Erfolg des Rituals. Der Zeremonienmeister gießt Wasser über die heißen Steine, um Dampf zu erzeugen, und verbrennt aromatische Kräuter, um die reinigende Wirkung des heißen Dampfes zu verstärken. Dies alles ähnelt dem Kochen, bei dem Dauer, Hitze, Feuchtigkeit und Gewürze darüber entscheiden, wie sehr das Unfertige und Rohe kultiviert wird. Das nun folgende Schwitzen wird als Prozess der Entgiftung und Erneuerung betrachtet. Durch Gebete und Gesänge rufen die Teilnehmenden helfende Geister an, die sie bei ihrer Reinigung unterstützen sollen. Die Aromen und die Hitze können ebenfalls dazu beitragen, die Selbstbezogenheit etwas aufzulösen und ein spirituelles Gefühl des Aufgehoben-Seins in einem größeren Ganzen zu erlangen. Tahca Ushte, ein Medizinmann der Sioux, beschreibt diese Erfahrung wie folgt: »Eine große Kraft steigt auf. Wir atmen ihn ein, diesen Odem, trinken das Wasser, den weißen Dampf – er bedeutet die Wolken, die lebendige Seele, das

Leben.«[85] Das Ritual endet damit, dass die Teilnehmenden wie Neugeborene aus der Hütte kommen, symbolisch gereinigt und erneuert im Schoß der Urmutter, welche die Schwitzhütte durch ihre Abgeschlossenheit, Dunkelheit und Wärme symbolisiert.

Die japanische Teezeremonie

Die Teezeremonie ist in Japan eine tief verwurzelte kulturelle Praxis, die weit über das bloße Teetrinken hinausgeht. Sie hat wie die Schwitzhütte einen spirituellen, reinigenden Sinn, der Respekt und Harmonie in der Teegemeinschaft erhalten und fördern soll. Die Wahl der Utensilien, die Gestaltung des Raums und die Art und Weise, wie der Tee serviert wird – alles ist von ästhetisch-spiritueller Bedeutung. Dabei folgt die Zeremonie einem präzisen Ablauf, der von der Vorbereitung des Tees bis zu seinem Genuss reicht, und jeder Schritt wird mit äußerster Sorgfalt und Achtsamkeit durchgeführt, wodurch die Schönheit in der Einfachheit und Alltäglichkeit betont wird.

Um sich vom »Staub des Alltags« zu befreien, waschen die Teilnehmenden ihre Hände und spülen den Mund, bevor sie das Teehaus betreten. Während der Zeremonie reinigt der Teemeister die Utensilien langsam und achtsam in Anwesenheit der Gäste, was darauf hinweist, dass es um eine Reinigung in einem höheren Sinn geht. Schließlich, nach einer Vielzahl an Zwischenschritten, erhält jeder Gast eine Teeschale, nimmt sie mit beiden Händen, dreht sie und trinkt den Tee langsam und achtsam in einigen Schlucken.

In eindrucksvollen Worten beschrieb der berühmte Meister der japanischen Teezeremonie, Okakura Tenshin, seine Erfahrung als Gast einer Zeremonie: »Die erste Tasse befeuchtet meine Lippen und meine Kehle, die zweite Tasse durchbricht meine Einsamkeit, die dritte Tasse durchforstet meinen unfruchtbaren inneren Zustand, um dabei überraschend fünftausend Bände mit seltsamen Schriftzeichen zu finden. Die vierte Tasse lässt mich leicht schwitzen, und alles Unrecht des Lebens fließt durch meine Poren ab. Die fünfte reinigt meine Seele, und die sechste ruft mich in kosmische Weiten.«[86] Allein schon dieses kurze Zitat zeigt, dass in der Teezeremonie die Reinigung der Lippen und des Munds mit der höheren Reinigung der Seele zusammenfällt, um das Bewusstsein kosmisch zu erweitern.

Die Teezeremonie lässt sich zum Buddhismus zurückverfolgen, der die Reinigung von negativem Karma in den Mittelpunkt stellt. Dies basiert auf der Vorstellung, dass aus schlechten Taten und negativen Emotionen weitere negative Handlungen und Gefühle hervorgehen. Entsprechungen lassen sich in Erkenntnissen der Neurowissenschaft finden, die zeigen, dass Handlungsmuster sich formen und verstärken können, was zum Beispiel die neuronale Grundlage für Suchtverhalten bildet. Die buddhistische Praxis bietet verschiedene Methoden zur Reinigung von schlechtem Karma, darunter achtsames Essen, die bewusste Erforschung von Hunger und Durst, die gezielte Veränderung von negativen Verhaltensweisen sowie Gelassenheit in unangenehmen Situationen. Darüber hinaus sind Bitten um Vergebung und Verzeihung hilfreich für die innere Reinigung. Auch im Christentum ist das offene Bekenntnis von Regelverstößen gegenüber anderen eine bekannte Methode der Läuterung. Versöhnung wiederum stellt eine wesentliche Form der Reinigung von Verbitterung und Groll dar, die uns vom Fluss des Lebens entfremden.

AUSKLANG

Das Verfassen dieses Buchs hat mir verdeutlicht, dass wir in Bezug auf das, was uns wirklich nährt, in einer faszinierenden Zeit leben, in der sich modernste wissenschaftliche Erkenntnisse auf geheimnisvolle Weise mit uralten spirituellen Traditionen und Volksweisheiten berühren. Wir haben gesehen, dass wir von dem Wissen uralt gewordener Frauen wie Kane Tanaka, Schwester André und Oma Anna viel lernen können. Ein weiteres Beispiel einer alten, weisen Oma ist Frau Holle. Und tatsächlich lüftet das Märchen der Gebrüder Grimm auch das eine oder andere Geheimnis, was Ernährung angeht. Wir müssen es nur aufmerksam lesen.

Es geht darin um eine Witwe, die eine tiefe Zuneigung zu ihrer faulen Tochter hegt, während sie ihre fleißige und gewissenhafte Stieftochter alle Arbeit tun lässt und sie täglich auf die Straße schickt, um an einem Brunnen zu spinnen. Einmal, bei der Reinigung der Spule, passiert ihr ein Missgeschick, und die Spule fällt in den Brunnen. Sie weint bitterlich, läuft zu ihrer Stiefmutter und erzählte ihr das Unglück. Diese ist jedoch unbarmherzig und besteht darauf, dass ihre Stieftochter die Spule aus dem Brunnen holt. Sie geht also zurück zum Brunnen, doch weiß sie nicht, was sie tun soll, und springt letztlich aus Panik hinein, um die Spule zu retten. Dabei verliert sie die Besinnung, und als sie wieder zu sich kommt, liegt sie auf einer schönen Wiese, umgeben von vielen Tausend Blumen. Schließlich gelangt sie zu einem Haus, aus dem eine Frau guckt, die sehr große Zähne hat, was dem Mädchen Angst macht. Die Alte beruhigt es aber, stellt sich freundlich vor und bietet ihm an, in ihrem Haushalt zu arbeiten. Unter anderem besteht ihr Dienst darin, für Frau Holles Bett zu sorgen: »Du musst achtgeben, dass du mein Bett gut machst und es fleißig durchschüttelst, dass die Federn fliegen, dann schneit es in der Welt.« Frau Holle ist sehr zufrieden mit dem Mädchen, und vor seiner Rückkehr zur Stiefmutter erhält es nicht nur die Spule zurück, sondern wird auch großzügig mit Gold beschenkt. Die Stiefmutter, die vor allem das Gold beeindruckt, schickt daraufhin ihre eigene Tochter zu Frau Holle. Doch da diese noch immer unachtsam und faul ist, erwartet sie am Ende nicht Reichtum, sondern Pech, das ihr ein Leben lang anhaften wird.

Oberflächlich betrachtet kann man das Märchen als Sinnbild für Fleiß und gerechte Belohnung lesen. Lässt man sich aber auf die Einzelheiten der Erzählung ein, wird man feststellen, dass es auch ein vielsagendes Märchen über Ernährung ist. Dafür spricht, dass die Stieftochter in Frau Holles Reich als Erstes von Lebensmitteln angesprochen wird. Aus einem Backofen spricht das Brot: »Ach, zieh mich raus, sonst verbrenn ich; ich bin schon längst ausgebacken.« Das Mädchen zögert nicht und holt mit dem Brotschieber alle Brote heraus. Damit weist das Märchen dem Brot eine Eigenständigkeit und Lebendigkeit zu, die mit der Dauer des Backens, also mit der Struktur des Brotes, zu tun hat. Dann sprechen die Äpfel eines Baums zum Mädchen. Sie rufen: »Ach, schüttle uns ab, ach, schüttle uns ab, wir sind alle reif!« Wiederum sind die Lebensmittel also eigenständige Lebewesen, die sich um ihre richtige Reife sorgen. Und auch dieser nimmt sich das Mädchen an: »Da schüttelte es den Baum, dass die Äpfel fielen, als regneten sie.« Man kann dies so deuten, dass es sich bei Regen und Schnee, die im Märchen durch Schütteln entstehen, ursprünglich um eine Behandlung von Nahrungsmitteln handelte, die in einen größeren Zusammenhang mit gutem Schlaf und den Zyklen der Natur gesetzt werden. Erst in der dritten Szene trifft das Mädchen auf Frau Holle, deren Aussehen durch die großen Zähne bestimmt ist, die bekanntlich beim Menschen hauptsächlich die Funktion haben, feste Lebensmittel zu verspeisen. Entsprechend belohnt Frau Holle die stete Sorge des Mädchens um die Lebensmittel mit Dingen, die wirklich nähren. So heißt es: »Sie hatte ein gutes Leben bei ihr, kein böses Wort, und alle Tage Gesottenes und Gebratenes.« Die Reife der Äpfel und der Brote, das Gesottene und das Gebratene, Frau Holles große Zähne – das alles weist auf die große Bedeutung der richtigen Lebensmittelmatrix und der richtigen Zubereitung des Nährenden hin. Und die Abwesenheit böser Worte öffnet das Bewusstsein dafür.

Es geht also in *Frau Holle* um nichts weniger als um die richtige Einstellung zur Nahrung als Ursprung aller Kulturen und den damit verbundenen archetypischen Grundkonflikt zwischen reif und unreif, zwischen roh und gekocht. Die vielen Tausend Blumen und die vielen Tausend Federflocken deuten auf die Vielfalt der Nahrung hin, die auf liebevolle Weise »geschüttelt« werden muss. Jede Flocke, jeder Apfel, jedes Brot und jeder Nährstoff weist leicht andere Eigenschaften auf, und gerade diese Fülle ist das Entscheidende. Nicht ein paar auserwählten, »essenziellen« Substanzen eines pseudomagischen Hexentranks oder Teufelselixiers sollte das Augenmerk gelten, sondern dem Spinnen größerer Zusammenhänge. Die Wiederholung der Geschichte mit der bevorzugten, aber faulen Tochter bestätigt dies: Sie will sich mit Nahrungsmitteln nicht schmutzig machen und lässt die Brote verkohlen und die Äpfel verfaulen. Sie fürchtet sich vor ganzen Lebensmitteln, weil sie auf sie fallen und in ihrem Kopf etwas verändern könnten. Was für ein großartiges Bild! Frau Holles große Zähne beeindrucken sie ebenfalls nicht, was auf ihre Verkennung der großen Wichtigkeit fester Nahrung, des Kauens und Verdauens, also des achtsamen Essens für ihre persönliche Entwicklung hinweist. Dafür wird sie mit dauerhaft anhaftendem Pech bestraft – was man naheliegenderweise als Pech im Leben verstehen kann, aber auch tiefsinniger als das »Toasten« der Blutgefäße, das schlechte Nahrung verursacht, die wie klebriger Teer den Blutkreislauf verstopft. In diesem Sinne ist der Sturz in den Brunnen eine Einladung zum achtsamen Umgang mit Lebensmitteln, zur Einsicht in ihre Lebendigkeit, Vielfalt und Struktur und zur Einstimmung in die Rhythmen der Natur. Wer diese Einladung annimmt, wird reich belohnt!

DANK

Ich danke Paolo Gasparini, Catherine Maher und Andreas Luft vom Lake Lucerne Institute in Vitznau und Dragos Inta von der Universität Freiburg (Schweiz) für ihre wissenschaftlichen, neuro-nutritiven Inspirationen zu diesem Buch. Ich danke Daniela Roth, Marc Germann, Hannelore Daniel, Morten Lietz, Simon Duttwyler, Pascal Pompetzki, Svenja Liebschner und Christina Keinath für ihre wertvollen Hinweise zu Nahrungsmitteln, zum Kochen und zum Verdauen. Ich danke meiner Mutter Theri Hasler, Janine Antonov und David Simeon für ihre wertvollen und anregenden Kommentare zum Manuskript. Ich danke Stéphanie Majerus, Jens Schlieter, Barbara Schweizer und Samuel Vollenweider, dass sie mich für die spirituellen und rituellen Aspekte von Fasten, Kochen und Ernährung sensibilisiert haben, und Simon Küpfer, dass er mich auf die sprachlichen Ursprünge des Diät-Begriffs aufmerksam gemacht hat. Caroline Colsman, Stella Christiansen und Stephanie Taverna vom Arkana Verlag danke ich für ihre Kompetenz und Begeisterung.

GLOSSAR

Blaue Zonen

Blaue Zonen sind Regionen, in denen Menschen überdurchschnittlich lange leben und eine höhere Lebensqualität genießen. Diese Gebiete zeichnen sich durch spezifische Nahrungsmittel, Zubereitungstraditionen, Ernährungsgewohnheiten, sozialen Zusammenhalt und zeitliche Abläufe des Lebens aus (regelmäßiger Schlaf-Wach- und Mahlzeitenrhythmus). Beispiele für Blaue Zonen sind Sardinien (Italien), Okinawa (Japan), die Nicoya-Halbinsel (Costa Rica) und Ikaria (Griechenland). Die Erforschung dieser Gebiete kann Einblicke in die Faktoren geben, die zu einem gesunden und langen Leben beitragen.

Darm-Hirn-Connection

Die Darm-Hirn-Connection oder Darm-Hirn-Achse ist ein komplexes Kommunikationssystem zwischen dem Magen-Darm-Trakt und dem zentralen Nervensystem, in dem Informationen in beide Richtungen fließen. Der Darm dient als Sinnesorgan, das dem Gehirn Daten liefert und gleichzeitig als Empfänger von Daten des Gehirns agiert, um die Verdauung zu steuern. Das vegetative Nervensystem, insbesondere der Vagus-Nerv und der Stressnerv, stellt die schnellen Leitungen dieser Achse zur Verfügung. Der Darm nutzt Hormone, um dem Gehirn Informationen über Nahrungsqualität, Verdaubarkeit, Hunger und Sättigung zu übermitteln. Zusätzlich befindet sich ein Großteil des Immunsystems im Bereich des Darms, das dem Gehirn durch chemische Signale (Zytokine) Informationen über mögliche Erreger zukommen lässt. Darmbakterien können Substanzen wie Buttersäure produzieren, die direkten Einfluss auf Hirnfunktionen haben. Neue Forschungsergebnisse deuten darauf hin, dass die Darm-Hirn-Connection eine Rolle bei der Regulation von Stimmung, Schlaf und sogar Denkprozessen spielt. Zudem gibt es zunehmend Hinweise darauf, dass Störungen der Darm-Hirn-Connection die Ursache bestimmter psychiatrischer und neurologischer Krankheiten sein könnten, etwa von Parkinson.

Gluten-Gitter

Mit Gluten bezeichnet man Kleberproteine, die in bestimmten Getreidesorten, hauptsächlich Weizen, Gerste und Roggen, vorkommen. Wenn Mehl mit Wasser vermischt wird, bildet sich durch diese Proteine ein viskoses Netzwerk oder chemisches Gitter. Dieses Netzwerk verleiht dem Teig seine elastische Struktur, hält das Gas, das während des Gärungsprozesses entsteht, und trägt zur letztlichen Feinstruktur und Form von Brot und anderen Backwaren bei. Das Gluten-Gitter bindet Nährstoffe und verlangsamt deren Verdauung und Aufnahme, was zur Gesundheit beiträgt. Hartweizenprodukte und Sauerteigbrot haben ein besonders gutes Gluten-Gitter und sind daher gesund.

Menschen mit Zöliakie müssen auf glutenhaltige Lebensmittel verzichten, während Menschen ohne Glutenunverträglichkeit auf glutenbefreite Diätprodukte verzichten sollten, da diese kein Gluten-Gitter haben und dadurch weniger gesund sind.

Lebensmittelmatrix

Die Lebensmittelmatrix bezeichnet das chemische Gitter, das in einem Lebensmittel Makro- und Mikronährstoffe, Fasern, Wasseranteile und andere bioaktive Substanzen miteinander verbindet. Ihre Zusammensetzung und Gitter-Funktion zu verstehen, ist entscheidend, um die Wechselwirkungen zwischen verschiedenen Bestandteilen in Lebensmitteln, deren Verdauung und deren Auswirkungen auf die Gesundheit zu begreifen. Naturbelassene, ganze Lebensmittel weisen eine ausgeprägtere Lebensmittelmatrix auf als industriell verarbeitete, bei denen Nährstoffe oft nur durch Emulgatoren gebunden sind.

Makronährstoffe

Makronährstoffe sind Nährstoffe, von denen der Körper besonders viel benötigt. Die drei Hauptgruppen der Makronährstoffe sind Kohlenhydrate, Proteine und Fette. Kohlenhydrate sind lange Zuckerketten und liefern dem Körper Energie. Sie kommen in großen Mengen in Getreide, Obst und Gemüse vor. Proteine sind lange Ketten aus Aminosäuren. Sie sind Bausteine für Zellen, Gewebe und Enzyme von Pflanzen und Tieren. Fleisch, Fisch, Milchprodukte und Hülsenfrüchte sind reich an Proteinen. Fette enthalten Energie in hoher Dichte und unterstützen die Aufnahme fettlöslicher Mikronährstoffe. Fette sind in Ölen,

Nüssen, Samen und Avocados reichlich enthalten. Wie hoch der Anteil der drei Makronährstoffe in der Nahrung ist, hat sich allerdings als erstaunlich unwichtig für eine gesunde Ernährung erwiesen, vermutlich weil Makronährstoffe im gesunden Körper über mehrere Tage abgebaut und verwandelt werden und unser Körper seine eigenen Kohlenhydrate, Proteine und Fette im richtigen Verhältnis selbst herstellt.

Mikronährstoffe

Mikronährstoffe sind Nährstoffe, die der Körper in geringen Mengen benötigt, darunter Vitamine (in Obst und Gemüse), Mineralstoffe wie Kalzium (in Milchprodukten und grünem Gemüse) sowie Spurenelemente wie Eisen (in Fleisch und Hülsenfrüchten) und Zink (in Fleisch und Nüssen). In westlichen Ländern ist Mikronährstoffmangel selten, vielmehr stellt die Überernährung zunehmend ein Problem dar. Dies kann schwerwiegende Folgen wie Krebs (Vitamin A und E), Depression (Omega-3-Fettsäuren) und Knochenbrüche (Vitamin D) haben. Dennoch gibt es weiterhin bedeutende Mikronährstoffmängel, etwa bei schweren Ernährungs- und Verdauungsstörungen, Vitamin D bei Kleinkindern und Jod in bestimmten Regionen.

Nährenergie

Nährenergie meint die Energiemenge, die durch die Aufnahme von Nahrungsmitteln in den Körper gelangt. Nährstoffe wie Kohlenhydrate, Proteine und Fette sind Hauptquellen für Nährenergie. Oft wird sie in Kilokalorien (kcal) oder Kilojoule (kJ) angegeben. Die Nährenergie wird vom Körper verwendet, um

Lebenswichtiges zu regulieren, etwa die Körpertemperatur, die Funktionsweise der Organe und körperliche Aktivität. Die Nährenergie beeinflusst aber auch die mentalen Prozesse und kann spirituell verstanden werden, im Sinne eines Energieflusses in unserem Körper und zwischen uns und der Umwelt. Allerdings hat der Körper Schwierigkeiten, überschüssige Nährenergie loszuwerden, daher sollte eine Überernährung vermieden werden – Körper und Geist brauchen Zeit und Ruhe, um sich von unnötigen körperlichen und mentalen Energien zu befreien.

Nutri-Score

Der Nutri-Score ist ein Kennzeichnungssystem für Lebensmittel, das Verbrauchern auf einen Blick Informationen über die Nährwertqualität eines Produkts bieten soll (von Grün (A) bis Rot (E)). Allerdings berücksichtigt der Nutri-Score nicht die Lebensmittelmatrix und die Vielfalt der Nährstoffe. Zudem hat die Industrie den Score über die Jahre derart beeinflusst, dass industrielle Produkte inzwischen überdurchschnittlich positiv abschneiden, zum Beispiel ist der Grenzwert für künstlich zugesetzten Zucker extrem hoch. Daher eignet sich die einfache Regel »Iss ganze Lebensmittel, nicht zu viel und vorwiegend Pflanzen« von Ernährungsexperten wie Michael Pollan und Tim Spector besser für eine gesunde Ernährung als der oft irreführende Nutri-Score.

Serotonin, Tryptophan

Serotonin, ein Botenstoff im zentralen Nervensystem und im Darm, reguliert Stimmung, Schlaf und Appetit. Die Serotoninmangel-Theorie, die Depressionen auf einen Serotoninmangel zurückführte, ist inzwischen weitgehend widerlegt. Tryptophan, eine essenzielle Aminosäure, wird aus der Nahrung aufgenommen (Geflügel, Milchprodukte, Nüsse) und dient der Serotoninproduktion in Gehirn und Darm. Studien zur Verwendung von Tryptophan zur Behandlung von Depressionen zeigten jedoch keine Wirksamkeit, was den Zweifel an der Serotoninmangel-Theorie bestätigt. In einer Welt des Überflusses ist Nährstoffmangel als Krankheitsursache unwahrscheinlich, während Überernährung eindeutig zu Zivilisationskrankheiten wie Übergewicht, Diabetes und Autoimmunerkrankungen führt.

Sondennahrung, parenterale Ernährung

Sondennahrung ist eine Form der künstlichen Ernährung, bei der flüssige Nährstoffe über eine Sonde direkt in den Magen oder Darm geleitet werden. Dies ist erforderlich, wenn eine normale Nahrungsaufnahme über den Mund nicht möglich oder ausreichend ist, etwa bei Schluckstörungen, Essstörungen oder schweren körperlichen Erkrankungen. Voraussetzung ist, dass der Darm die Nahrung verdauen kann. Parenterale Ernährung bezieht sich auf die direkte Zufuhr von Nährstoffen in den Blutkreislauf, normalerweise über einen Katheter, der durch die Haut in eine Vene eingeführt wird. Diese Methode kommt zum Einsatz, wenn weder Nahrungsaufnahme noch Verdauung möglich sind oder Teile des Darms nicht richtig funktionieren. Bei vollständiger parenteraler Ernährung gibt es keinen Stuhlgang.

Vagus-Nerv

Der Vagus-Nerv, auch bekannt als zehnter Hirnnerv, ist der längste Nerv, der das Gehirn mit inneren Organen wie dem Darm verbindet. Er erstreckt sich vom Gehirn durch den Hals bis zum Bauchraum. Als Teil des parasympathischen Nervensystems, das für Beruhigung, Erholung, Regeneration und Verdauung zuständig ist, spielt der Vagus-Nerv eine entscheidende Rolle bei der Regulation lebenswichtiger Funktionen wie Herzfrequenz, Atmung und Verdauung. Darüber hinaus beeinflusst er psychische und sozial wichtige Prozesse wie Mimik und Stimmung. Klinische Studien deuten zudem darauf hin, dass eine gezielte Stimulation des Vagus-Nervs therapeutischen Nutzen für die Stressreduktion und die mentale Gesundheit haben könnte. Achtsames Essen und achtsamer Stuhlgang gehören zu den wirksamsten Methoden, den Vagus-Nerv zu aktivieren.

ANMERKUNGEN

1 Ives M, Ueno H, Inoue M. At 119, She Was a Symbol of How to Live with Wit and Vitality. New York Times. 2022.

2 Santucci C, Mignozzi S, Malvezzi M, et al. European cancer mortality predictions for the year 2024 with focus on colorectal cancer. Ann Oncol. 2024.

3 Conrad N, Misra S, Verbakel JY, et al. Incidence, prevalence, and co-occurrence of autoimmune disorders over time and by age, sex, and socioeconomic status: A population-based cohort study of 22 million individuals in the UK. Lancet. 2023;401(10391):1878 – 1890.

4 Buettner D, Skemp S. Blue Zones: Lessons from the world's longest lived. Am J Lifestyle Med. 2016;10(5):318 – 321.

5 Straznicky NE, Lambert EA, Lambert GW, Esler MD. Autonomic nervous system: Metabolic function. In: Reference Module in Neuroscience and Biobehavioral Psychology. 2017.

6 Pinto JM, Wroblewski KE, Kern DW, Schumm LP, McClintock MK. Olfactory dysfunction predicts 5-year mortality in older adults. PLoS One. 2014;9(10):e107541.

7 Receputo G, Mazzoleni G, Rapisarda R, et al. Sense of smell in centenarians from Eastern Sicily. Arch Gerontol Geriatr. 1996;22 Suppl 1:407 – 410.

8 Carriere K, Khoury B, Gunak MM, Knauper B. Mindfulness-based interventions for weight loss: A systematic review and meta-analysis. Obes Rev. 2018;19(2):164 – 177.

9 Park HD, Blanke O. Coupling inner and outer body for self-consciousness. Trends Cogn Sci. 2019;23(5):377 – 388.

10 Rochat P. What is it like to be a newborn? In: Gallagher S, ed. The Oxford Handbook of the Self. Oxford University Press. 2013.

11 Blomkvist A, Hofer M. Olfactory iImpairment and close social relationships. A narrative review. Chem Senses. 2021;46.

12 Nijland R, Burgess JG. Bacterial olfaction. Biotechnol J. 2010;5(9):974 – 977.

13 Force USPST, Mangione CM, Barry MJ, et al. Vitamin, Mineral, and multivitamin supplementation to prevent cardiovascular disease and cancer: US preventive services task force recommendation statement. JAMA. 2022;327(23):2326 – 2333.

14 Sandri A, Cecchini MP, Riello M, et al. Pain, Smell, and taste in adults: A narrative review of multisensory perception and interaction. Pain Ther. 2021;10(1):245 – 268.

15 Drareni K, Dougkas A, Giboreau A, Laville M, Souquet PJ, Bensafi M. Relationship between food behavior and taste and smell alterations in cancer patients undergoing chemotherapy: A structured review. Semin Oncol. 2019;46(2):160 – 172.

16 Vollmann-Profe G, von Magdeburg M. »Das fließende Licht der Gottheit«: Eine Auswahl. Mittelhochdeutsch/Neuhochdeutsch. Reclam. 2008.
17 Reis DJ, Ilardi SS, Namekata MS, Wing EK, Fowler CH. The depressogenic potential of added dietary sugars. Med Hypotheses. 2020;134:109421.
18 Mantantzis K, Schlaghecken F, Sunram-Lea SI, Maylor EA. Sugar rush or sugar crash? A meta-analysis of carbohydrate effects on mood. Neurosci Biobehav Rev. 2019;101:45–67.
19 Toda Y, Hayakawa T, Itoigawa A, et al. Evolution of the primate glutamate taste sensor from a nucleotide sensor. Curr Biol. 2021;31(20):4641–4649 e4645.
20 James W, Skrupskelis IK, Berkeley EM. The Correspondence of William James: April 1908-August 1910 (Volume 12). University of Virginia Press. 2004.
21 Gupta DK, Lewis CE, Varady KA, et al. Effect of dietary sodium on blood pressure: A crossover trial. JAMA. 2023;330(23):2258–2266.
22 Schwalfenberg GK. The alkaline diet: Is there evidence that an alkaline pH diet benefits health? J Environ Public Health. 2012;2012:727630.
23 Raposa B, Antal E, Macharia J, et al. The issue of acidity and alkalinity in our diet – Facts, popular beliefs, and the reality. Acta Alimentaria. 2022;51(3):326–340.
24 Breslin PAS. Interactions among salty, sour and bitter compounds. Trends in Food Science & Technology. 1996;7(12):390–399.
25 Sagioglou C, Greitemeyer T. Individual differences in bitter taste preferences are associated with antisocial personality traits. Appetite. 2016;96:299–308.
26 Tian J, Geiss C, Zarse K, Madreiter-Sokolowski CT, Ristow M. Green tea catechins EGCG and ECG enhance the fitness and lifespan of Caenorhabditis elegans by complex I inhibition. Aging (Albany NY). 2021;13(19):22629–22648.
27 Allende I. Aphrodite: A Memoir of the Senses. HarperVia. 1999.
28 Moore J. Fat Girl: A True Story. Penguin. 2006.
29 Burton RF. The Perfumed Garden of the Shaykh Nafzawi. Independently published 2022.
30 Thich NH, Richard U. Einfach essen. O. W. Barth. 2016.
31 Matarese G. The link between obesity and autoimmunity. Science. 2023;379 (6639):1298–1300.
32 Hamsun K. Hunger. Projekt Gutenberg. 1921.
33 Schultz U. Speisen, Schlemmen, Fasten: Eine Kulturgeschichte des Essens. Insel. 1993.
34 Lau S, Hasler G. Nahrungsergänzungsmittel: Warum Vorsicht geboten ist. In: Annabelle Magazin Online. 2023.
35 Burt LA, Billington EO, Rose MS, Raymond DA, Hanley DA, Boyd SK. Effect of high-dose vitamin D supplementation on volumetric bone density and bone strength: A randomized clinical trial. JAMA. 2019;322(8):736–745.
36 Forno E, Bacharier LB, Phipatanakul W, et al. Effect of vitamin D3 supplementation on severe asthma exacerbations in children with asthma and low vitamin D levels: The VDKA randomized clinical trial. JAMA. 2020;324(8):752–760.
37 Okereke OI, Vyas CM, Mischoulon D, et al. Effect of long-term supplementation with marine omega-3 fatty acids vs placebo on risk of depression or clinically relevant depressive symptoms and on change in mood scores: A randomized clinical trial. JAMA. 2021;326(23):2385–2394.
38 Sarris J, Byrne GJ, Stough C, et al. Nutraceuticals for major depressive disorder-more is not merrier: An 8-week double-blind, randomised, controlled trial. J Affect Disord. 2019;245:1007–1015.
39 Matarese G. The link between obesity and autoimmunity. Science. 2023;379 (6639):1298–1300.
40 Longo VD, Anderson RM. Nutrition, longevity and disease: From molecular mechanisms to interventions. Cell. 2022;185(9):1455–1470.

41 Hasler G, Buysse DJ, Klaghofer R, et al. The association between short sleep duration and obesity in young adults: A 13-year prospective study. Sleep. 2004;27(4):661–666.
42 Pollan M. In Defense of Food: An Eater's Manifesto. Penguin. 2008.
43 Sacks FM, Bray GA, Carey VJ, et al. Comparison of weight-loss diets with different compositions of fat, protein, and carbohydrates. N Engl J Med. 2009;360(9):859–873.
44 Smits SA, Leach J, Sonnenburg ED, et al. Seasonal cycling in the gut microbiome of the Hadza hunter-gatherers of Tanzania. Science. 2017;357(6353):802–806.
45 Spector T. Food for Life: The New Science of Eating Well. Jonathan Cape. 2023.
46 Ali MK, Liu L, Chen JH, Huizinga JD. Optimizing autonomic function analysis via heart rate variability associated with motor activity of the human colon. Front Physiol. 2021;12:619722.
47 Synowski SJ, Kop WJ, Warwick ZS, Waldstein SR. Effects of glucose ingestion on autonomic and cardiovascular measures during rest and mental challenge. J Psychosom Res. 2013;74(2):149–154.
48 Englyst HN, Cummings JH. Digestion of the carbohydrates of banana (Musa paradisiaca sapientum) in the human small intestine. Am J Clin Nutr. 1986;44(1):42–50.
49 Liu W, Jin Y, Wilde PJ, Hou Y, Wang Y, Han J. Mechanisms, physiology, and recent research progress of gastric emptying. Crit Rev Food Sci Nutr. 2021;61(16):2742–2755.
50 Chassaing B, Koren O, Goodrich JK, et al. Dietary emulsifiers impact the mouse gut microbiota promoting colitis and metabolic syndrome. Nature. 2015;519(7541):92–96.
51 Liu Y, Nguyen M, Robert A, Meunier B. Metal ions in Alzheimer's disease: A key role or not? Acc Chem Res. 2019;52(7):2026–2035.
52 Nie C, Li Y, Qian H, Ying H, Wang L. Advanced glycation end products in food and their effects on intestinal tract. Crit Rev Food Sci Nutr. 2022;62(11):3103–3115.
53 Gould JF, Treyvaud K, Yelland LN, et al. Seven-year follow-up of children born to women in a randomized trial of prenatal DHA supplementation. JAMA. 2017;317(11):1173–1175.
54 Okereke OI, Vyas CM, Mischoulon D, et al. Effect of long-term supplementation with marine omega-3 fatty acids vs placebo on risk of depression or clinically relevant depressive symptoms and oncChange in mood scores: A randomized clinical trial. JAMA. 2021;326(23):2385–2394.
55 Eberli F. Omega-3-Fettsäuren: Chronischer Hype ohne Evidenz? Swiss Medical Forum. 2023;23(17):1026–1030.
56 Goethe JW. Italienische Reise. Projekt Gutenberg. 1816.
57 McDonald D, Hyde E, Debelius JW, et al. American gut: An open platform for citizen science microbiome research. mSystems. 2018;3(3).
58 Olivelle P. Upanisads. Oxford University Press. 2008.
59 Nikolova VL, Cleare AJ, Young AH, Stone JM. Acceptability, tolerability, and estimates of putative treatment effects of probiotics as adjunctive treatment in patients with depression: A randomized clinical trial. JAMA psychiatry. 2023;80(8):842–847.
60 Concas MP, Morgan A, Tesolin P, Santin A, Girotto G, Gasparini P. Sensory capacities and eating behavior: Intriguing results from a large cohort of Italian individuals. Foods. 2022;11(5).
61 Hasuo H, Kusaka N, Sano M, et al. Effects of eating together online on autonomic nervous system functions: A randomized, open-label, controlled preliminary study among healthy volunteers. Biopsychosoc Med. 2023;17(1):10.
62 Auch die ersten Parlamente in Europa hießen »Diät«, etwa die »Diéta« im Habsburgischen Reich. Irrtümlicherweise wurde das Wort »Diät« mit dem lateinischen Wort »dies«, was »Tag« bedeutet, in Verbindung gebracht. Daraus entsandt der Begriff »Bundestag«, der historisch korrekt »Bundesdiät« heißen müsste. Der korrekte Begriff hätte den Vorteil, dass er daran erinnert, dass die politische Tätigkeit nicht nur aus Sitzungen besteht, sondern auch die gerechte Verteilung und gesunde Ernährung der Bevölkerung zum Inhalt hat.

63 Gregersen SC, Gillath O. How food brings us together: The ties between attachment and food behaviors. Appetite. 2020;151:104654.
64 Petzold A, van den Munkhof HE, Figge-Schlensok R, Korotkova T. Complementary lateral hypothalamic populations resist hunger pressure to balance nutritional and social needs. Cell Metab. 2023;35(3):456–471 e456.
65 Dunbar RIM. Breaking bread: The functions of social eating. Adapt Human Behav Physiol. 2017;3(3):198–211.
66 Dunbar RIM. Breaking bread: The functions of social eating. Adapt Human Behav Physiol. 2017;3(3):198–211.
67 Johnson KV. Gut microbiome composition and diversity are related to human personality traits. Hum Microb J. 2020;15:None.
68 Gacesa R, Kurilshikov A, Vich Vila A, et al. Environmental factors shaping the gut microbiome in a Dutch population. Nature. 2022;604(7907):732–739.
69 Allende I. Aphrodite: A Memoir of the Senses. HarperVia. 1999.
70 Kügler J. Die Macht der Nase. Zur religiösen Bedeutung des Duftes. Vol 187. Verlag Katholisches Bibelwerk.
71 Rageot M, Hussein RB, Beck S, et al. Biomolecular analyses enable new insights into ancient Egyptian embalming. Nature. 2023;614(7947):287–293.
72 Farb P, Armelagos G. Consuming Passions: The Anthropology of Eating. Houghton Mifflin Harcourt. 1980.
73 Prabhavananda S, Isherwood C, Huxley A. Bhagavad-Gita: The Song of God. Signet. 2002.
74 Thich NH, Richard U. Einfach essen. O. W. Barth. 2016.
75 McCracken C, Raisi-Estabragh Z, Veldsman M, et al. Multi-organ imaging demonstrates the heart-brain-liver axis in UK Biobank participants. Nature communications. 2022;13(1):7839.
76 Tucci M, Marino M, Martini D, Porrini M, Riso P, Del Bo C. Plant-based foods and vascular function: A systematic review of dietary intervention trials in older subjects and hypothesized mechanisms of action. Nutrients. 2022;14(13).
77 Hirt N, Body-Malapel M. Immunotoxicity and intestinal effects of nano- and microplastics: A review of the literature. Part Fibre Toxicol. 2020;17(1):57.
78 Jang Y, Nyamjav I, Kim HR, et al. Identification of plastic-degrading bacteria in the human gut. Sci Total Environ. 2024;929:172775.
79 Hill W, Lim EL, Weeden CE, et al. Lung adenocarcinoma promotion by air pollutants. Nature. 2023;616(7955):159–167.
80 Asnicar F, Leeming ER, Dimidi E, et al. Blue poo: impact of gut transit time on the gut microbiome using a novel marker. Gut. 2021;70(9):1665–1674.
81 Critchley HOD, Babayev E, Bulun SE, et al. Menstruation: Science and society. Am J Obstet Gynecol. 2020;223(5):624–664.
82 Sweet V. Rooted in the Earth, Rooted in the Sky. Routledge. 2006.
83 Hasler G, Buysse DJ, Klaghofer R, et al. The association between short sleep duration and obesity in young adults: A 13-year prospective study. Sleep. 2004;27(4):661–666.
84 Klinzing JG, Niethard N, Born J. Mechanisms of systems memory consolidation during sleep. Nat Neurosci. 2019;22(10):1598–1610.
85 Fire Lame Deer J, Biegert C. Tahca Ushte: Medizinmann der Sioux. dtv. 1997.
86 Okakura, T. The Book of Tea. CreateSpace Independent Publishing Platform. 2015.

REGISTER